皮肤科住院医师规范化培训推荐用书

皮肤科住院医师临床入门图谱

Primer of Clinical Dermatology

主　编　常建民　傅　裕

副主编　刘　琬　张秋鹏　孙凯律

北京大学医学出版社

PIFUKE ZHUYUAN YISHI LINCHUANG RUMEN TUPU

图书在版编目（CIP）数据

皮肤科住院医师临床入门图谱/常建民，傅裕主
编. —北京：北京大学医学出版社，2024.6
ISBN 978-7-5659-3105-5

Ⅰ．①皮…　Ⅱ．①常…　②傅…　Ⅲ．①皮肤
病—图谱　Ⅳ．①R751-64

中国国家版本馆CIP数据核字（2024）第050765号

皮肤科住院医师临床入门图谱

主　　编：常建民　傅　裕

出版发行：北京大学医学出版社

地　　址：（100191）北京市海淀区学院路 38 号　北京大学医学部院内

电　　话：发行部 010-82802230；图书邮购 010-82802495

网　　址：http://www.pumpress.com.cn

E-m a i l：booksale@bjmu.edu.cn

印　　刷：北京信彩瑞禾印刷厂

经　　销：新华书店

责任编辑：王智敏　　责任校对：靳新强　　责任印制：李　啸

开　　本：787 mm×1092 mm　1/16　印张：26　字数：660 千字

版　　次：2024 年 6 月第 1 版　2024 年 6 月第 1 次印刷

书　　号：ISBN 978-7-5659-3105-5

定　　价：220.00 元

编者名单

主　　编：常建民　傅　裕

副 主 编：刘　琬　张秋鹏　孙凯律

编写秘书：杨　坤

参加编写人员（按姓氏汉语拼音排序）：
北京医院皮肤科
鲍迎秋　常建民　陈玉迪　崔若然　傅　裕　高小曼
何月希　胡　强　黄羽航　李　博　刘琳刘腾
刘　琬　邵雅昆　孙凯律　吴意平　谢志宏　杨　坤
杨　敏　张春玲　张鹏兮　张秋鹏

首都医科大学附属北京同仁医院皮肤科
李佳欣　杨欣雨

首都医科大学附属北京安贞医院皮肤科
刘以恒

首都医科大学附属北京天坛医院皮肤科
高田敬

北京市良乡医院皮肤科
陈　红

浙江中医药大学附属杭州市中医院皮肤科
殷　玥

主编简介

常建民，主任医师，医学博士，北京医院皮肤科主任，北京大学医学部教授、皮肤性病学系副主任，北京协和医学院博士生导师，中国医师协会皮肤科医师分会常委、皮肤病理学组组长，北京医学会皮肤性病学分会候任主任委员，北京市政协委员。曾在英国 Cardiff 大学及美国加州大学洛杉矶分校（UCLA）做访问学者。担任 *British Journal of Dermatology*、《中华皮肤科杂志》等期刊编委。在 *Nature* 等国内外核心期刊上发表论文 350 余篇。主编《皮肤病理入门图谱》《皮肤附属器肿瘤病理图谱》《皮肤黑素细胞肿瘤病理图谱》《炎症性皮肤病病理图谱》《少见皮肤肿瘤病理图谱》《色素增加性皮肤病》《色素减退性皮肤病》《色素性皮肤病临床及病理图谱》《少见色素性皮肤病病例精粹》《女性外阴疾病》《皮肤病病例精粹》等 14 部专著。

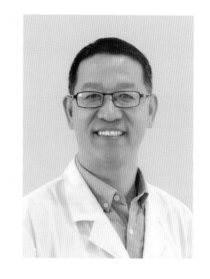

傅裕，主任医师，教授，博士生导师，北京医院皮肤科副主任，北京医学会皮肤性病学分会委员，北京医学会激光医学分会委员，北京医师协会皮肤性病专科医师分会理事，北京中西医结合学会皮肤性病专业委员会委员，中国医师协会皮肤科医师分会银屑病学组委员，中国医疗保健国际交流促进会皮肤医学分会委员。担任《中国中西医结合皮肤性病学杂志》编委。目前主持国家自然科学基金、北京市自然科学基金等多项课题。主要专业领域：银屑病、皮肤病理。

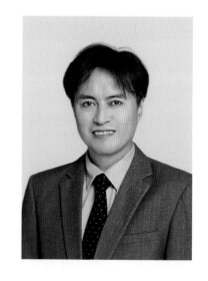

副主编简介

刘琬，副主任医师，医学博士，毕业于北京大学医学部（八年制）。现任中国医师协会皮肤科医师分会皮肤病理学组委员兼秘书，北京医学会皮肤性病学分会青年委员兼秘书，中国中西医结合学会皮肤性病专业委员会青年委员，中国康复医学会皮肤病康复专业委员会色素病学组委员。

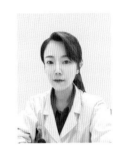

张秋鹂，主治医师，医学博士，毕业于北京大学医学部。以第一作者身份发表中英文论文 10 余篇，参与编写专著多部，主持及参与国家级、省部级课题多项，担任北京医学会皮肤性病学分会青年委员。

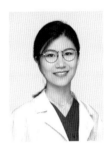

孙凯律，主治医师，医学博士，毕业于北京大学医学部（八年制）。在皮肤科专业期刊发表论文 8 篇，参与 4 部皮肤病专著的编写或翻译工作。专业特长：女性外阴皮肤病，皮肤外科。

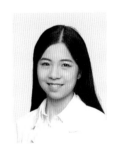

编写秘书简介

杨坤，住院医师，医学博士，毕业于清华大学临床医学（八年制）专业。发表中英文论文 6 篇，主持、参与国家自然科学基金 2 项。

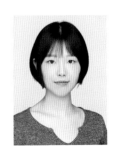

前言

1992 年暑假，我有幸参加了北京医科大学（现北京大学医学部）党委组织的暑期社会实践活动。其间我参访了四川凉山彝族自治州偏僻落后的乡村，也参观了充满神秘色彩的西昌卫星发射中心。实践活动结束后，我和同学攀爬了秀美的峨眉山，随后又前往重庆，乘船而下，游览了长江三峡。在这半个多月的旅途中，我心中始终萦绕着一个问题：还有一年即将大学毕业，我该选择哪个专业作为我未来的执业领域呢？

经过深思熟虑后，在三峡的游船上我毅然决然确定将皮肤科作为我未来的发展方向。这个决定，我至今仍坚定无悔并庆幸当初的选择。暑假结束后，我便开始了攻读硕士研究生考试的准备。那时，皮肤科的学习参考书很少。我手头仅有的皮肤科书籍是由王光超教授主编的《皮肤病学》（第 2 版）。这是一本 1988 年出版的大学本科生教材。这本书几乎通篇都是文字，只是在书末附有一些皮肤病的黑白图片。对于我这样只在实习期间见习过两周皮肤科门诊的学生来说，记住书中每个皮肤病的临床及病理表现着实有些困难。我几乎完全依靠死记硬背将这本书记得滚瓜烂熟。勤奋与努力使得我在硕士研究生入学考试中皮肤病学取得了优异的成绩。1995 年我参加硕转博考试，仍然将这本书作为主要复习教材。虽然这本书已经被翻阅得破烂不堪，但是我仍珍藏至今。那时我常想，如果有一本图文并茂、简单易学的参考书该有多好。这个念头一直存于我心，希望有朝一日为皮肤科初学者编著一本入门书籍。

"君子务本，本立而道生。"无论从事何种职业，坚持不懈地学习、钻研才能有所作为。作为一名医生，始终专注于临床技能的提高方可成为一名优秀的临床医生，才能更好地服务于患者，同时推动医学的发展进步。作为医生，在整个职业生涯中不间断的学习是必不可少的，而读书是学习的一个重要手段。

作为住院医师，掌握好基本的理论知识和基本技能是至关重要的。我们编写本书的初衷，是希望帮助皮肤科的住院医师们掌握皮肤科基本疾病，为未来职业生涯打下一个坚实的基础。衷心希望这本书对于刚刚踏入皮肤科的住院医师有一点帮助。

登高必自卑，行远必自迩。在漫长的医学道路上，从基础学起，脚踏实地，不断前行。

常建民
北京医院皮肤科
2024 年初春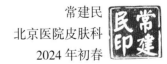

目录

感染性皮肤病

1 | 手癣 ———————————————— Tinea manus

◎ 主要为手掌的皮肤癣菌感染，致病菌为红色毛癣菌、须癣毛癣菌、絮状表皮癣菌等。

◎ 夏季较重，冬季较轻。

◎ 中青年多见。

◎ 单手受累常见。

◎ 临床表现

　•糜烂浸渍型：指间皮肤湿润浸渍松软，可见渗液，浸渍下方可见潮红糜烂面，瘙痒明显，可合并细菌感染。

　•水疱鳞屑型：从手掌某一部位起，出现针头大小水疱，厚壁且发亮，自觉瘙痒；脱屑后呈领圈样，向四周蔓延，可累及全部手掌。

　•角化增厚型：掌面弥漫性发红增厚，皮纹加深，皮肤粗糙，冬季可出现皲裂。

◎ 病理表现：角化过度，角化不全，角质层内中性粒细胞聚集，棘层银屑病样增生伴海绵水肿，真皮浅层淋巴细胞及中性粒细胞浸润；PAS 染色角质层内可见菌丝或孢子。

◎ 实验室检查：真菌镜检可见孢子或菌丝。

◎ 鉴别诊断：手部慢性湿疹、汗疱疹、掌跖脓疱病等。

◎ 治疗

　•注意个人卫生，保持手部干燥。

　•系统治疗：抗真菌药：伊曲康唑 200 mg qd，餐后即服，疗程 1～2 周；或特比萘芬 250 mg qd 口服，疗程 1～2 周。

　•局部治疗：咪唑类（如咪康唑）、丙烯胺类（如特比萘芬）等药物外用，疗程 2～4 周。

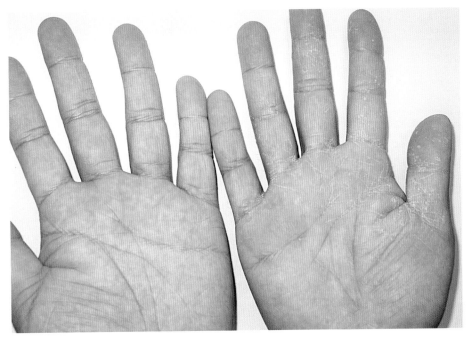

手癣：右手掌角化脱屑，左手正常

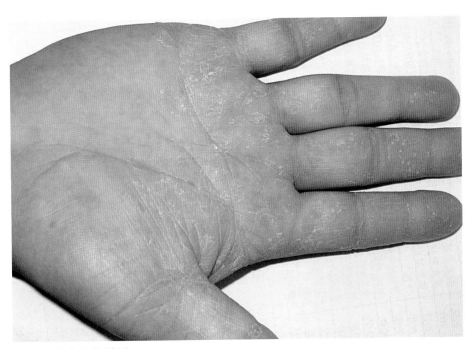

手癣：手掌角化脱屑

（何月希）

21 | 足癣

◎ 皮肤癣菌引起的足部真菌感染，主要致病菌为红色毛癣菌、须癣毛癣菌等。

◎ 中青年及体力劳动者好发，可能与长期处于多汗所致的潮湿环境，足部真菌繁殖旺盛有关。

◎ 好发于趾间、足跖及足侧缘。

◎ 临床表现

- 趾间糜烂型：第4、5趾间最常见，皮损表现为趾间皮肤浸渍，可伴渗出，去除浸渍发白的角质层可见其下潮红糜烂面，皮损处瘙痒伴异味，易继发细菌感染。

- 水疱鳞屑型：好发于趾间、足跖及足侧缘，皮损最初表现为散在或群集的针尖大小的深在性水疱，疱液干涸后形成鳞屑，瘙痒显著。

- 角化过度型：多累及足跖、足跟部及足侧缘，皮损表现为皮肤增厚、脱屑、粗糙，冬季易发皲裂，自觉症状轻微。

◎ 病理表现：角质层中可见孢子及菌丝，PAS 染色后显示更为清楚；表皮海绵水肿，真皮浅层血管周围可见淋巴细胞及中性粒细胞浸润。

◎ 实验室检查：皮损边缘的鳞屑或水疱壁处取材，行直接镜检和（或）真菌培养，可查到菌丝或孢子。

◎ 鉴别诊断：湿疹、汗疱疹、掌跖脓疱病等。

◎ 治疗

- 清除病原菌，快速消除皮损及症状，防止复发。

- 系统治疗：抗真菌药：伊曲康唑 200 mg qd，餐后即服，疗程 1~2 周；或特比萘芬 250 mg qd，疗程 1~2 周。

- 局部治疗：咪唑类（如益康唑）、丙烯胺类（如特比萘芬）等药物外用。

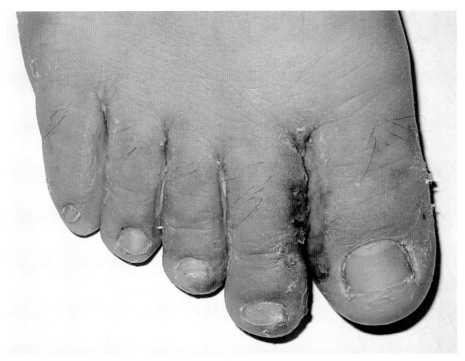

足癣（趾间糜烂型）：多个趾间浸渍、糜烂

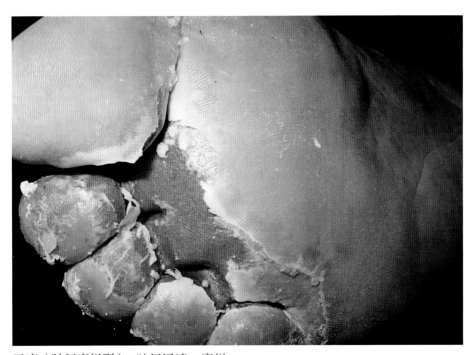

足癣（趾间糜烂型）：趾间浸渍、糜烂

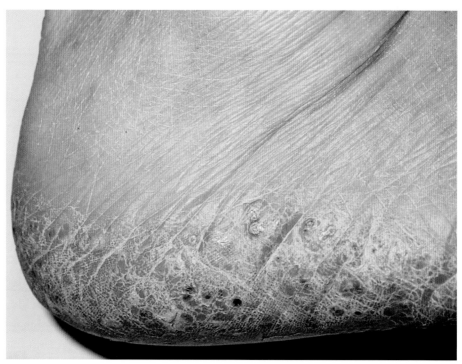

足癣（**水疱鳞屑型**）：水疱干涸后脱屑，伴有角化

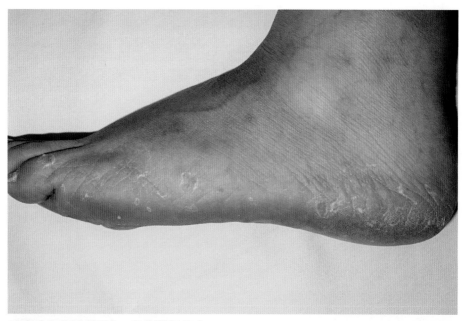

足癣（**角化过度型**）：角化脱屑为主

（刘　琳）

3 | 股癣

◎ 指发生在腹股沟、会阴部、肛周和臀部的皮肤癣菌感染。

◎ 致病菌为亲角质的皮肤癣菌，红色毛癣菌最常见。

◎ 与患者体质及环境因素相关，如高温湿热环境、肥胖多汗、糖尿病等。

◎ 临床表现：原发皮损为丘疹或丘疱疹，由中心逐渐向周围扩展，形成环状或多环状红斑、丘疹，伴脱屑，皮损中心有自愈倾向，边缘微隆起，炎症明显，伴不同程度瘙痒。

◎ 外用或系统应用糖皮质激素或免疫抑制剂者可使皮损不典型，形成"难辨认癣"。

◎ 病理表现：角质层中可见孢子或菌丝，PAS染色后更为明显，真皮浅层血管周围淋巴细胞浸润。

◎ 实验室检查：皮损边缘鳞屑处取材，行直接镜检和（或）真菌培养，可查到菌丝或孢子。

◎ 鉴别诊断：慢性湿疹、念珠菌性间擦疹、慢性家族性良性天疱疮等。

◎ 治疗

　• 清除病原菌，快速缓解症状，防止复发。

　• 系统治疗

　　◦ 用于皮损泛发、严重者以及外用药疗效不佳者。

　　◦ 抗真菌药：伊曲康唑200 mg qd，餐后立即口服，疗程1~2周；或特比萘芬250 mg qd口服，疗程1~2周。

　• 局部治疗：外用抗真菌药，以咪唑类（如咪康唑）、丙烯胺类（如特比萘芬）最为常用，疗程2周以上，或皮损消退后继续用药1~2周，以防止复发。

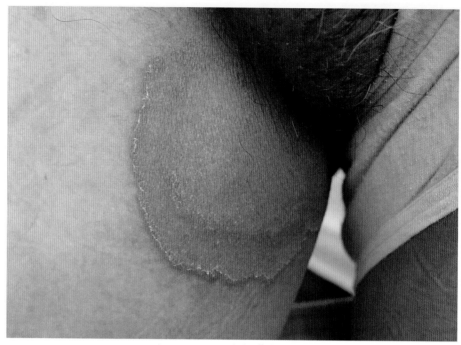

股癣：右大腿内侧环状红斑丘疹，表面有鳞屑

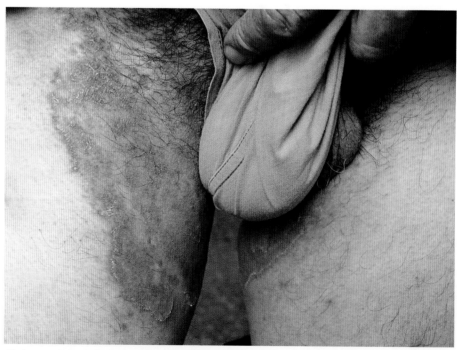

股癣：双大腿内侧红斑脱屑，边界清楚

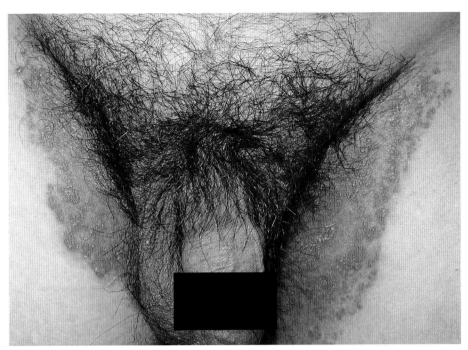

股癣：双侧腹股沟红斑、丘疹，边界清晰，表面有鳞屑

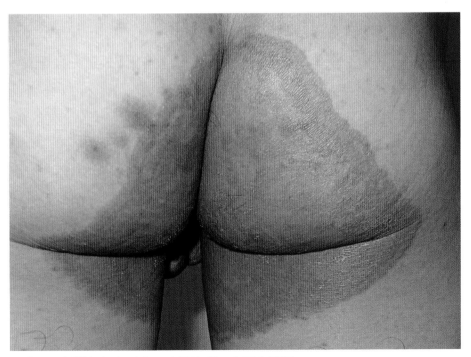

股癣：双侧臀部红斑丘疹，边界清晰，表面有鳞屑

（刘 琳）

4 | 体癣

◎ 属于皮肤浅部真菌病的一种。

◎ 致病菌：红色毛癣菌最多见，还有须癣毛癣菌、许兰毛癣菌、紫色毛癣菌、絮状表皮癣菌等。

◎ 多见于肥胖多汗、糖尿病患者及免疫力低下者，夏季高发。

◎ 临床表现：初为鳞屑性红斑、丘疹，呈离心性扩展，形成中心脱屑伴色素沉着、边缘隆起的环形损害。

◎ 可伴不同程度瘙痒。

◎ 病理表现：角化过度，角化不全，棘层肥厚；真皮乳头水肿，血管周围可见淋巴细胞浸润；PAS 染色在角质层内可见真菌菌丝或孢子。

◎ 实验室检查：真菌镜检（+），真菌培养可鉴定菌种。

◎ 鉴别诊断：湿疹、玫瑰糠疹、银屑病等。

◎ 治疗

• 清洗消毒，注意卫生。

• 系统治疗：适用于泛发性、复发性、顽固性体癣患者。

   ◦ 伊曲康唑：200 mg qd，疗程 2 周。

   ◦ 特比萘芬：250 mg qd，疗程 2 周。

• 局部治疗

   ◦ 抗真菌药：咪唑类（咪康唑、酮康唑）或丙烯胺类（特比萘芬），至皮疹消退后再维持 1～2 周。

7 | 马拉色菌毛囊炎 —————— Malassezia folliculitis

◎ 糠秕马拉色菌/球形马拉色菌（Malassezia furfur/globosa）引起的毛囊炎症性皮肤真菌病。

◎ 青年多见，多汗症、油性皮肤者、长期服用糖皮质激素或广谱抗生素者好发。

◎ 好发于皮脂溢出部位。

◎ 临床表现：为对称分布的圆顶状、毛囊性红色丘疹，周边有红晕，可有小脓疱。

◎ 可有瘙痒、灼热及刺痛感。

◎ 病理表现：毛囊上部及周围淋巴细胞聚集，血管周围淋巴细胞及组织细胞浸润，少数可见中性粒细胞；PAS 染色可在扩大的毛囊腔内找到圆形、卵圆形芽生孢子。

◎ 实验室检查：真菌镜检可见厚壁孢子。

◎ 鉴别诊断：痤疮、嗜酸性脓疱性毛囊炎、传染性软疣等。

◎ 治疗

  • 去除诱因，局部治疗为主。

  • 局部治疗：2% 酮康唑洗剂洗浴，联苯苄唑、酮康唑等外用。

  • 系统治疗：适用于炎症较重、皮疹泛发者，伊曲康唑每日 200～400 mg，连服 14～21 日。

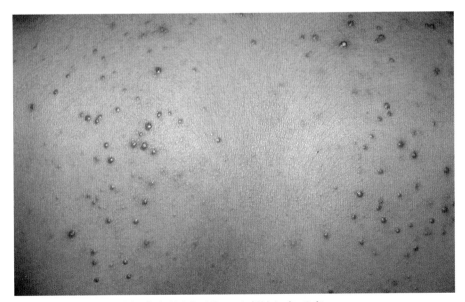

马拉色菌毛囊炎：背部多发的圆顶状、毛囊性红色丘疹

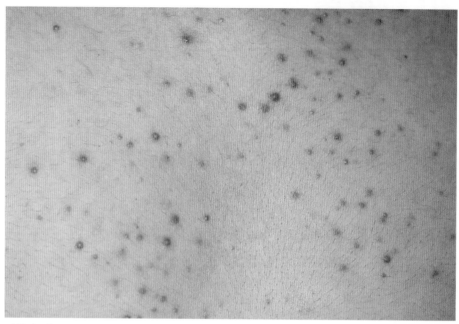

马拉色菌毛囊炎：背部多发的圆顶状、毛囊性红色丘疹，周围有红晕，部分表面有脓疱

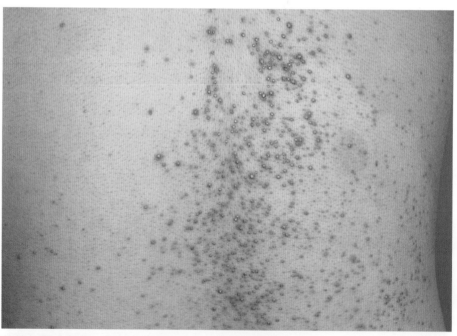

马拉色菌毛囊炎：背部多发红色丘疹，部分呈圆顶状

（邵雅昆）

8 | 孢子丝菌病 —————— Sporotrichosis

◎ 由孢子丝菌引起的皮肤、皮下组织、黏膜及淋巴系统的慢性感染。

◎ 孢子丝菌属双相真菌，寄生于土壤、木材及植物等处，多于皮肤外伤后，由损伤处进入人体。

◎ 我国在黑龙江、吉林等部分地区有小范围流行，主要是申克孢子丝菌。

◎ 好发于面部及四肢。

◎ 临床表现：典型损害为外伤处暗红色浸润性斑块或结节，表面疣状增生，破溃后可有脓性分泌物排出。

◎ 分型

- 局限性皮肤型：也称固定型，常局限于初发部位。

- 皮肤淋巴管型：较常见，皮损沿淋巴管向心性排列呈串珠状。

- 皮肤播散型：较少见，可继发于皮肤淋巴管型或由自身接种所致，于远隔部位出现多发性实性皮下结节。

- 皮肤外型：也称内脏或系统性孢子丝菌病。多累及免疫力低下者，由血行播散引起，可发生肺孢子丝菌病，也可侵犯骨骼、眼、中枢神经系统等。

◎ 自觉症状轻微。

◎ 病理表现：感染性肉芽肿；PAS 染色可能见到真菌孢子、星状体、雪茄形小体等。

◎ 实验室检查：脓液和组织的真菌培养可见孢子丝菌生长。

◎ 鉴别诊断：非典型分枝杆菌感染、其他深部真菌病、结节病等。

◎ 治疗

- 系统治疗：碘化钾为首选治疗方法，必要时可选择联合用药。
  - 10% 碘化钾 10～20 ml tid，疗程一般为 2～3 个月，儿童用药酌减。
  - 伊曲康唑每日 200～400 mg，疗程 3～6 个月。
  - 特比萘芬每日 250～500 mg，疗程 3～6 个月。

- 物理治疗：局部温热疗法，适用于孕妇或不能耐受口服药者。

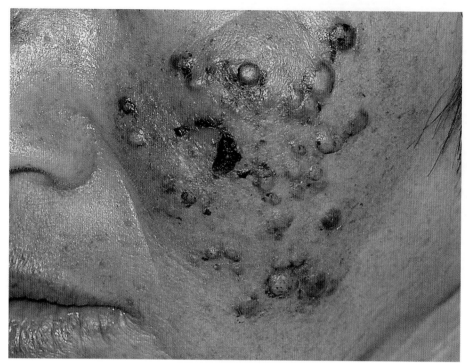

孢子丝菌病（固定型）：面部多发的丘疹、结节

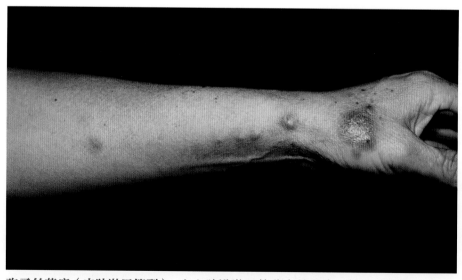

孢子丝菌病（皮肤淋巴管型）：左上肢沿淋巴管分布的丘疹、结节及斑块

（张秋鹏）

9 | 麻风

◎ 由麻风分枝杆菌引起的慢性传染病，主要经上呼吸道黏膜或破损皮肤传播，潜伏期 2~5 年。

◎ 未经治疗的麻风患者是传染源。

◎ 根据患者免疫力由强到弱，将麻风分为五型：结核样型麻风（tuberculoid leprosy，TT）、界线类偏结核样型麻风（borderline tuberculoid leprosy，BT）、中间界线类麻风（borderline leprosy，BB）、界线类偏瘤型麻风（borderline lepromatous leprosy，BL）、瘤型麻风（lepromatous leprosy，LL）。早期表现为未定类麻风（indeterminate leprosy，IL）。

◎ WHO 皮肤涂片查菌分类法中分为多菌型（BB、BL、LL）和少菌型（TT、BT、IL）。

◎ TT：细胞免疫功能强，稳定型，不发生类型转化。

- 临床表现：好发于面部、四肢、臀部等摩擦部位，为局限性 1~2 个面积较大的红色斑块，边缘清楚、不规则，表面干燥，可有鳞屑；伴毳毛脱落、闭汗、麻木等；明显的浅感觉障碍，周围神经损害出现早而明显，1~2 根神经干变粗、变硬。

- 实验室检查：皮损切刮涂片查抗酸杆菌无或少量，麻风菌素试验阳性。

◎ BT：细胞免疫功能较 TT 型低，不稳定，可发生类型转化。

- 临床表现：皮损数量多，不对称，为淡红斑或斑块，有时在大片损害附近出现卫星状损害；浅感觉障碍出现较结核样型稍迟且稍轻。

- 实验室检查：皮损切刮涂片查抗酸杆菌阳性，麻风菌素试验阴性或弱阳性。

◎ BB：细胞免疫功能介于 TT 和 LL 之间，不稳定，易发生类型转化。

- 临床表现：皮损可为多种形态和多种颜色，分布广泛、多不对称，可见"靶形""卫星状"损害，面部皮损呈蝙蝠状，称为"蝙蝠状面容"。周围神经损害比结核样型轻。

- 实验室检查：皮损切刮涂片查抗酸杆菌阳性，麻风菌素试验阴性。

◎ BL：细胞免疫功能较 BB 型低，不稳定，可发生类型转化。

- 临床表现：皮损主要为潜在的弥漫浸润，常呈粉红色，分布较广，有对称倾向；浅表感觉障碍较轻、出现较迟；周围神经干累及数目较多、粗大、质软；眉毛和睫毛稀少或脱落。

- 实验室检查：皮损切刮涂片查抗酸杆菌强阳性，麻风菌素试验阴性。

◎ LL：细胞免疫功能差，稳定型，不发生类型转化。

- 临床表现：皮损中期浸润明显，晚期呈弥漫性深在浸润，伴暗红结节，面部为狮面状；毛发脱落明显，可见"狮面"改变；周围神经损害以及淋巴结、睾丸、眼和内脏的受累程度随病期逐渐加重。

- 实验室检查：皮损切刮涂片查抗酸杆菌强阳性，麻风菌素试验阴性。

◎ IL：各类麻风病的早期表现，依据细胞免疫功能不同，可向任意类型转化。

- 临床表现：一块或几块浅色斑，界限清楚或模糊，有时伴轻度感觉缺失；此型麻风大多可以自愈，也可能发展为其他类型的麻风。
- 实验室检查：查抗酸杆菌阴性或数量极少，麻风菌素试验阴性或阳性。

◎ 病理表现

- TT：表皮下没有"无浸润带"，真皮全层围绕血管的淋巴细胞及组织细胞浸润，呈现结核样结构；神经破坏严重；抗酸染色（－）。
- LL：表皮下可见"无浸润带"；真皮全层可见以巨噬细胞或泡沫细胞为主的肉芽肿；抗酸染色强（＋）。
- BT、BB、BL 介于 TT 与 LL 之间；IL 多为非特异性炎症改变。

◎ 鉴别诊断：结节病、环状肉芽肿、寻常狼疮等。

◎ 麻风反应：由于免疫状态改变导致的病情急剧加重。

- I 型麻风反应：细胞介导的迟发型超敏反应，多见于不稳定的界线类麻风（BT、BB、BL），表现为原皮疹变红、充血，局部肿胀、疼痛、发热，神经干肿胀、疼痛等，向 LL 或 TT 型转化。
- II 型麻风反应：麻风结节性红斑，为血管炎型或免疫复合物型变态反应，多见于抗麻风治疗数月或数年的 LL 或 BL 患者，在正常外观皮肤突然出现疼痛性丘疹或红色结节，境界不清，有触痛，可破溃，数天后消失，再成批出现，可伴其他器官受累。

◎ 治疗

- 多菌型麻风：采用联合化疗，利福平 600 mg，1 次 / 月；氯法齐明 300 mg，1 次 / 月及 50 mg/d；氨苯砜 100 mg，1 次 / 天。15 岁以下减量。疗程 12 个月。
- 少菌型麻风：利福平 600 mg，1 次 / 月；氨苯砜 100 mg，1 次 / 天。15 岁以下减量。疗程 6 个月。
- 麻风反应
  - I 型反应：羟氯喹、糖皮质激素、雷公藤多苷片。
  - II 型反应：沙利度胺、糖皮质激素、氯法齐明、雷公藤多苷片。

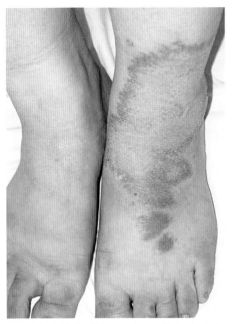 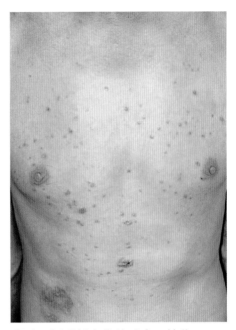

麻风（结核样型）： 足部环状红斑及斑块，上有鳞屑

麻风： 躯干部多发的丘疹、结节

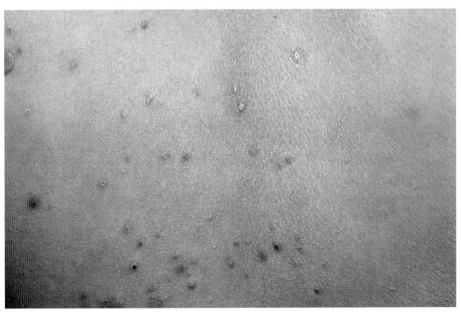

麻风： 躯干部多发的丘疹、结节

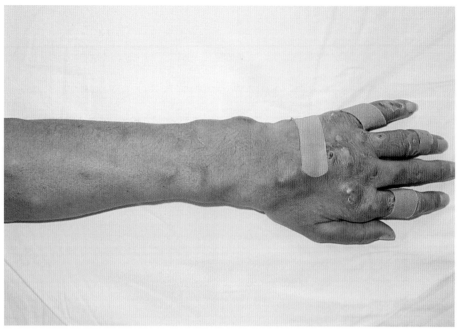

麻风（瘤型）：左上肢多发的结节、斑块

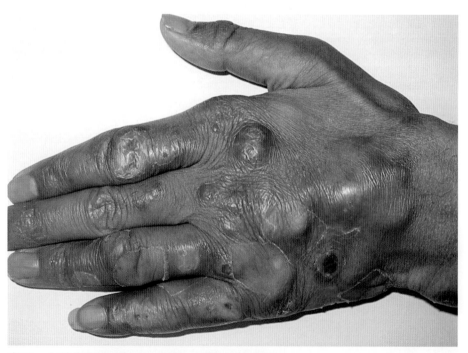

麻风：左手背多发的结节、斑块，部分表面糜烂

（张秋鹃）

10 | 寻常狼疮 —————— Lupus vulgaris

◎ 最常见的皮肤结核。

◎ 由外源性接种或血流播散引起，半数患者有肺、肠道或泌尿生殖系统结核感染。

◎ 好发于面部，其次为四肢、臀部、颈部。

◎ 临床表现：早期为红色至红褐色丘疹、结节及斑块，质软，玻片压诊时呈苹果酱颜色
（又称苹果酱结节），探针贯通现象（＋）；随病程进展，形成大片红褐色浸润性损害，部
分自愈形成萎缩性瘢痕，部分破溃形成溃疡，瘢痕上又可再生新结节，多年不愈。

◎ 多无自觉症状。

◎ 病理表现：真皮内结核性肉芽肿，可见组织细胞及多核巨细胞浸润，外周为致密的淋巴
细胞，中央可见红染的干酪样坏死。

◎ 实验室检查：PPD 试验常呈阳性。

◎ 鉴别诊断：结节病、盘状红斑狼疮、深部真菌病等。

◎ 治疗

• 筛查内脏结核，早期、联合、足量、规律、全程抗结核治疗。

• 系统治疗

  ◦ 不伴内脏结核者，推荐口服异烟肼 0.3 g qd+ 利福平 0.45 g qd+ 乙胺丁醇 1 g qd 强化
  治疗 2 个月，再以异烟肼 0.3 g qd+ 利福平 0.45 g qd 维持 4 个月。

  ◦ 伴内脏结核者，推荐异烟肼 0.3 g qd+ 利福平 0.45 g qd+ 乙胺丁醇 1 g qd+ 吡嗪酰胺
  1.5 g qd 强化治疗 2 个月，再以异烟肼 0.3 g qd+ 利福平 0.45 g qd 维持 4 个月。

• 局部治疗：5% 异烟肼软膏、利福平软膏、对氨基水杨酸软膏等。

• 皮损较小者可以异烟肼局灶注射，或尝试激光、手术切除等。

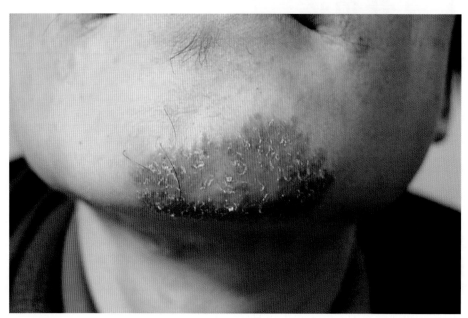

寻常狼疮: 下颌棕红色斑块

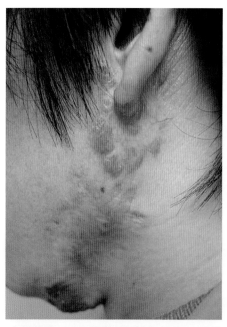

寻常狼疮: 左面颈部棕红色斑块,可见瘢痕形成

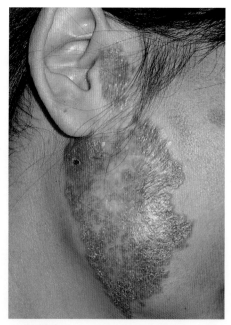

寻常狼疮: 右面部棕红色斑块,中央可见瘢痕

(胡 强)

11 | 疣状皮肤结核 —————— Tuberculosis verrucosa cutis

◎ 由于外源性结核杆菌感染导致的皮肤损害。

◎ 多见于成年男性。

◎ 好发于暴露部位，如手指、足、小腿等。

◎ 临床表现：单侧分布的暗红色结节，缓慢增大，形成疣状增生的不规则边缘，中央消退，遗留网状萎缩性瘢痕，皮损周边可见炎性红晕，呈"三廓征"，表面可有裂隙，挤压皮损后可见脓液流出；皮损一边愈合，另一边不断扩大，迁延不愈。

◎ 多伴有邻近淋巴结肿大。

◎ 病理表现：表皮角化过度，假上皮瘤样增生，真皮浅层微脓肿，真皮浅层常见由上皮样细胞、淋巴细胞、多核巨细胞及中等程度的干酪样坏死组成的结核性肉芽肿。

◎ 实验室检查：PPD 试验常呈阳性。

◎ 鉴别诊断：非典型分枝杆菌感染、着色芽生菌病、疣状表皮痣等。

◎ 治疗：根据是否伴有内脏结核，系统应用抗结核药物，同前文"寻常狼疮"章节。

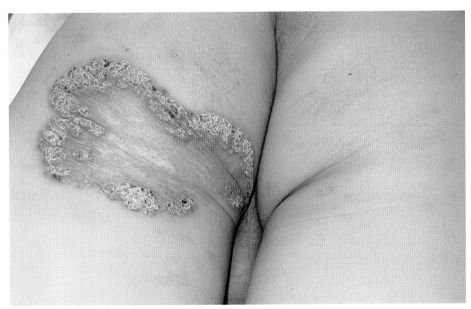

疣状皮肤结核：左大腿屈侧疣状斑块，中央可见瘢痕

（胡　强）

12 | 非结核分枝杆菌感染

Non-tuberculous
mycobacteria infection

◎ 除结核分枝杆菌以外的分枝杆菌感染。

◎ 常根据分枝杆菌生长速度和在光线下或暗处产生色素的能力，分为 Runyon I 群（光产色菌）、Runyon II 群（暗产色菌）、Runyon III 群（不产色菌）、Runyon IV 群（快速生长菌）。

◎ 本节主要介绍游泳池肉芽肿（swimming pool granuloma，SPG）。

◎ SPG 是由海分枝杆菌感染导致的皮肤和皮下组织炎症性疾病。

◎ 海分枝杆菌属慢生长菌，为见光产色素菌，广泛存在于池塘、湖泊及海水中。

◎ 渔民、海鱼加工者及被海鲜扎伤者感染多见。

◎ 好发于手及指关节、足、踝等易受外伤部位，也可见于面部。

◎ 临床表现：外伤后 2 ~ 3 周，外伤部位出现孤立性红褐色小丘疹、结节、斑块或脓疱性改变，常单发，缓慢扩大，偶可破溃或呈疣状增生。免疫力低下者，可呈播散性生长，皮损沿淋巴管排列，呈孢子丝菌病样表现。

◎ 临床特点：可总结为水（水及水产品接触史），手（易外伤部位好发），冷（皮温不高），慢（慢性病程），轻（病情轻，多无全身症状）。

◎ 病理表现：感染性肉芽肿改变，早期为非特异性炎症，以淋巴细胞、中性粒细胞及组织细胞浸润为主，晚期可见典型结核样肉芽肿结构，可见上皮样细胞及多核巨细胞，但无干酪样坏死。

◎ 实验室检查：培养可见抗酸分枝杆菌生长。

◎ 鉴别诊断：孢子丝菌病、疣状皮肤结核等。

◎ 治疗

  • 泳池、鱼缸消毒，佩戴手套，避免外伤。

  • 系统治疗：药敏试验有助于选择药物。

    ○ 抗生素：米诺环素 100 mg bid，持续至少 6 周，对多数患者有效；也可选用多西环素、复方磺胺甲噁唑、克拉霉素、左氧氟沙星等。

    ○ 抗结核药：适用于四环素、磺胺类药物无效者，可使用利福平、乙胺丁醇治疗。

  • 局部治疗：热疗、手术切除等。

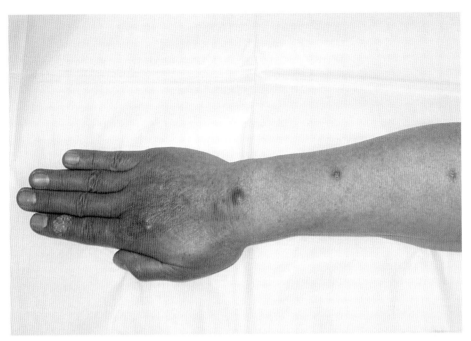

游泳池肉芽肿： 右上肢沿淋巴管排列的丘疹、结节

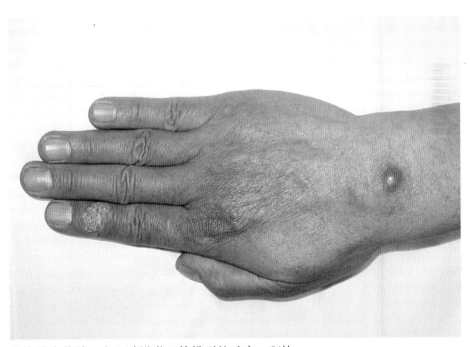

游泳池肉芽肿： 右上肢沿淋巴管排列的丘疹、斑块

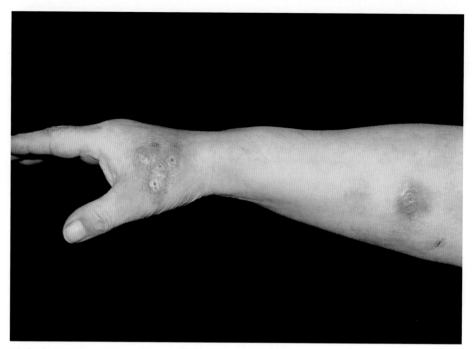

游泳池肉芽肿：右上肢沿淋巴管排列的结节、斑块

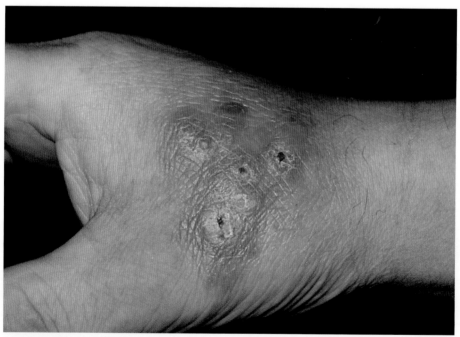

游泳池肉芽肿：右手结节、斑块

（胡　强）

13 | 丹毒

◎ 多由A组β型溶血性链球菌感染引起的皮肤及皮下组织内淋巴管及周围软组织的急性炎症。

◎ 致病菌可通过皮肤或黏膜细微损伤侵入，足癣及鼻炎分别是引起小腿及面部丹毒的主要原因，糖尿病、慢性肝病、营养不良等可促进本病发生。

◎ 好发于面部、小腿、足背等处，多为单侧，婴儿好发于腹部。

◎ 临床表现：常有发热、畏寒、头痛、恶心等前驱症状；皮疹表现为水肿性红斑，表面紧张发亮，可出现水疱、大疱或血疱，迅速向四周扩大，可伴淋巴结肿大。

◎ 伴局部灼热及疼痛。

◎ 下肢丹毒反复发作，可导致淋巴回流受阻，受累组织肥厚，形成象皮肿。

◎ 病理表现：真皮高度水肿，血管及淋巴管扩张，真皮内可见弥漫性炎症细胞浸润，以中性粒细胞为主。

◎ 实验室检查：白细胞升高，以中性粒细胞为主，可出现核左移。

◎ 鉴别诊断：蜂窝织炎、接触性皮炎、类丹毒等。

◎ 治疗
  • 积极寻找、治疗相关慢性病灶，如足癣、鼻炎、慢性皮肤溃疡等；抬高患肢、注意休息。
  • 系统治疗
    ○ 早期、足量、敏感的抗生素治疗，首选青霉素或头孢菌素类，青霉素过敏者可选择大环内酯类、喹诺酮类药物，疗程2周左右。
  • 局部治疗：25%～50%硫酸镁或0.5%呋喃西林溶液湿敷，联合抗生素软膏。
  • 物理治疗：红外线、超短波照射等。

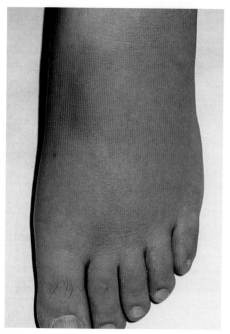 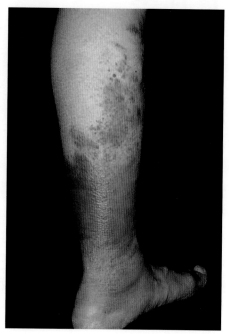

丹毒：左足背水肿性红斑 　　　　　　　**丹毒：**左下肢水肿性红斑

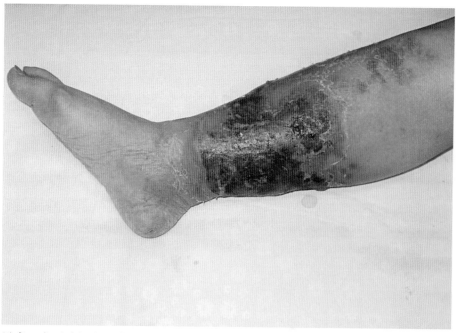

丹毒：右下肢红斑，表面出现水疱糜烂

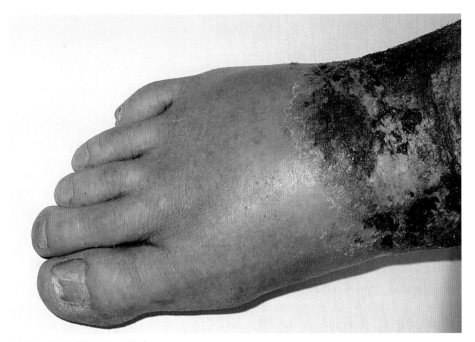

丹毒：足背部红肿、结痂

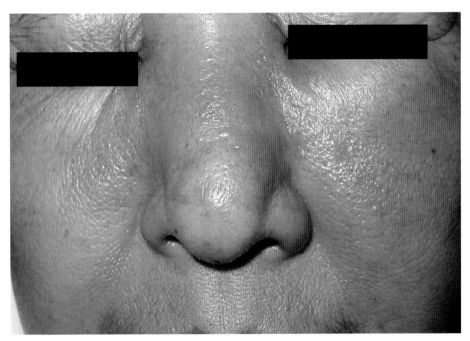

丹毒：左面部水肿性红斑

（殷 玥）

14 | 淋病

Gonorrhea

◎ 由淋病奈瑟菌感染引起，以化脓性尿道炎、宫颈炎为主要表现的性传播疾病。

◎ 好发于性活跃的中青年男女，男性感染者多有症状，而 80% 的女性感染者可无症状或仅轻微不适。

◎ 临床表现

- 成人男性淋病

  ○ 急性表现：接触 2 ~ 10 天后，出现尿道口红肿、刺痒，分泌物增多，出现黄色脓性分泌物，常封住尿道口呈"糊口"现象；少数病例可出现全身不适、发热及腹股沟淋巴结红肿、疼痛、化脓等表现。

  ○ 炎症持续存在可累及前列腺、精囊、阴阜、睾丸等部位。

- 成人女性淋病

  ○ 急性表现：感染数天到数周后出现非特异性症状，如排尿困难、阴道分泌物增多、不规则阴道出血等，以宫颈炎最多见，出现宫颈口红肿、触痛及脓性分泌物增多，自觉症状轻微。

  ○ 盆腔炎是最重要的并发症，如子宫内膜炎、输卵管炎、盆腔腹膜炎等，出现腹痛、发热等表现，长期反复者可造成不育及异位妊娠。

- 幼女淋病：幼女阴道上皮发育不完全，阴道内乳酸杆菌缺失，易造成外阴及阴道感染，脓性分泌物增多，伴外阴及肛门化脓性感染灶；但因子宫及宫颈发育不全，淋球菌感染少见。

- 淋球菌性结膜炎：新生儿结膜炎多由于母亲产道感染导致，出生后 4 ~ 21 天发病，双侧受累；成人多由于接触传播导致，多单侧；重者可导致穿孔、失明。

- 淋球菌性咽炎及直肠炎：男男性行为、肛门或口腔接触生殖器导致的化脓性感染灶。

- 播散型淋球菌感染多见于经期及妊娠期女性，淋球菌菌血症形成，表现为发热、寒战、多关节疼痛等，出现四肢多发瘀点、丘疹样损害，转变为水疱及脓疱，可伴出血性改变，伴关节炎、心内膜炎、脑膜炎等，曾被称为关节炎 – 皮炎综合征。

◎ 实验室检查

- 直接涂片镜检：可见白细胞内革兰氏染色阴性双球菌，男性患者阳性率 95% 以上，女性患者宫颈分泌物涂片阳性率 50% 左右。

- 淋球菌培养：金标准，可见典型菌落。

- 其他：药敏试验、核酸扩增试验等。

◎ 鉴别诊断：其他病原体如沙眼衣原体、阴道滴虫、念珠菌等感染引起的阴道炎、尿道炎。

◎ 治疗

- 加强性传播疾病教育，性伴及时诊治，治疗期间禁止性生活，贴身衣物及用品消杀。
- 无并发症者：头孢曲松 250 mg 肌内注射（肌注）单次给药；或大观霉素 2 g（宫颈炎者 4 g）肌注单次给药治疗；替代方案可选择头孢噻肟 1 g 肌注单次给药。
- 儿童淋病：体重 45 kg 以上按成人方案，45 kg 以下者予头孢曲松 25～50 mg/kg 肌注单次给药或大观霉素 40 mg/kg 肌注单次给药，最大剂量不超过成人剂量。
- 淋球菌性附睾炎、前列腺炎、精囊炎患者需延长疗程至 10 天；播散性淋球菌感染根据感染程度延长疗程，脑膜炎疗程约 2 周，心内膜炎疗程＞4 周。
- 淋球菌性结膜炎应延长疗程至 3 天，配合外用药物对症处理。
- 妊娠期禁用四环素类及喹诺酮类药物。
- 多数淋病患者合并生殖道衣原体感染，可同时予阿奇霉素 1 g 顿服，或多西环素 100 mg bid 口服，疗程 7～10 天。

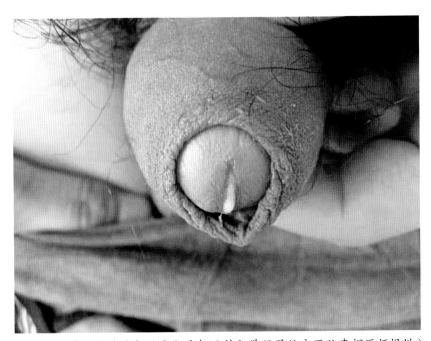

淋病：尿道口溢脓（本图片由首都医科大学附属佑安医院李娟医师提供）

（邵雅昆）

15 | 单纯疱疹 ——————

Herpes simplex

◎ 单纯疱疹病毒（herpes virus hominis，HSV）感染导致，以簇集性水疱为特征的自限性、复发性皮肤病。

◎ HSV 属双链 DNA 病毒，分 I、II 两型，人是 HSV 的唯一自然宿主。

◎ HSV-I 多与面部感染相关，原发 HSV-I 感染好发于 5 岁以下幼儿，通过接吻或其他密切接触传播，各年龄段均可复发。

◎ HSV-II 以生殖器感染为主，好发于性活跃人群，性接触传播或母婴传播。

◎ 分为原发性及复发性感染。

◎ 原发性皮肤黏膜型单纯疱疹：包括口唇疱疹、颜面疱疹、疱疹性齿龈口腔炎、疱疹性角膜炎、生殖器疱疹、接种性疱疹、疱疹性咽炎、疱疹性须疮等。

  • 多发于皮肤黏膜交界处。

  • 临床表现：红斑基础上出现的细小的群集性水疱，可破溃出现糜烂、渗液，逐渐干燥、结痂。

  • 可伴疼痛及触痛，伴或不伴全身不适。

  • 具有自限性，病程 7 ~ 10 天。

◎ 复发性皮肤黏膜型单纯疱疹

  • 多发生于劳累、紧张等因素诱发的抵抗力下降时。

  • 多于原感染区域复发。

  • 临床表现：水疱较小且较簇集，持续时间短，易出现糜烂、渗液、干燥、结痂。

  • 可有局部灼热等前驱症状。

  • 持续时间短，程度轻，病程 7 ~ 10 天。

  • 1 年内复发 6 次以上者称为频繁复发型单纯疱疹。

◎ 系统性 HSV 感染：包括新生儿疱疹、播散性单纯疱疹、疱疹性肝炎、疱疹性脑膜炎等，少见。

◎ 病理表现：棘细胞内及细胞间显著水肿，可出现表皮内水疱，细胞核内可见病毒包涵体，表皮、真皮内均可见中性粒细胞浸润。

◎ 实验室检查

  • 疱液涂片 Giemsa 染色可见棘层松解细胞及细胞核内包涵体。

  • 疱液病毒培养。

  • 疱液免疫荧光检查适用于早期损害。

- 血清抗体检测，发现 IgM 型抗体具有诊断价值。
- 血 PCR 检测等。

◎ 鉴别诊断：带状疱疹、手足口病、白塞病等。

◎ 治疗

- 缩短病程、防止感染播散、减少复发及传播。
- 轻者无需特殊治疗，保持局部清洁、避免继发感染。
- 系统治疗：原发型疗程 7~10 天，复发型于出现皮损 24 小时内开始治疗，疗程 5 天。
  - 抗病毒药
    - 阿昔洛韦 200 mg 每日 5 次 口服，或 400 mg，每日 3 次 口服。
    - 伐昔洛韦 500 mg 每日 2 次 口服（复发者每日 1~2 次口服）。
    - 泛昔洛韦 250 mg 每日 3 次 口服（复发者 125 mg 每日 1~2 次口服）。
    - 频繁复发型单纯疱疹患者可予阿昔洛韦 400 mg 每日 3 次 口服，或伐昔洛韦 500 mg 每日 1 次 口服；或泛昔洛韦 250 mg 每日 2 次 口服，连续服用 6~12 个月。
    - 感染广泛且严重者：阿昔洛韦每日 5 mg/kg，分 3 次静滴，疗程 7 天。
    - 阿昔洛韦耐药者可用膦甲酸 40 mg/kg，每 8~12 小时静滴 1 次，疗程 14 天。
- 局部治疗：以收敛、干燥和防止继发细菌感染为主，根据皮损类型选择。
  - 抗病毒药：3% 阿昔洛韦软膏、1% 喷昔洛韦乳膏等。
  - 抗生素类：用于继发感染治疗，如莫匹罗星软膏等。

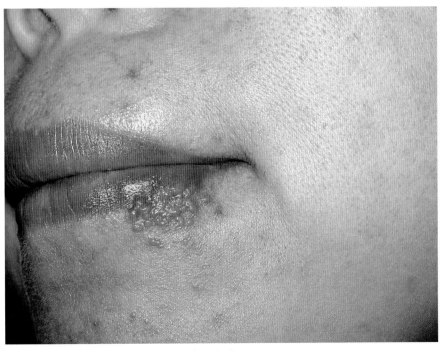

单纯疱疹：发生在口唇的复发性单纯疱疹

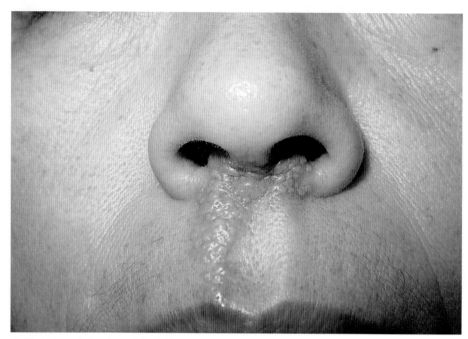

单纯疱疹：鼻部及口唇的集簇性水疱

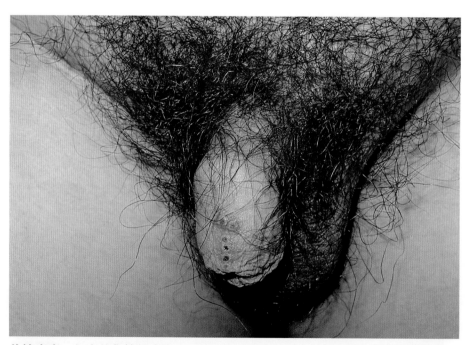

单纯疱疹：包皮的集簇性水疱

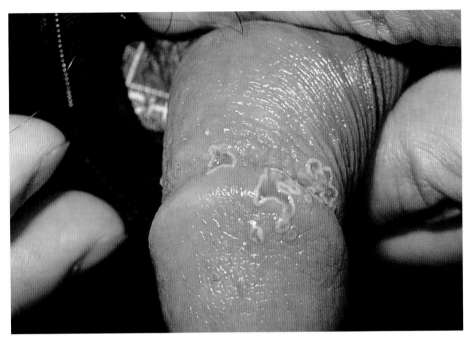

单纯疱疹：冠状沟的多发糜烂面

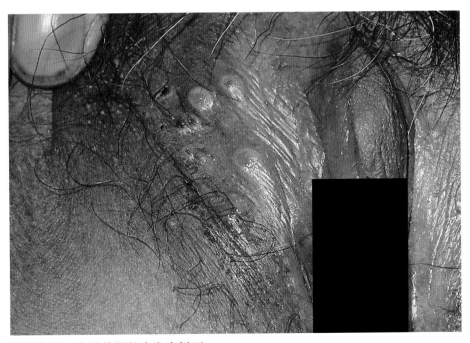

单纯疱疹：女性外阴的多发糜烂面

（黄羽航）

16 | 带状疱疹

Herpes zoster

◎ 水痘 – 带状疱疹病毒（varicella-zoster virus，VZV）再次激活导致的疱疹样皮肤损害。

◎ VZV 属人疱疹病毒Ⅲ型（HHV-3），为双链 DNA 病毒。

◎ 临床表现：红斑基础上迅速出现的簇状、粟粒至黄豆大小丘疹，不融合，继而变为丘疱疹或水疱，疱壁紧张，疱液清亮，各簇疱疹间皮肤正常，数日后疱液可浑浊、破溃或结痂，可遗留暂时性红斑或色素沉着。

◎ 皮损单侧分布，一般不超过中线。

◎ 常伴有神经痛，程度不一，且与皮疹的严重程度不完全平行，可发生在皮疹出现前或伴皮疹出现，老年患者疼痛较剧烈。

◎ 特殊类型：顿挫型（不出现皮损仅有神经痛）、不全型（仅出现红斑、丘疹而无水疱）、大疱型、出血型、坏疽型和泛发型（同时累及 2 个以上神经节从而产生对侧或同侧多个区域的皮损）。

◎ 特殊部位带状疱疹

• 眼带状疱疹（herpes zoster ophthalmicus）：病毒侵犯三叉神经眼支导致，可引起疱疹性角膜炎，疼痛剧烈。

• 耳带状疱疹（herpes zoster oticus）：系病毒侵犯面、听神经，表现为外耳道或鼓膜疱疹。

  ○ Ramsay-Hunt 综合征：膝状神经节受累，面神经的运动和感觉神经纤维同时受累，出现面瘫、耳痛及外耳道疱疹三联征。

• 播散性带状疱疹（disseminated herpes zoster）：在受累的皮节之外出现 20 个以上的皮损，主要见于机体抵抗力严重低下的患者。

◎ 病理表现：棘细胞内水肿，呈气球样变性，表皮内水疱形成，可见嗜酸性包涵体及多核巨细胞，严重者可见坏死的角质形成细胞。真皮乳头水肿伴炎症细胞浸润。

◎ 鉴别诊断：单纯疱疹、脓疱疮等。

◎ 治疗

• 预防感染，避免搔抓。

• 系统治疗

  ○ 抗病毒药物：发疹后 48～72 小时内及时治疗，疗程 7～10 天。阿昔洛韦：500 mg tid 口服；伐昔洛韦：1 g tid 口服；泛昔洛韦：250 mg tid 口服；溴夫定：125 mg qd 口服。

    ▪ 免疫力低下患者或播散型带状疱疹：阿昔洛韦静脉滴注，每次 10 mg/kg，q8h，连

　　用 7～10 天或至皮损愈合。

　　○镇静止痛药：普瑞巴林：75～150 mg bid 口服；非甾体抗炎药：如双氯芬酸钠等。

　　○神经营养剂：维生素 B_1、甲钴胺或腺苷钴胺等。

　•局部治疗：阿昔洛韦乳膏、喷昔洛韦乳膏等；眼部外用 3% 阿昔洛韦眼膏等。

◎ 预防：VZV 在疱液中具有传染性，应注意隔离易感人群。

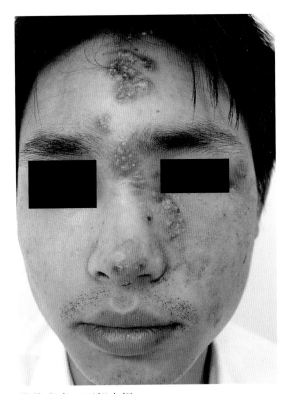

带状疱疹：面部皮损

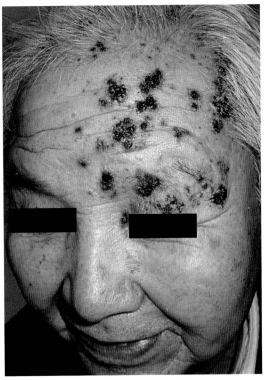

带状疱疹：面部皮损

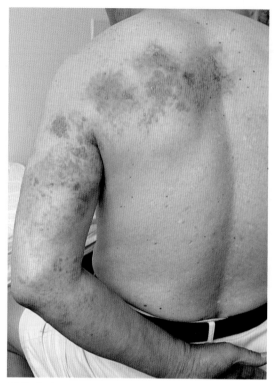

带状疱疹：左背部及左上肢皮损

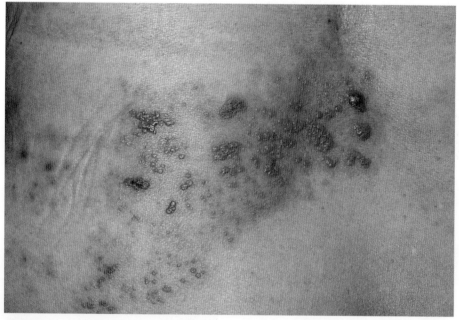

带状疱疹：左腰部皮损

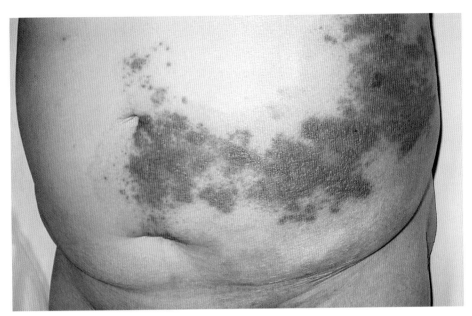

带状疱疹：左下腹带状红斑、水疱

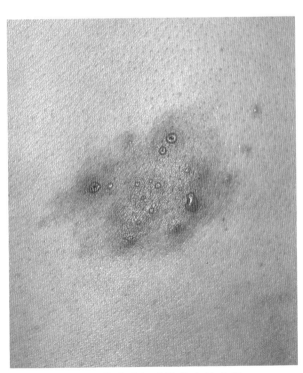

带状疱疹：红斑的基础上成簇分布的水疱

（杨　敏）

17 | 水痘

Varicella

◎ 由水痘–带状疱疹病毒（varicella-zoster virus，VZV）感染引起的皮肤疾病。

◎ VZV 传染性强，主要由飞沫传播，也可通过直接接触疱液传播，出疹前 1~2 天至所有水疱结痂前具有传染性。

◎ 发病机制：病毒进入人体后在局部淋巴结内复制，2~4 天后释放入血形成首次病毒血症；暴露 14~16 天后，病毒在肝、脾和其他器官完成第二次复制，入血形成第二次病毒血症，广泛播散全身，同时，通过毛细血管内皮细胞进入表皮，从黏膜皮损转移至背根神经节的神经元内潜伏。

◎ 潜伏期为 11~20 天。

◎ 病毒再激活可发生带状疱疹。

◎ 多见于儿童，可出现小范围流行。

◎ 临床表现：瘙痒性红斑和丘疹，自头面部开始，逐渐蔓延至躯干和四肢，迅速发展为多发、散在分布的小水疱，直径 1~3 mm，疱液清亮，周围有红晕，常可累及口腔黏膜，呈"向心分布"特点，四肢远端或下肢皮疹较少。

◎ 水疱 7~10 天内结痂，不同发展阶段的皮疹共存。

◎ 青少年及成人症状重，可有轻微发热、乏力、肌肉酸痛等前驱症状。

◎ 免疫力低下人群皮疹广泛且不典型，常伴紫癜性损害，可累及肺、肝和中枢神经系统。

◎ 病理表现：棘细胞水肿，呈气球样变性，表皮内水疱形成，胞质丰富淡染，可见嗜酸性包涵体及多核巨细胞，有时可见坏死的角质形成细胞。真皮乳头水肿伴炎症细胞浸润，以淋巴细胞为主，可见中性粒细胞。

◎ 鉴别诊断：脓疱疮、丘疹性荨麻疹、带状疱疹等。

◎ 治疗

  • 前驱症状重者需卧床休息，保持清洁，避免搔抓。

  • 注意环境消毒，防止传播。

  • 系统治疗：系统抗病毒治疗。

   ◦ 阿昔洛韦：20 mg/kg，每日 4 次，疗程 5 天。

   ◦ 伐昔洛韦：20 mg/kg，每日 3 次，疗程 5 天。

   ◦ 重症或有并发症者，阿昔洛韦静脉滴注，每次 10 mg/kg，q8h，连用 5~10 天。

• 局部治疗：以止痒及预防感染为主，根据皮损形态选择炉甘石洗剂、甲紫或抗生素软膏等。

◎ 患者应隔离至皮损全部结痂。

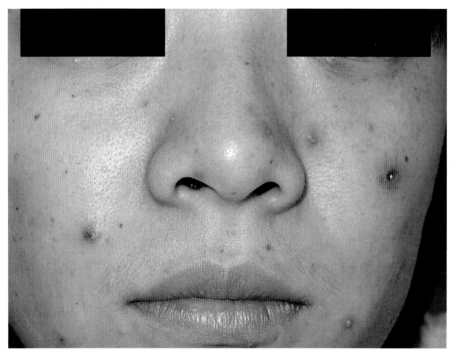

水痘：面部丘疹、丘疱疹及水疱

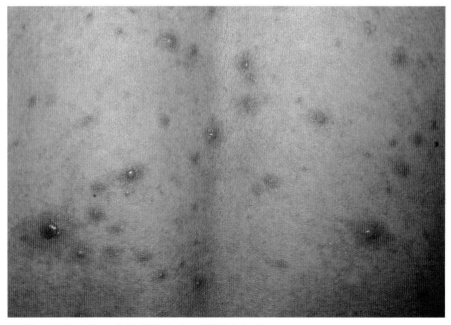

水痘：躯干丘疹、丘疱疹及水疱，周围有红晕

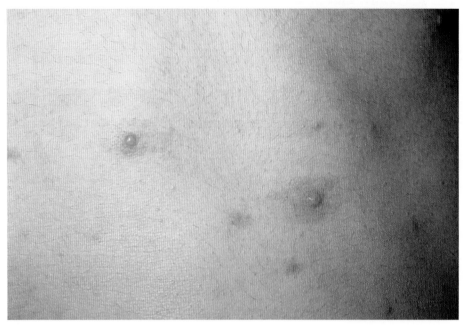

水痘：躯干丘疹、丘疱疹及水疱，周围有红晕

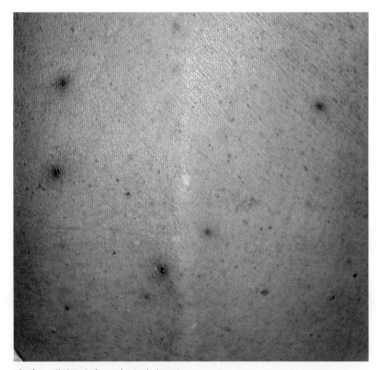

水痘：背部丘疹，中央有坏死

（杨　敏）

18 | 麻疹

◎ 麻疹病毒引起的具有高度传染性的急性发热出疹性疾病。

◎ 全年均可发病，春季高发。

◎ 未接种疫苗的幼儿易感，成人也可以发生。

◎ 通过人与人接触传播、空气传播。

◎ 临床表现

- 潜伏期：6~21日，一般没有症状。

- 前驱期：2~4日，发热、不适、厌食，随后出现结膜炎、鼻卡他、咳嗽。可出现以科氏斑（Koplik spot）为特征的黏膜疹，科氏斑为1~3 mm的白色、浅灰色或淡蓝色隆起，基底发红，常见于与磨牙相对的颊黏膜，皮疹出现后坏死脱落。

- 出疹期：发热后2~4日出现压之褪色的红色斑丘疹，始于面部，渐累及颈部、上躯干、下躯干和四肢。

- 恢复期：出疹3~4天后发热减退，全身症状好转，皮疹按出疹先后顺序消退，疹退后皮肤留有棕褐色色素沉着伴糠麸样脱屑。

◎ 并发症：中耳炎、肺炎、脑炎、血小板减少性紫癜等。

◎ 病理表现：非特异性，表皮可有海绵形成及角化不良，真皮浅层血管周围淋巴细胞浸润。

◎ 实验室检查：淋巴细胞、白细胞计数减少，血清特异性 IgM 抗体检测阳性。

◎ 鉴别诊断：风疹、幼儿急疹、猩红热、药疹等。

◎ 治疗：无特异性治疗方法，注意休息，支持治疗，接种麻疹疫苗预防感染。

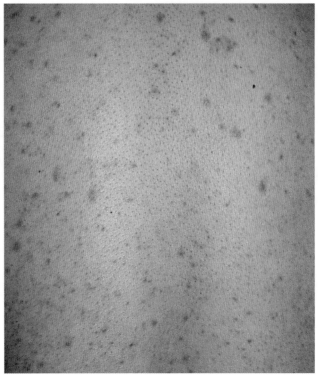

麻疹： 躯干部多发粟粒大小的斑丘疹

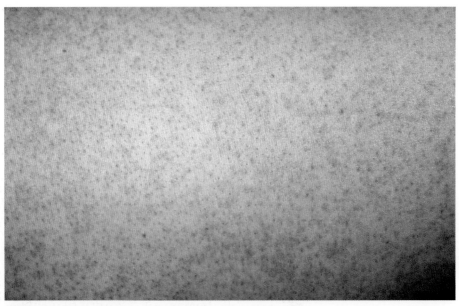

麻疹：躯干部多发粟粒大小的斑丘疹

（张鹏夯）

19 | 疣 ——————————————————————————

◎ 人乳头瘤病毒（HPV）感染导致的皮肤良性赘生物，直接或间接接触传播。

◎ 潜伏期约 6 周至 2 年。

◎ 可以发生在身体的各个部位。

◎ 分为寻常疣、跖疣、扁平疣及生殖器疣四类，生殖器疣见"尖锐湿疣"章节。

◎ 寻常疣（verruca vulgaris, common wart）

　　• 多由 HPV-1、2、4、27、57、63 型感染引起。

　　• 俗称"刺瘊""瘊子"，以手部多见。

　　• 临床表现：绿豆到黄豆大小的灰褐色、棕色或皮色扁平丘疹，表面粗糙，质地坚硬，可呈乳头瘤状增生。

　　• 表面可见数个黑点，清除角质后可见毛细血管扩张。

　　• 又可分为分为甲周疣、甲下疣、丝状疣、指状疣等类型。

◎ 跖疣（verruca plantaris, plantar wart）

　　• 多由 HPV-1、2、4、27、57 型感染引起。

　　• 好发于足底受压部位，特别是跖骨中部区域。

　　• 临床表现：大小不一淡黄色、棕褐色角化性丘疹及斑丘疹，表面常覆盖一层淡黄或褐黄色粗糙皮肤，界限清楚，周围绕有增厚的角质环，角质物下方有疏松的角质软芯，周围可见小黑点。

　　• 行走或站立时可感到疼痛。

　　• 数个疣体融合，包含多个角质软芯者为镶嵌疣。

◎ 扁平疣（verruca plana, plane wart）

　　• 多由 HPV-3、10、28、41 型感染引起。

　　• 青少年多见。

　　• 好发于面部、手背、前臂等部位。

　　• 临床表现：突然出现的、稍隆起于皮肤表面的表面光滑扁平状丘疹，米粒或者绿豆大小，圆形或椭圆形，质硬，肤色或淡褐色，多且密集。

　　• 搔抓后皮损可呈条状或串珠状排列。

◎ 病理表现：角化过度，棘层肥厚，表皮突延长，棘层上部和颗粒层内有大的空泡化细胞，圆形，核深染，呈嗜碱性，核周围有一透明带围绕。真皮乳头层小血管扩张、增生，血管周围散在炎症细胞浸润。

◎ 鉴别诊断：脂溢性角化病、胼胝、鸡眼等。

◎ 治疗

- 局部治疗：0.05% ~ 0.1% 维 A 酸软膏、氟尿嘧啶软膏、0.5% 鬼臼毒素、5% 咪喹莫特霜等外用。

- 冷冻、激光、电灼或手术刮除等，多发、严重者可选择光动力治疗。

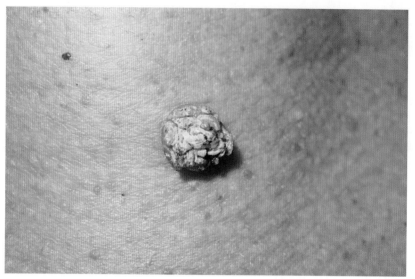

寻常疣： 单发皮损，表面粗糙，呈疣状增生

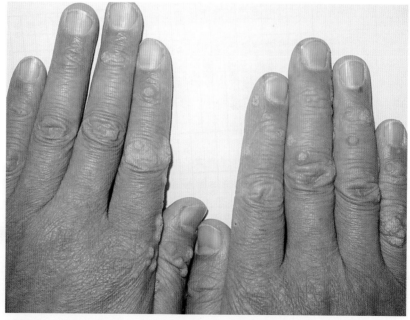

寻常疣： 手指多发皮损，为扁平丘疹，表面粗糙

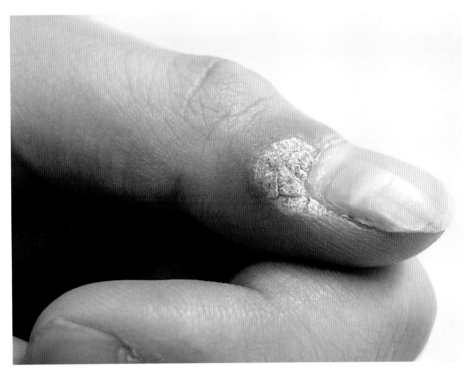

寻常疣：甲周疣

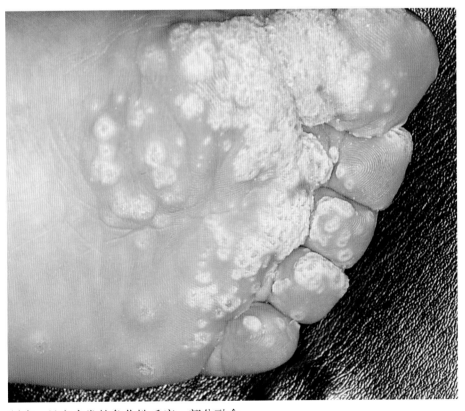

跖疣：足底多发的角化性丘疹，部分融合

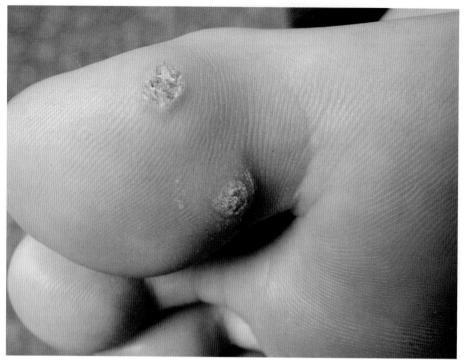

跖疣： 足趾腹部可见 2 个角化丘疹

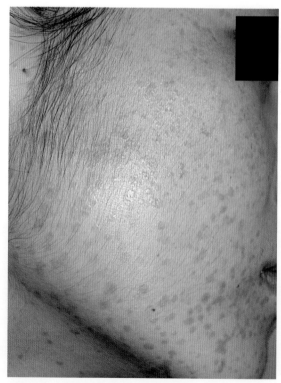

扁平疣： 面部多发褐色扁平丘疹

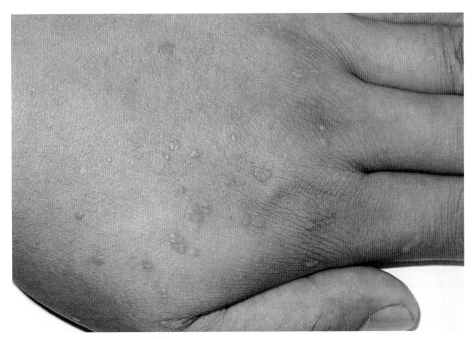

扁平疣：手背多发扁平丘疹

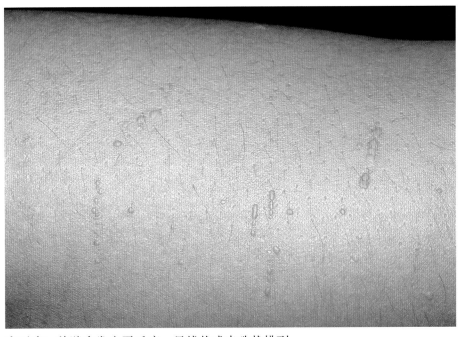

扁平疣：前臂多发扁平丘疹，呈线状或串珠状排列

（傅　裕）

20 | 尖锐湿疣 ——————————

◎ 人乳头瘤病毒（human papillomavirus，HPV）感染肛门及生殖器部位引起。

◎ 是最常见的性传播疾病之一。

◎ HPV 为双链 DNA 病毒，以人为唯一宿主。

◎ 90% 的 CA 由 HPV 6 型和 HPV 11 型引起。

◎ 主要通过性行为传染。

◎ 好发于性活跃的中青年人群。

◎ HPV 感染后的 2～3 个月后发病。

◎ 男性好发于龟头、冠状沟、包皮系带、尿道口、阴茎部和会阴。

◎ 女性一般发生在大小阴唇、阴道口、阴蒂、阴道、宫颈、会阴及肛周。

◎ 少数可发生于肛门及直肠内，也可见于口腔、腋窝、乳房和趾缝等部位。

◎ 临床表现：初期为单个或成群分布的淡红色小丘疹，质地柔软，顶端稍尖锐，形成乳头状、菜花状、鸡冠状及蕈状丘疹及小结节，表面呈白色、粉红色或污灰色。

◎ 多无自觉症状，偶有异物感、疼痛、瘙痒及性交不适。

◎ 尿道内尖锐湿疣可以表现为终末血尿、尿流异常或尿道出血。

◎ 病理表现：表皮乳头瘤样增生伴角化不全，颗粒层和棘层上部细胞可有明显的空泡细胞形成，胞质着色淡，核浓缩深染，核周围有透亮的晕，即"鸡眼样细胞"。真皮浅层毛细血管扩张，周围常有较多炎性细胞浸润。

◎ 辅助检查：醋酸白试验阳性。

◎ 鉴别诊断：假性湿疣、阴茎珍珠样丘疹、扁平湿疣等。

◎ 治疗

　• 及时清除肉眼可见的疣体，改善症状，减少复发，以局部治疗为主。

　• 药物治疗：3.75% 或 5% 咪喹莫特乳膏、0.15% 或 0.5% 鬼臼毒素乳膏 / 凝胶外用治疗。

　• 物理治疗：冷冻治疗、激光治疗、电灼 / 电凝治疗、电离子治疗和微波治疗、光动力治疗等，破坏、清除皮损。

◎ 治疗后 3～6 个月以内易复发。

◎ 6 个月以上不复发者，复发可能性降低。

◎ 接种 HPV 疫苗有预防作用。

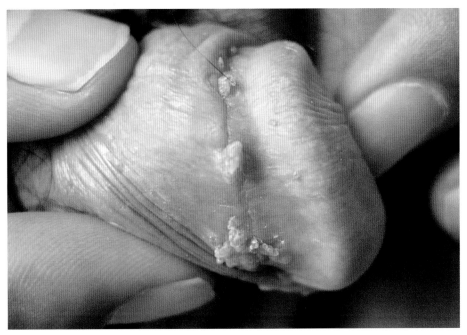

尖锐湿疣：龟头冠状沟尖锐湿疣

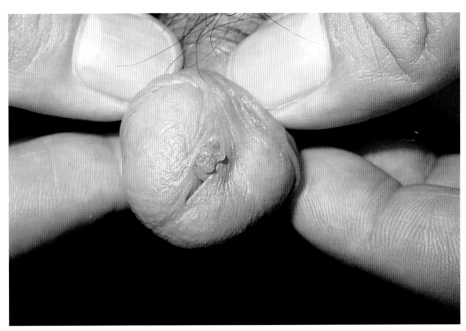

尖锐湿疣：尿道口尖锐湿疣

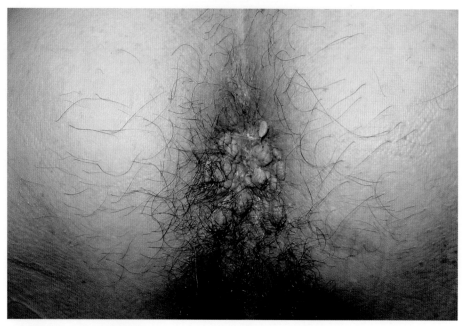

尖锐湿疣：肛周尖锐湿疣

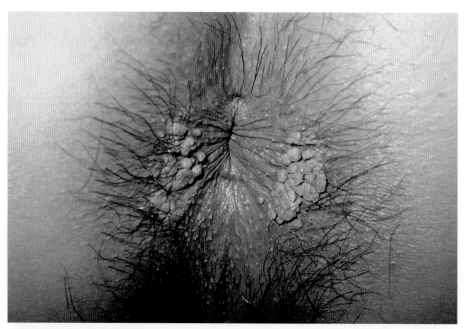

尖锐湿疣：肛周尖锐湿疣

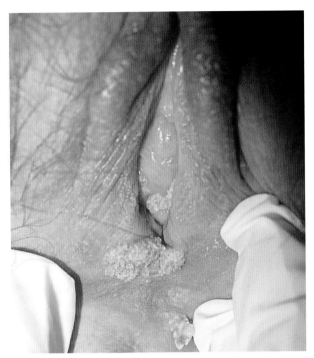

尖锐湿疣：女阴尖锐湿疣

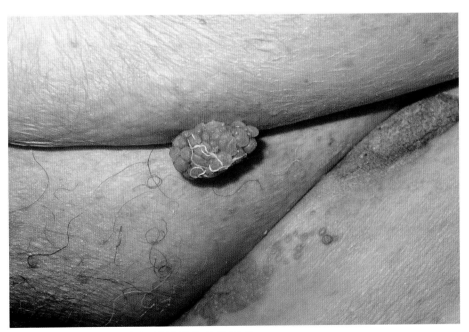

尖锐湿疣：腹股沟及腹部皱褶部位尖锐湿疣

（傅 裕）

21 | 传染性软疣 ——————

Molluscum contagiosum

◎ 病原体：传染性软疣病毒，属DNA病毒，分Ⅰ、Ⅱ两型，以Ⅰ型感染多见。

◎ 通过直接接触及自体接种传播，多有公共浴室、泳池及按摩场馆接触史。

◎ 好发于儿童及青年人，潜伏期4~6个月不等。

◎ 临床表现：粟粒至绿豆大小半球形丘疹，白色或淡黄色，表面有蜡样光泽，中心微凹或呈脐窝状，挑破后可挤出奶酪样物质，即软疣小体。

◎ 多无自觉症状。

◎ 多数可于6~9个月内自行消退，少数持续数年。

◎ 病理表现：表皮增生，呈梨形伸入真皮，皮肤表面呈火山口样，增生的表皮团块内可见较多的软疣小体，即棘细胞内红染的嗜酸性包涵体。

◎ 鉴别诊断：毛囊炎、光泽苔藓等。

◎ 治疗

• 避免共用毛巾及贴身衣物，避免搔抓，防止自身传染。

• 系统治疗用于皮损广泛、常规治疗无效者、免疫功能不全者，可选择西多福韦每周5 mg/kg静脉滴注。

• 局部治疗：外用15%~20%水杨酸制剂、西多福韦软膏、5%咪喹莫特霜剂等。

• 物理治疗：首选治疗方法，包括挑挤（消毒后挑破表皮，以小镊子夹住疣体根部，挤出其中奶酪样物质）、激光治疗等。

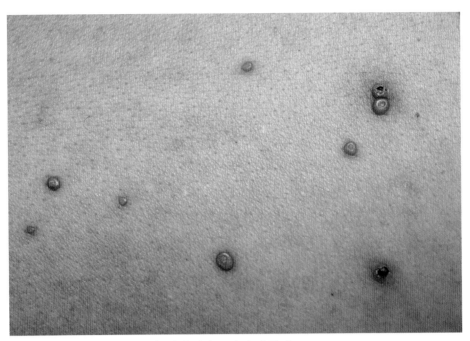

传染性软疣：多发的淡红色圆形丘疹，中央有脐窝

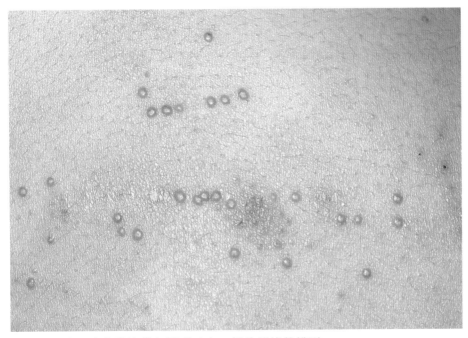

传染性软疣：多发的淡黄色圆形丘疹，部分呈线状排列

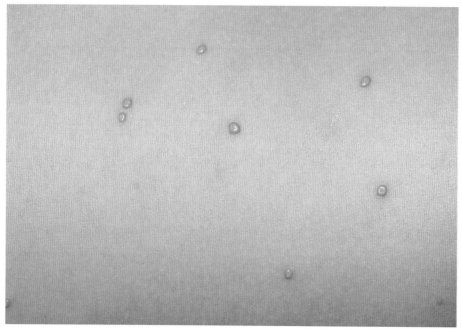

传染性软疣： 多发的淡黄色圆形丘疹，有光泽，部分有脐窝

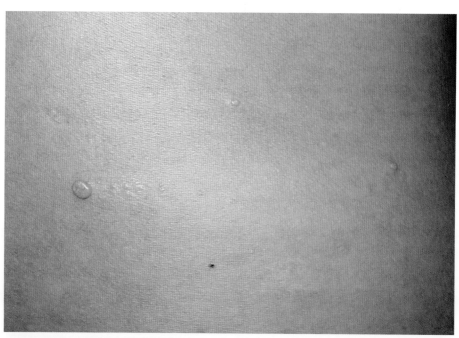

传染性软疣： 表现为扁平圆形丘疹，大小不一

（胡　强）

22 | 梅毒

Syphilis

◎ 由梅毒螺旋体（Treponema pallidum，TP）感染引起的性传播疾病，主要通过性接触传播，也可经血液、胎盘等传播。

◎ 根据感染途径不同分为获得性梅毒和胎传梅毒，根据病程不同分为早期梅毒和晚期梅毒。

- 早期梅毒：病程在 2 年以内，包括一期梅毒、二期梅毒和早期潜伏梅毒。

- 晚期梅毒：病程在 2 年以上，包括晚期良性梅毒（皮肤黏膜、骨和眼梅毒）、心血管梅毒、神经梅毒、内脏梅毒和晚期潜伏梅毒。

- 早期胎传梅毒：2 岁之前发病。

- 晚期胎传梅毒：2 岁以后发病。

◎ 获得性梅毒临床表现

- 一期梅毒：苍白螺旋体自皮肤黏膜破损部位侵入机体，迅速繁殖，并沿淋巴管到达附近淋巴结，传染性强。

  ○ 硬下疳：潜伏期 2 ~ 4 周，多位于外生殖器，也可发生于唇、咽等。初为斑疹，逐渐隆起，中央破溃，形成 1 ~ 2 cm 圆形、境界清楚的肉色糜烂面，触诊软骨硬度，无自发疼痛及压痛，一个或数个，表面可见少量渗出物，不治疗可在 3 ~ 8 周内自然消退，治疗后 1 ~ 2 周消退，不留痕迹或轻度萎缩。

  ○ 硬化性淋巴结炎：硬下疳出现后数天到 1 周，双侧淋巴结先后肿大，以腹股沟淋巴结及股淋巴结多见，质硬，不融合，无疼痛及压痛，表面无红肿，皮温不高，不化脓。

- 二期梅毒：感染 7 ~ 10 周（硬下疳出现 6 ~ 8 周）后，TP 由局部淋巴组织入血，在体内大量播散，引起全身症状。

  ○ 全身症状：流感样不适症状，发热、食欲减退、头痛、肌肉酸痛、关节疼痛等，可出现全身淋巴结肿大。

  ○ 梅毒疹：广泛分布、多形性皮疹，自觉症状轻微，传染性强，2 ~ 10 周左右消退；斑丘疹、丘疹及鳞屑性梅毒疹、毛囊疹等多种类型，以斑疹最早出现，对称性掌跖斑疹具有提示意义。

  ○ 扁平湿疣（Condyloma lata）：好发于外生殖器部位及摩擦、潮湿皮肤，由多个扁平丘疹融合形成，红色或灰白色，境界清楚，可见糜烂。

  ○ 梅毒性脱发：属暂时性脱发，常见于颞部及枕部，出现小而分散的脱发斑，也可发生弥漫性脱发、睫毛及体毛脱落。

  ○ 梅毒性白斑：斑丘疹样皮损，出现小片状浅色斑，好发于女性患者，常累及颈背部。

◦ 黏膜损害：1/3 二期梅毒患者可出现，黏膜红肿伴糜烂，上覆灰白色渗出物，无疼痛。

◦ 还可出现梅毒性骨骼及肌肉损害，以骨膜炎、关节炎多见；梅毒眼炎及神经梅毒表现。

- 二期复发性梅毒：1/4 患者可在感染后 0.5 ~ 2 年内复发，出现复发性下疳及皮肤黏膜损害。

- 三期梅毒（晚期梅毒）：40% 左右未经治疗的患者可出现活动性晚期梅毒，15% 表现为晚期良性梅毒，如皮肤及软组织损害、骨骼、软骨、睾丸受累等，10% ~ 25% 出现心血管梅毒，10% 表现为神经梅毒。

◦ 皮肤黏膜：皮损少，不对称分布，破坏性大，梅毒性肉芽肿形成，炎症及主观症状轻，可形成溃疡，出现结节性梅毒疹、梅毒性树胶肿及近关节结节改变。

◦ 可出现骨梅毒、眼梅毒、晚期心血管梅毒、晚期神经梅毒表现，呼吸、消化及泌尿生殖系统异常。

◎ 胎传梅毒临床表现：不发生硬下疳，有较严重的内脏损害，病死率高。

- 早期胎传梅毒：出生体重轻，多在生后 3 ~ 8 周出现症状。

◦ 早期症状以梅毒性鼻炎最常见。

◦ 近半数患儿可在出生 6 周后出现泛发、对称性、多形性皮肤损害，类似二期后天性梅毒斑疹及斑丘疹样皮损，出现口角、鼻孔及肛门周围放射性瘢痕，皮肤干皱、脱发等。水疱 - 大疱性皮损（梅毒性天疱疮）好发于掌跖部位，具有提示意义。

◦ 骨损害：骨及软骨受累，鼻中隔穿孔，马鞍鼻形成，骨软骨炎及梅毒性假性麻痹等，X 线下可出现"锯齿状""洋葱皮骨膜征"等。

- 晚期胎传梅毒：常见于 7 ~ 15 岁，主要侵犯眼、牙齿、骨骼、神经及皮肤；间质性角膜炎、哈钦森（Hutchinson）牙、神经性耳聋被称作哈钦森三联征，具有提示意义。

◎ 潜伏梅毒（隐性梅毒）：未经治疗或用药不足，无临床症状，梅毒血清反应阳性，排除其他引起梅毒血清反应阳性疾病可能，脑脊液检查正常的患者统称为潜伏梅毒。

◎ 实验室检查

- 暗视野显微镜观察、免疫荧光染色及直接免疫荧光抗体试验、银染色法、分子扩增试验用于检测组织及体液中的 TP。

- 梅毒血清学试验

◦ 非 TP 抗原血清学试验

· 以心磷脂为抗原，检测患者血中抗心磷脂抗体（反应素）水平。

· 包括性病研究实验室（VDRL）试验、快速血浆反应素（RPR）试验、甲苯胺红不加热血清试验（TRUST）等。

· 用于人群筛查，可作为筛选和定量试验，用于观察疗效、复发及再感染。

· 病毒性肝炎、传染性单核细胞增多症、麻风感染、自身免疫性疾病、肝肾疾病、肿瘤、静脉药物成瘾、妊娠及老年患者均可能出现假阳性。

- 1%～2% 的二期梅毒患者有高滴度心磷脂抗体血症，导致试验结果呈阴性，稀释后复查试验呈阳性，称作前带现象（Prozone phenomenon）。
- 治疗 6～9 个月后滴度下降不足 4 倍，或 2 年内不转阴者，称作血清固定。

○ TP 抗原血清学试验

- 检测 TP 成分、抗原决定簇等特异性抗体。
- 荧光密螺旋体抗体吸收试验（FTA-ABS）、梅毒螺旋体血凝试验（TPHA）、梅毒螺旋体明胶颗粒凝集试验（TPPA）等。
- 特异性及敏感性高，仅少数自身免疫疾病患者及肿瘤患者可出现假阳性。
- 用于确证试验，检测梅毒螺旋体 IgG 抗体，终身阳性。

◎ 病理表现：典型二期梅毒可见表皮银屑病样增生，表皮内可见中性粒细胞，偶有基底细胞液化，真皮中上部混合炎症细胞浸润，以淋巴细胞及浆细胞为主，可呈苔藓样浸润，真皮浅层血管扩张；晚期梅毒可见肉芽肿形成。

◎ 鉴别诊断：二期梅毒应与银屑病、玫瑰糠疹、扁平苔藓等鉴别。

◎ 治疗

- 进行性病知识教育，艾滋病筛查，禁止性生活，3 个月内所接触性伴需及时诊治。
- 及时、尽早、规范、足疗程治疗。青霉素 G 为首选药物，青霉素过敏者可选择头孢曲松、四环素类或大环内酯类药物。
- 吉海反应：首次用药后数小时到 1 天内出现流感样症状、发热、梅毒损害加重、内脏及神经系统受累加重等改变，多见于早期梅毒。是由于 TP 被杀死后释放大量异种蛋白及炎症因子，引发细胞因子级联反应导致，严重者可导致死亡。预防疗法：青霉素由小剂量逐渐开始增加，对神经梅毒及心血管梅毒患者可在治疗开始前 1 天起，予短疗程糖皮质激素治疗，每日 30～40 mg，连用 3～4 天。
- 治疗方案
  ○ 早期梅毒：苄星青霉素 G 240 万单位 / 次，分双侧臀肌注射，每周 1 次，重复 2 次；或普鲁卡因青霉素 G 每日 80 万 U，肌注，连用 10 天；青霉素过敏者可选用四环素、红霉素、多西环素、头孢曲松或阿奇霉素等。
  ○ 晚期梅毒：普鲁卡因青霉素 G 每日 80 万 U，肌注，连用 20 天，间隔 2 周可重复给药；苄星青霉素 G 240 万单位 / 次，分双侧臀肌注射，每周 1 次，重复 3 次；不使用阿奇霉素。
  ○ 心血管梅毒：患者出现心力衰竭时，应先控制心力衰竭症状，稳定后由小剂量青霉素开始，逐渐加量，避免吉海反应。
  ○ 神经梅毒、眼梅毒：水剂青霉素 G 或普鲁卡因青霉素 G 继以苄星青霉素 G 序贯治疗方案，青霉素过敏者可选择头孢曲松及四环素。

　　◦妊娠梅毒：普鲁卡因青霉素G每日80万U，肌注，连用10天，妊娠初3个月内治疗1疗程，妊娠末3个月再次治疗1疗程，每月检测RPR变化；禁用四环素类药物。

　　◦胎传梅毒：检查脑脊液情况，首选青霉素G治疗，8岁以下禁用四环素。

◎ 随访：至少复查3年，第一年每3月复查1次，第二年每半年复查1次，第三年末复查1次；神经梅毒每6个月检查脑脊液情况，至完全正常；妊娠梅毒应在分娩前每月复查；梅毒孕妇分娩的婴儿应在出生后1、2、3、6、12个月复查随访。

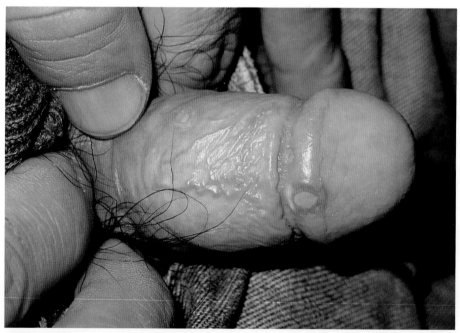

梅毒： 一期梅毒，发生在龟头硬下疳

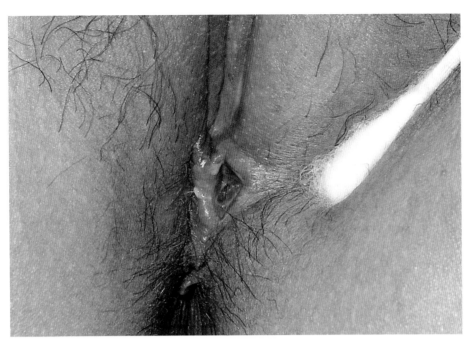

梅毒：一期梅毒，发生在女性外阴硬下疳

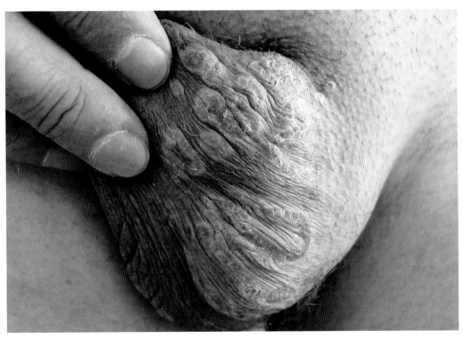

梅毒：二期梅毒，发生在阴囊扁平湿疣

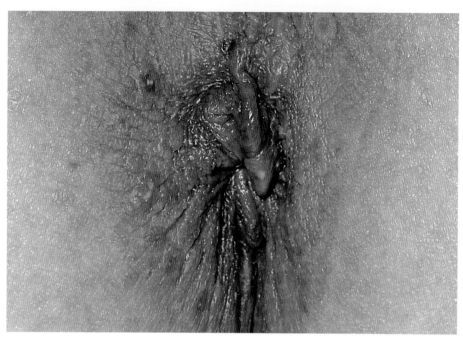

梅毒：二期梅毒，发生在肛周扁平湿疣

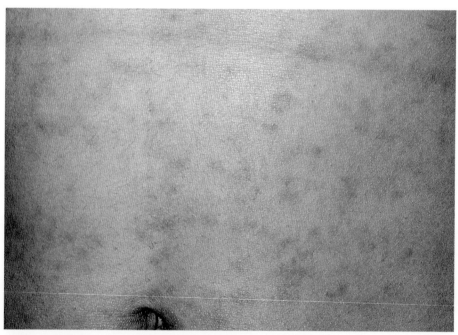

梅毒：二期梅毒，发生在躯干斑疹及斑丘疹

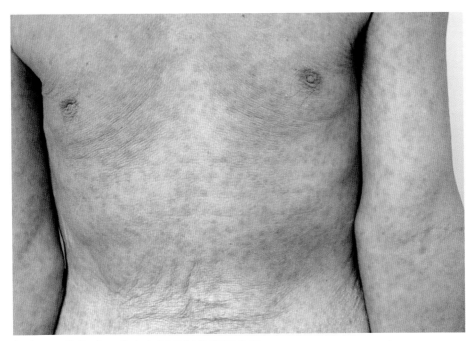

梅毒：二期梅毒，发生在躯干斑疹及斑丘疹

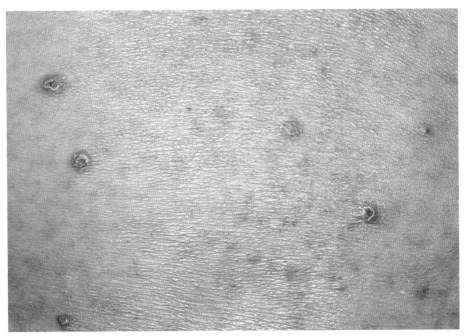

梅毒：二期梅毒，发生在躯干鳞屑性丘疹

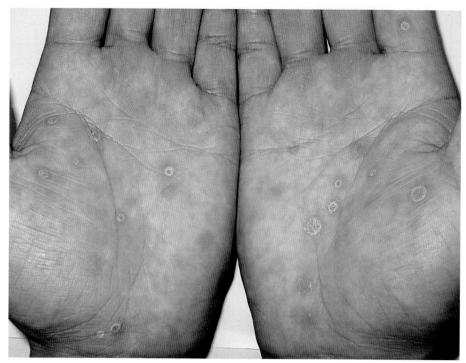

梅毒：二期梅毒，发生在双手掌鳞屑性斑丘疹

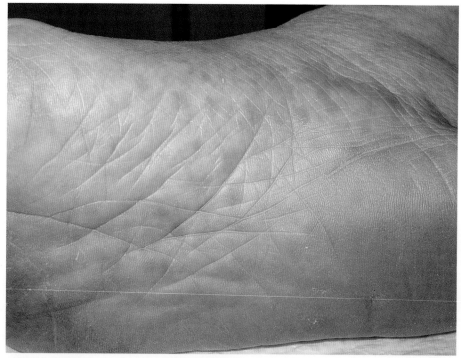

梅毒：二期梅毒，发生在足跖的红色斑疹

（邵雅昆）

23 | 疥疮

◎ 疥螨通过直接或间接接触导致的瘙痒性皮肤病。

◎ 寄生于人体的疥螨称为人型疥螨，可感染动物；寄生于动物者称动物疥螨，可侵犯人，但病程短，病情轻。

◎ 疥螨成虫寄生于角质层，挖掘隧道引起机械刺激，并分泌毒素刺激神经末梢。

◎ 具有家庭、单位聚集性。

◎ 好发于指缝、手屈侧、肘窝、腋窝、脐窝、腹股沟、生殖器等皮肤薄而柔软的部位，头面及掌跖一般不累及。

◎ 临床表现：皮损为散在分布的针尖大小的丘疹及丘疱疹，伴抓痕，指缝处常可见到浅细的疥螨隧道，盲端可见针头大灰白或淡红丘疹或水疱，雌虫常停留在此。

◎ 剧烈瘙痒，以夜间为著。

◎ 部分成年男性除有典型疥疮皮疹外，在阴囊、阴茎等处可见红色绿豆至黄豆大结节，剧痒，为疥疮结节。

◎ "挪威疥"是一种罕见的重症疥疮，好发于免疫力低下患者，表现为皮肤干燥、角化过度、银屑病样脱屑、指尖肿胀、结痂、甲变形等，可伴淋巴结肿大及特殊臭味。

◎ 病理表现：角质层或棘层上部可见隧道，内有虫体或虫卵，棘层不规则增生、肥厚、海绵水肿显著，可形成表皮内水疱，真皮上部血管扩张，嗜酸性粒细胞及淋巴细胞等炎症细胞浸润。

◎ 实验室检查：采用针挑法、矿物油刮检法等方式取材后行显微镜观察，寻找疥虫。

◎ 鉴别诊断：湿疹、丘疹性荨麻疹、虱病等。

◎ 治疗

• 及时隔离消毒，污染物品煮沸并暴晒，止痒、预防感染。

• 系统治疗

◦ 抗组胺药：酌情用于瘙痒严重者。

• 局部治疗

◦ 10% 硫黄软膏（儿童选择 5% 浓度）：成人热水、肥皂洗澡后，自颈部以下涂抹全身，每日 1 次，连续 3 天，不洗澡、不更衣，第 4 日洗澡，更换衣物，充分煮沸衣物以杀虫。观察 2 周，若无新发皮疹则为痊愈，若有则重复治疗。

◦ 1% γ-666 乳剂（林旦乳膏）或软膏单次外用，成人不超过 30 g，可麻痹疥螨神经系统进而致死，孕妇、哺乳及 2 岁以下儿童禁用。

○ 5% 苄氯菊酯乳膏、3% 水杨酸软膏、10% ~ 25% 苯甲酸苄酯洗剂或乳剂、10% 克罗米通乳剂或搽剂等。

- 疥疮结节：上述治疗基础上配合局部封闭治疗或液氮冷冻治疗等。

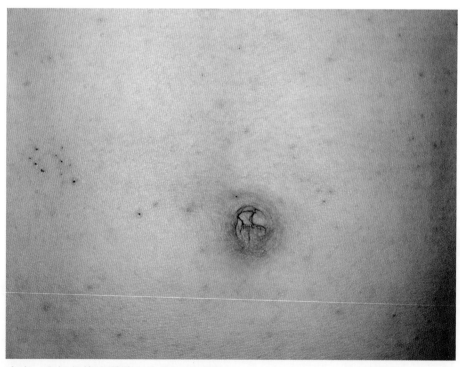

疥疮：腹部尤其脐周散在分布的小丘疹

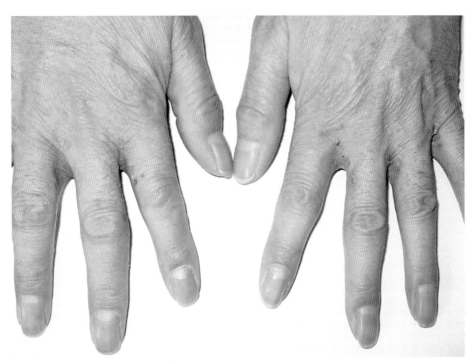

疥疮：双手指间可见丘疹、糜烂

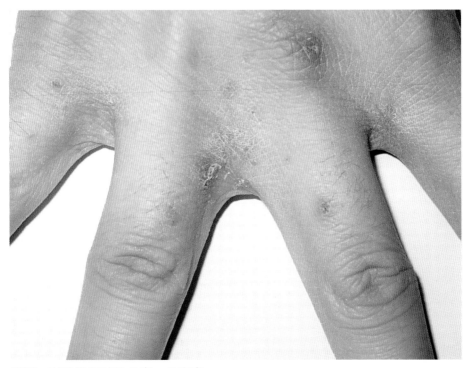

疥疮：双手指间可见丘疹、丘疱疹

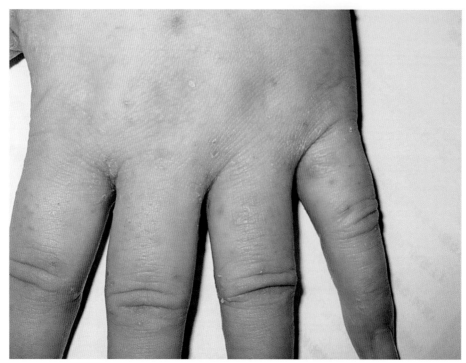

疥疮：手指及指间可见丘疹、丘疱疹

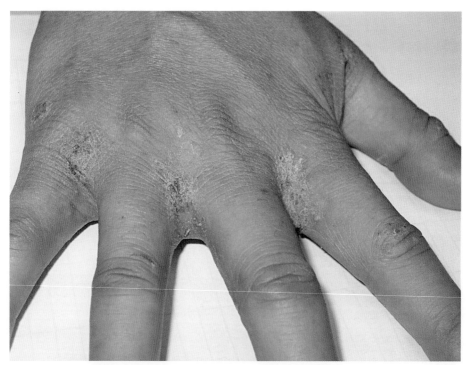

疥疮：双手指间可见丘疹、糜烂

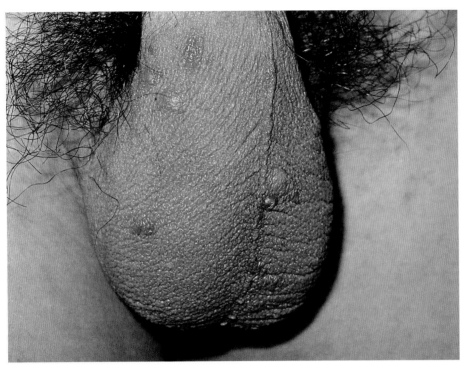

疥疮：阴囊疥疮结节

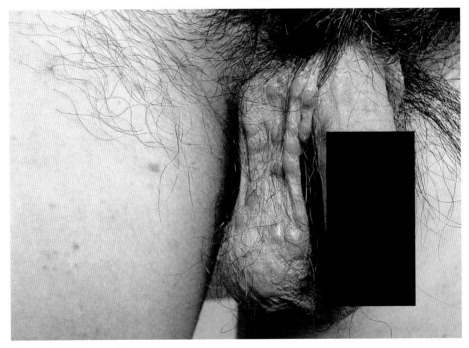

疥疮：阴囊疥疮结节

（黄羽航）

24 | 阴虱 ——————————————————

◎ 虱叮刺皮肤引起的皮肤病统称为虱病。

◎ 虱的稚虫或成虫将刺器刺入皮肤吸吮血液，同时释放唾液中的毒素。

◎ 可传播斑疹伤寒、回归热、战壕热等疾病。

◎ 人虱以人为唯一宿主，不寄生于其他动物。

◎ 根据发病部位不同，分为头虱、体虱（衣虱）及阴虱三类。

◎ 阴虱指虱寄生于阴毛者，主要通过性接触传播，易夫妻共患。

◎ 临床表现：阴毛可见黑色小点附着，局部皮肤出现红斑、丘疹，伴抓痕、血痂等，部分患者股内侧及腹部可见青灰色斑。

◎ 内裤可见铁锈色点状污迹。

◎ 病理表现：虱仅生活在皮肤表面，组织学无特异性改变。

◎ 实验室检查：在内衣、阴毛等处发现虱或虫卵可以确诊。

◎ 鉴别诊断：疥疮、湿疹等。

◎ 治疗

• 保持清洁，剃除阴毛并焚烧，衣物、床品及毛巾等需煮沸消毒。

• 同住患者需同时灭虱。

• 系统治疗：用于会阴或睫毛受累者、局部治疗失败者，可于第 1 天和第 8 天口服伊维菌素 250 μg/kg。

• 局部治疗

  ◦ 50% 百部酊或 25% 苯甲酸苄酯乳剂，连用 3 天。

  ◦ 糖皮质激素类药物：用于炎症较重者。

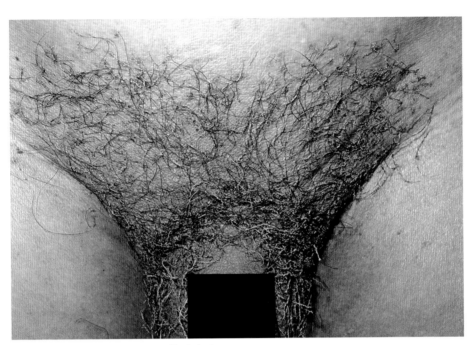

阴虱：阴毛上可见黑点状虱体及虫卵

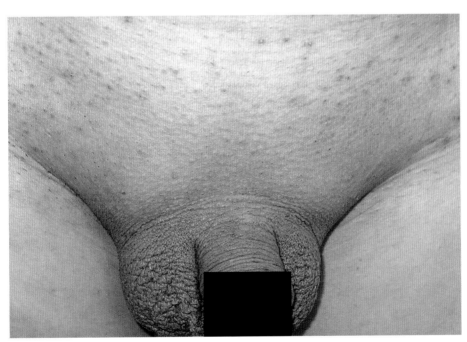

阴虱：剔除阴毛后可见外阴处皮肤丘疹、红斑

（黄羽航）

变态反应相关皮肤病

25 | 湿疹

◎ 内外因素共同作用引起的炎症性皮肤病，部分与Ⅳ型变态反应有关。

◎ 根据皮损表现分为急性、亚急性及慢性湿疹，可从任何一期开始发病，并向其他时期演变。

◎ 任何年龄、部位均可发生，常呈对称分布。

◎ 临床表现

- 急性期表现为红斑、水肿，常伴有丘疹、丘疱疹、糜烂或渗出。

- 亚急性期糜烂、渗出减少，出现结痂及脱屑。

- 慢性期表现为浸润性暗红斑、苔藓样变，可见色素沉着或色素减退。

◎ 自觉不同程度瘙痒。

◎ 病理表现：急性期表皮海绵水肿，可有表皮内水疱，真皮浅层毛细血管扩张，血管周围淋巴细胞、嗜酸性粒细胞浸润。慢性期表现为角化过度，角化不全，棘层肥厚，胶原纤维增粗。

◎ 鉴别诊断：玫瑰糠疹、扁平苔藓等。

◎ 治疗

- 保湿、避免刺激、修复皮肤屏障。

- 系统治疗：抗组胺药、维生素 C、钙剂、硫代硫酸钠等；皮疹严重、泛发者可应用糖皮质激素、免疫抑制剂。

- 局部治疗：急性期无渗出可予炉甘石洗剂、糖皮质激素乳膏，有渗出可予 3% 硼酸溶液湿敷；亚急性及慢性期可予糖皮质激素、钙调磷酸酶抑制剂乳膏或软膏。

- 物理治疗：窄谱 UVB、PUVA。

- 中医中药治疗。

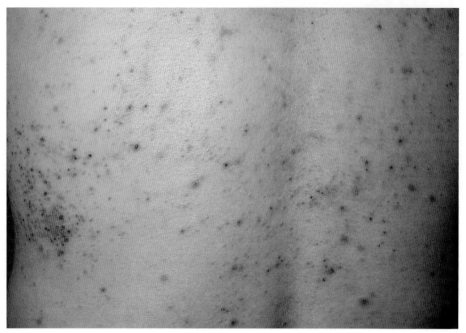

急性湿疹：小丘疹为主，伴有红斑、糜烂

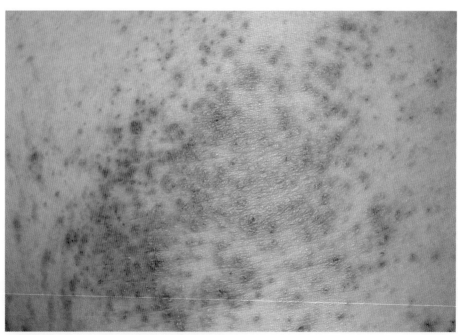

急性湿疹：小丘疹为主，伴有红斑糜烂

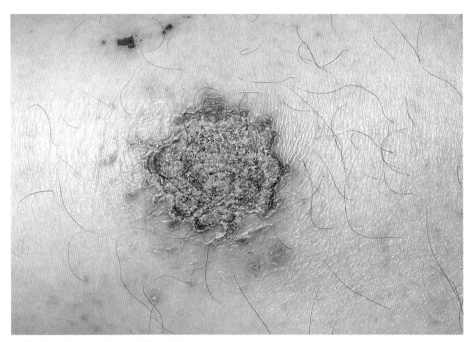

亚急性湿疹：渗出少，结痂明显

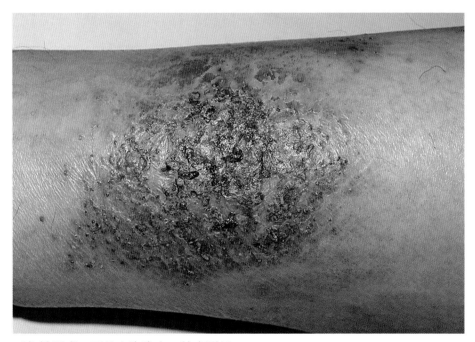

亚急性湿疹：可见少许渗出，结痂明显

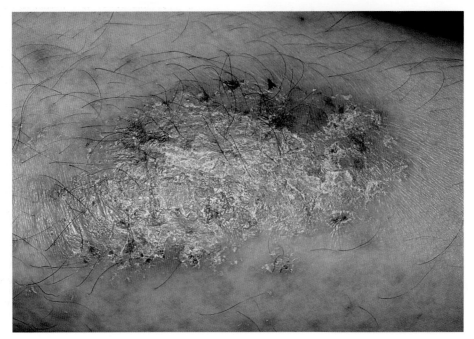

慢性湿疹： 角化明显

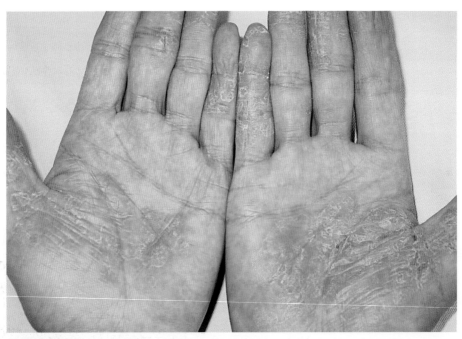

手部慢性湿疹： 角化明显

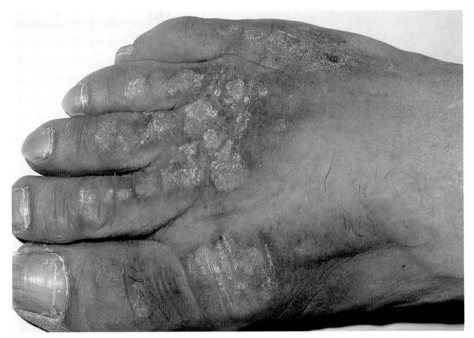

足背慢性湿疹：苔藓样改变明显

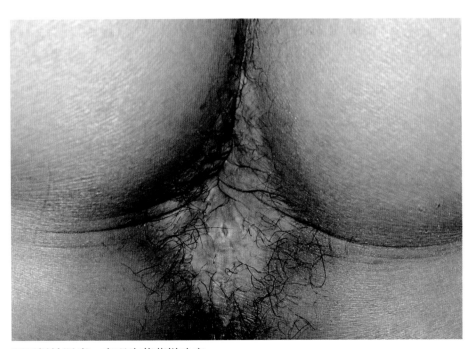

肛周慢性湿疹：表现为苔藓样改变

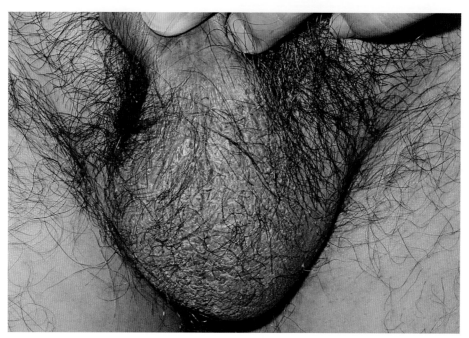

阴囊慢性湿疹：表现为角化、脱屑

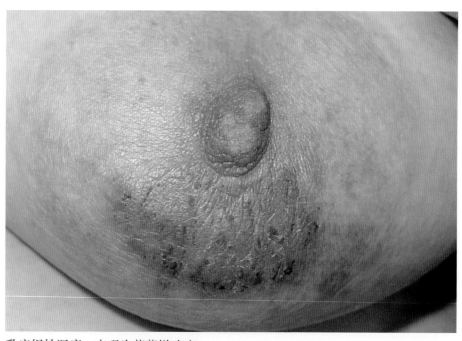

乳房慢性湿疹：表现为苔藓样改变

（孙凯律）

26 | 疱疹样湿疹 —————————— Eczema herpeticum

◎ 又名卡波西水痘样疹（Kaposi's varicelliform eruption）。

◎ 在原有皮肤病的基础上，伴发病毒感染；基础皮肤病多为特应性皮炎。

◎ 与单纯疱疹病毒（HSV）、柯萨奇病毒 A16 型等病毒感染相关，以 HSV-I 多见。

◎ 可发生于任何年龄，以 3 岁内儿童及 20 ~ 30 岁青年人多见。

◎ 皮损多局限于原有皮肤病部位。

◎ 临床表现：急性起病，快速出现群集性丘疹、水疱及脓疱，基底红肿，疱顶呈脐窝状凹陷，可伴发热、全身不适及淋巴结肿大等。

◎ 病理表现：表皮内或表皮下水疱、脓疱形成，伴网状和气球状变性，真皮内以中性粒细胞为主的炎细胞浸润。

◎ 实验室检查：病毒感染征象，可有白细胞减少。

◎ 鉴别诊断：皮肤病继发细菌感染、水痘等。

◎ 治疗
  • 加强基础皮肤病护理，积极治疗原发病，避免感染。
  • 系统治疗
    ◦ 抗病毒治疗：局限性感染可口服泛昔洛韦、伐昔洛韦；病情严重者可予阿昔洛韦 5 mg/kg q8h 静脉输注，或丙种球蛋白治疗。
  • 局部治疗
    ◦ 预防感染治疗：莫匹罗星软膏、夫西地酸乳膏。

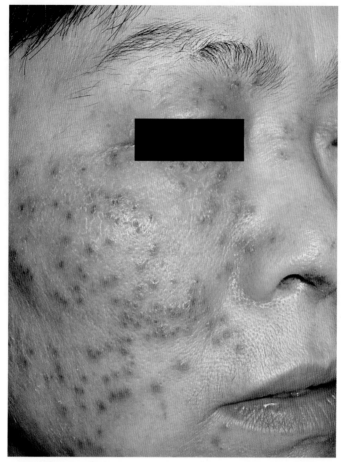

疱疹样湿疹： 右面部红斑基础上出现丘疹、丘疱疹及水疱，中央有脐凹

（殷　玥）

27 | 接触性皮炎 ——————— Contact dermatitis

◎ 皮肤接触外源性物质后，在接触部位甚至接触部位以外的皮肤引起的炎症性反应。

◎ 皮损部位及范围多与接触物接触部位一致，境界较清楚。

◎ 外源性物质主要包括动物性、植物性和化学性三类。

◎ 根据引起炎症反应的机制，可分为刺激性接触性皮炎、变态反应性接触性皮炎（Ⅳ型迟发型变态反应）。

◎ 引起刺激性接触性皮炎的常见物质：酸／碱性液体。

◎ 引起变态反应性接触性皮炎的常见致敏物：含对苯二胺的染发剂，金属镍，胶布，化妆品（如口红）等。

◎ 特殊类型：系统性接触性皮炎。

◎ 临床表现

- 急性期：轻者表现为红斑、轻度水肿，或针尖大小密集丘疹；重者红斑肿胀明显，其上可见多发丘疹、水疱甚至大疱，疱破后出现糜烂，渗出或结痂，严重时出现坏死；可自觉瘙痒、灼热、疼痛，重者伴发热、畏寒等全身反应。

- 亚急性期：渗出减少，出现结痂及脱屑。

- 慢性期：皮肤苔藓样改变及鳞屑。

◎ 病理表现：急性皮炎可见海绵水肿、表皮内水疱，疱内可见淋巴细胞、中性粒细胞，真皮浅层血管扩张，血管周围炎症细胞浸润，以淋巴细胞为主，可见中性粒细胞和嗜酸性粒细胞；亚急性皮炎可见灶状角化不全，海绵水肿、棘层轻度肥厚，真皮浅层血管周围较多淋巴细胞浸润；慢性皮炎可见角化过度、角化不全，棘层肥厚、表皮突延长，真皮浅层血管周围少量淋巴细胞浸润。

◎ 实验室检查：斑贴试验。

◎ 鉴别诊断：急性湿疹等。

◎ 治疗

- 明确病因，脱离并避免再次接触刺激物、致敏物。

- 局部治疗：急性期无渗液可选用炉甘石洗剂，有渗液可用3%硼酸溶液冷湿敷，至渗液停止、肿胀消退；亚急性期或慢性期可外用糖皮质激素软膏。合并感染时外用抗生素如莫匹罗星软膏。

- 系统治疗：以抗炎止痒为主，可口服抗组胺药物，如西替利嗪或依巴斯汀等；皮疹严重、面积广泛者，可短期系统应用糖皮质激素。

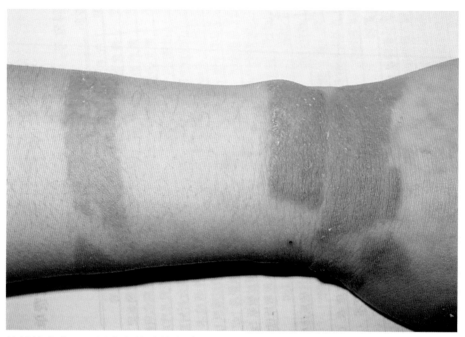

接触性皮炎：医用胶布导致的皮肤红斑，与胶布接触部位一致

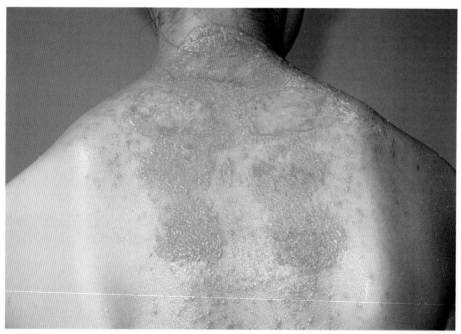

接触性皮炎：夏伏贴导致的皮肤红斑、糜烂，与接触部位一致

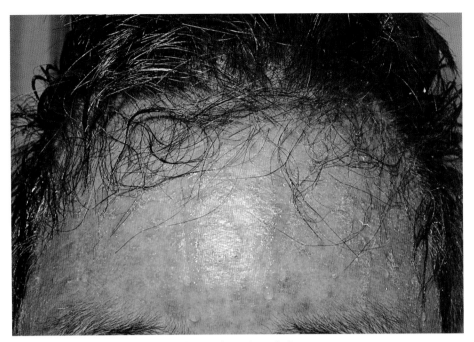

接触性皮炎：染发剂导致的头皮及面部红斑、渗出

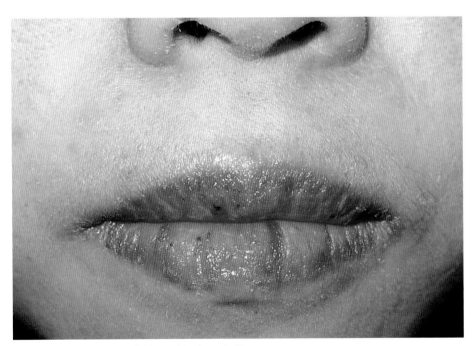

接触性皮炎：口红导致的口唇红斑、糜烂

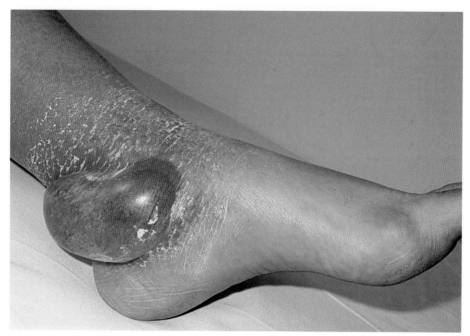

接触性皮炎：中药外敷导致的皮肤红斑、大疱

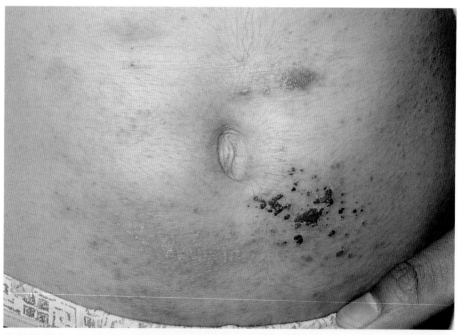

接触性皮炎：腰带金属扣导致的腹部红斑、丘疹，部分糜烂，伴有轻度苔藓样变

（刘以恒）

28 | 神经性皮炎 —————— Neurodermatitis

◎ 又名慢性单纯性苔藓，与精神因素及"瘙痒－搔抓"循环刺激等有关。

◎ 多见于中年人。

◎ 好发于颈部，其次为肘、背、腰骶、眼睑、外阴等。

◎ 临床表现：边界清楚的肥厚性斑块，显著苔藓样变，表面常有抓痕、结痂。

◎ 瘙痒剧烈，常呈阵发性，夜间为著。

◎ 病理表现：角化过度，角化不全，棘层肥厚，轻度海绵水肿；真皮浅层胶原纤维增粗，血管周围可见淋巴细胞浸润。

◎ 鉴别诊断：慢性湿疹、瘙痒症、皮肤淀粉样变等。

◎ 治疗

  • 保湿，避免搔抓、摩擦、热水烫洗。

  • 系统治疗：抗组胺药、镇静剂等，必要时可系统应用糖皮质激素。

  • 局部治疗：糖皮质激素、钙调磷酸酶抑制剂等；必要时可封包治疗、病损封闭。

  • 物理治疗：窄谱 UVB、PUVA。

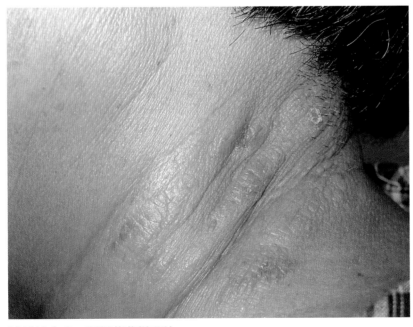

神经性皮炎： 颈部苔藓样斑块

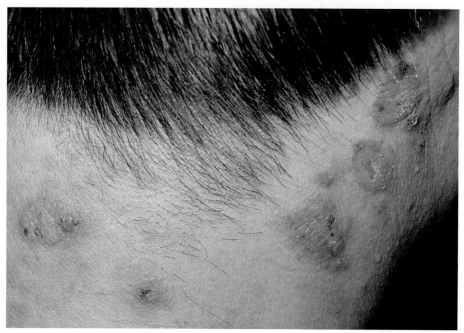

神经性皮炎：颈部苔藓样斑块，上有糜烂、结痂

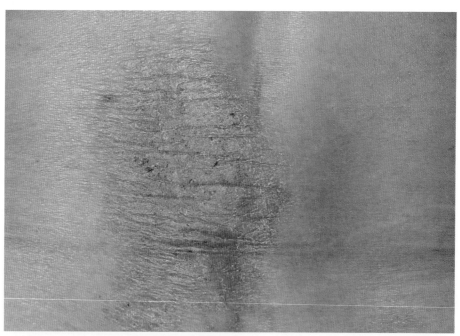

神经性皮炎：腰部苔藓样斑块，表面干燥

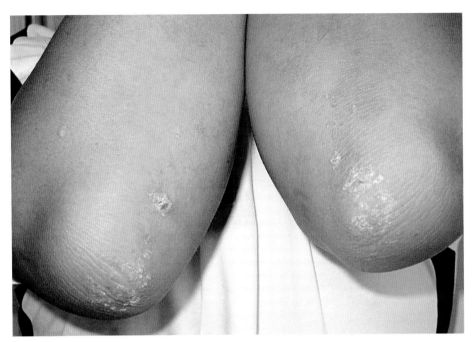

伸侧神经性皮炎：双肘皮肤角化增厚

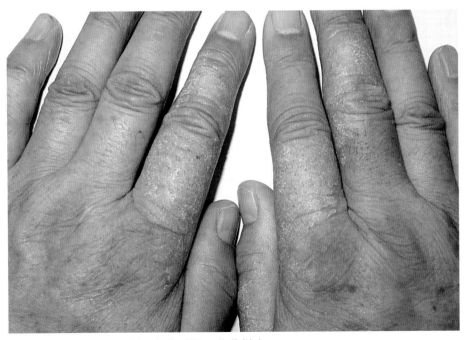

神经性皮炎：双手指伸侧皮肤干燥，苔藓样变

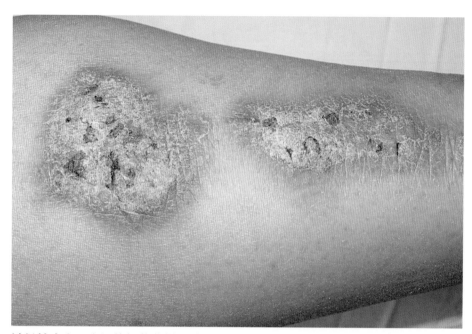

神经性皮炎：小腿伸侧苔藓样斑块

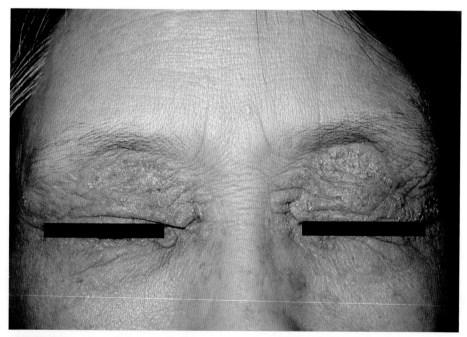

神经性皮炎：双上眼睑角化增厚

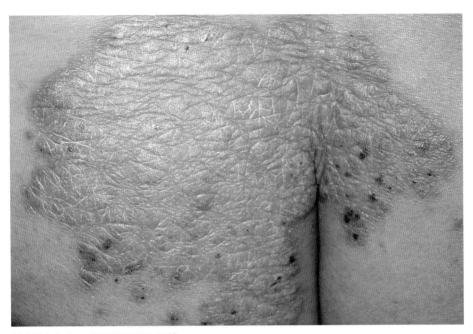

神经性皮炎：骶部肥厚性斑块

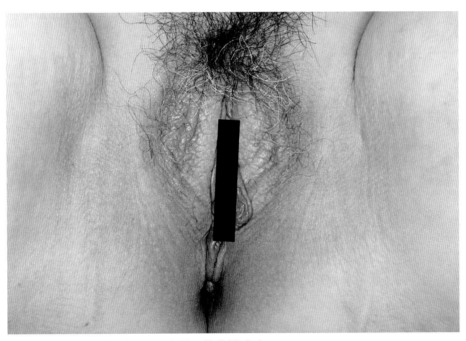

女阴神经性皮炎：双侧大阴唇明显苔藓样改变

（孙凯律）

29 | 特应性皮炎 ——————————
Atopic dermatitis

◎ 与遗传、Th2 型炎症、皮肤屏障功能障碍及环境因素等有关。

◎ 婴幼儿期起病多见，也可成年发病。

◎ 分为婴儿期、儿童期及青年成人期，不同阶段临床表现不同。

- 婴儿期（出生后 1 个月～2 岁）：好发于面部及躯干、四肢伸侧，初为红斑、丘疹、丘疱疹，后出现糜烂、渗出、结痂。

- 儿童期（2～12 岁）：好发于屈侧，以肘窝、腘窝、眼睑、面颈部为著，表现为红斑、干燥、脱屑，渗出少，常有抓痕、苔藓样变。

- 青年成人期（12 岁以上）：好发于四肢屈侧及躯干，也可见于面部、眼周，表现为红斑、丘疹、鳞屑、抓痕及苔藓样变。

◎ 瘙痒明显。

◎ 特征性临床表现：干皮症、掌跖纹理增多、白色皮肤划痕征、眶下褶皱、眶周黑晕、唇炎及口周皮炎。

◎ 常合并哮喘、过敏性鼻炎、过敏性结膜炎等个人史或家族史。

◎ 诊断标准：Williams 标准、Hanifin-Rajka 标准、张氏标准。

◎ 鉴别诊断：湿疹、慢性单纯性苔藓等。

◎ 治疗

- 保湿、润肤，回避过敏原。

- 系统治疗：抗组胺药、免疫抑制剂、糖皮质激素等。

- 局部治疗：糖皮质激素、钙调磷酸酶抑制剂、磷酸二酯酶 4（PDE4）抑制剂等。

- 物理治疗：窄谱 UVB。

- 生物制剂：IL-4/13 拮抗剂（度普利尤单抗）等。

- JAK 抑制剂：阿布昔替尼等。

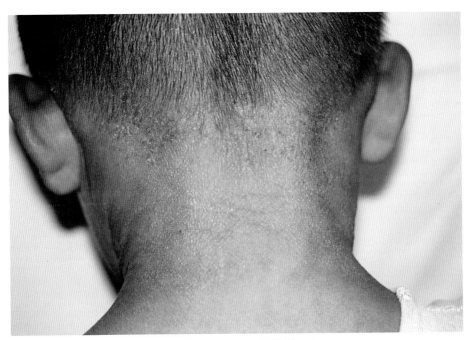

特应性皮炎：儿童期皮损，皮肤干燥脱屑，苔藓样改变

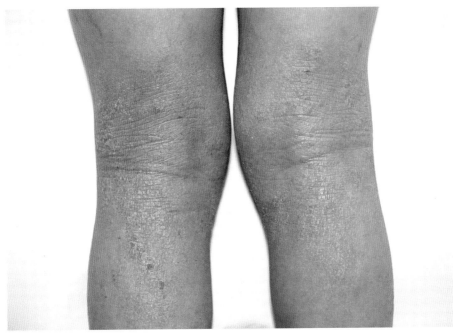

特应性皮炎：儿童期皮损，下肢屈侧为主皮肤干燥脱屑，苔藓样改变

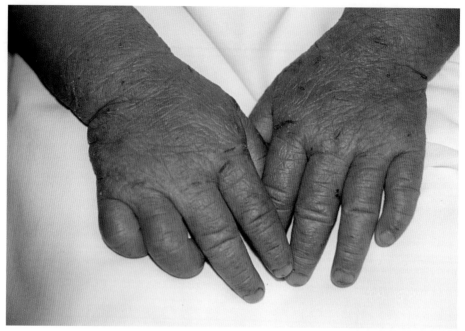

特应性皮炎： 儿童期皮损，双手皮肤干燥脱屑，苔藓样改变

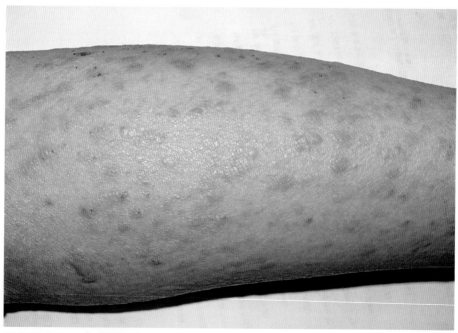

特应性皮炎： 儿童期皮损，下肢伸侧丘疹为主，苔藓样改变

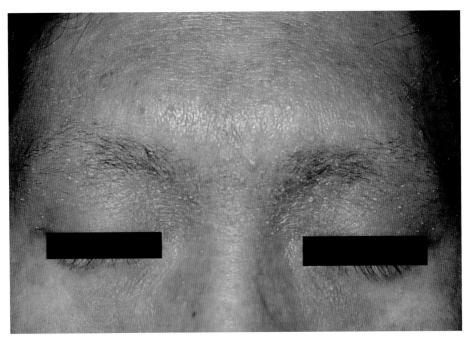

特应性皮炎：成人期面部皮损，表现为红斑、脱屑

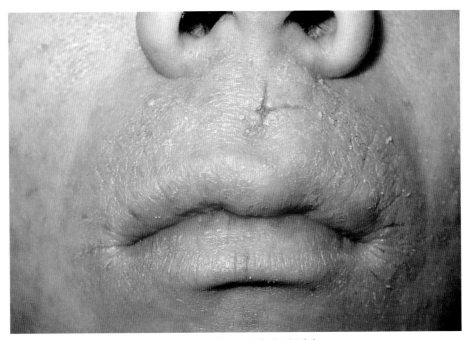

特应性皮炎：成人期口周皮损，表现为口周皮炎及唇炎

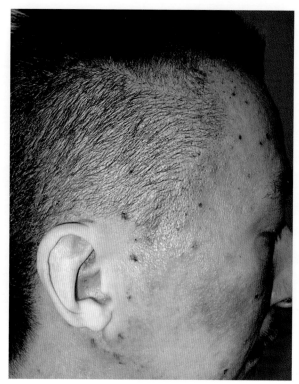

特应性皮炎：成人期面部皮损，红斑、丘疹为主

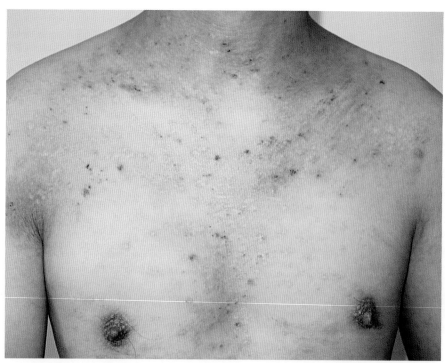

特应性皮炎：成人期躯干部皮损，丘疹为主，皮肤干燥、苔藓样改变

（孙凯律）

30 | 荨麻疹 —————————————————————

◎ 皮肤黏膜小血管暂时性扩张伴通透性增加引起的局限性水肿。

◎ 常见病因包括食物、吸入物、药物、物理因素、精神因素、感染、内分泌因素和系统性疾病等。

◎ 根据病程长短分为急性荨麻疹和慢性荨麻疹（超过6周）。

◎ 根据诱因不同分为自发性荨麻疹和诱导性荨麻疹。

◎ 诱导性荨麻疹包括物理性荨麻疹、胆碱能性荨麻疹、接触性荨麻疹、水源性荨麻疹等。

◎ 任何年龄、部位均可发生。

◎ 临床表现：数量、大小、形态不一的风团，伴或不伴血管性水肿，发病迅速，单个风团可于24小时内消退，消退后不留痕迹，部分患者皮肤划痕征（＋）。

◎ 伴不同程度瘙痒，少数可有发热、关节痛、恶心、呕吐、腹痛、胸闷、呼吸困难等。

◎ 病理表现：真皮上部水肿，毛细血管及小血管扩张充血，血管周围轻度炎症细胞浸润。

◎ 鉴别诊断：荨麻疹性血管炎、丘疹性荨麻疹、荨麻疹型药疹等。

◎ 治疗

• 避免搔抓，回避过敏原及其他刺激因素。

• 系统治疗

   ○ 首选第二代抗组胺药，必要时可加量或联合治疗。

   ○ 维生素C、钙剂。

   ○ 环孢素：每日 2.5～5 mg/kg。

   ○ 雷公藤多苷：每日 40～60 mg。

   ○ 糖皮质激素：泼尼松每日 30～40 mg，避免长期使用。

   ○ 生物制剂：IgE 拮抗剂（奥马珠单抗）等。

• 局部治疗：炉甘石洗剂、苯海拉明霜等对症止痒。

• 病情严重，伴有休克、喉头水肿、呼吸困难等的抢救措施：吸氧，保持呼吸道通畅，0.1% 肾上腺素 0.5～1 ml 皮下或肌内注射，糖皮质激素肌内或静脉注射，支气管痉挛时可静脉注射氨茶碱，必要时行气管切开、心肺复苏。

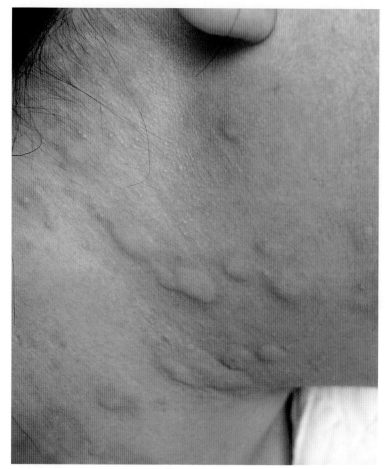

急性荨麻疹：面颈部多发的淡红色风团

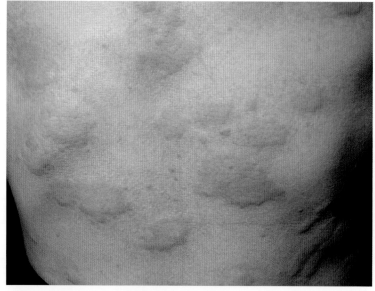

急性荨麻疹：躯干部多发的淡红色风团

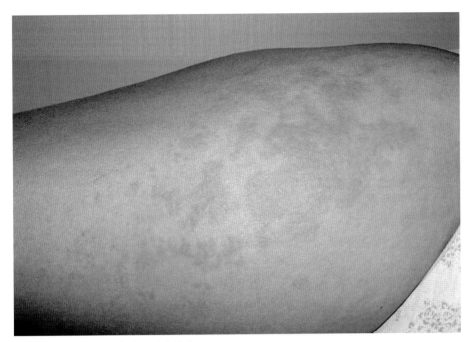

急性荨麻疹：大腿多发红色风团

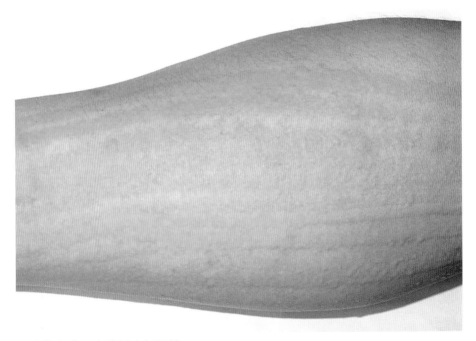

慢性荨麻疹：皮肤划痕征阳性

（孙凯律）

31 | 血管性水肿 ——————————

Angioedema

◎ 发生于疏松部位皮肤或黏膜累及真皮深部和皮下组织的局限性水肿。

◎ 分为获得性及遗传性两种。

◎ 获得性血管性水肿常发生在有过敏素质的个体，药物、食物、感染、花粉等为常见病因或诱因。

◎ 遗传性血管性水肿为常染色体显性遗传，由 C1 酯酶抑制物减低、缺乏或无活性所致。

◎ 临床表现：获得性血管性水肿好发于组织疏松的部位，如眼睑、口唇、外生殖器等，可合并风团出现，表现为突发的局限性肿胀，边界不清，肤色或淡红色，多单发，不痒或轻度烧灼感，持续数小时到数天，消退后不留痕迹，可反复发作，累及喉头时可引起窒息。

◎ 遗传性血管性水肿多在儿童或青少年期开始发作，有家族史，发作频繁，可持续终身，自觉不痒，不出现风团，水肿不对称，可由外伤、感染、情绪波动诱发。

◎ 鉴别诊断：Melkersson-Rosenthal 综合征等。

◎ 治疗

• 获得性血管性水肿：与荨麻疹相同，抗组胺药常有效。严重时予钙剂、糖皮质激素等治疗，密切注意有无喉头水肿、过敏性休克等症状，必要时应立即抢救。

• 遗传性血管性水肿：尚无满意治疗，抗过敏治疗无效，部分患者桂利嗪有效。急性期可输入新鲜血浆以补充 C1 酯酶抑制物。肾上腺素用于急症处置，长期使用抗纤溶酶制剂或雄激素类药物可预防复发。

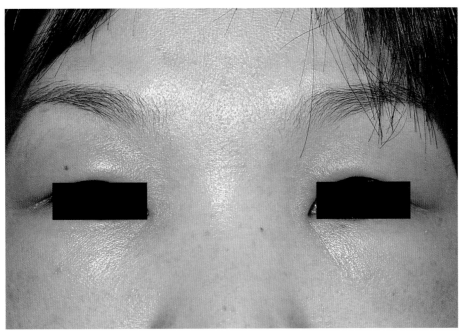

获得性血管性水肿：表现为双上眼睑水肿

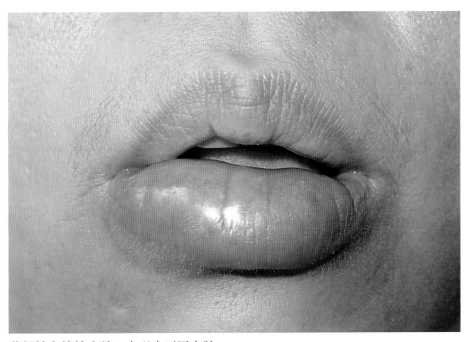

获得性血管性水肿：表现为下唇水肿

（高小曼）

32 | 丘疹性荨麻疹 —————————— Papular urticaria

◎ 又称"虫咬皮炎"，主要是因昆虫叮咬皮肤导致的一种炎性皮肤病。

◎ 属于迟发型超敏反应（Ⅳ型变态反应）。

◎ 好发于婴幼儿及儿童的四肢，夏秋季多见。

◎ 临床表现：多发性绿豆至花生大小的水肿性丘疹或风团样损害，中央可出现水疱，外周伴红晕。

◎ 自觉瘙痒。

◎ 病理表现：表皮海绵水肿，严重者可见表皮内水疱形成。真皮浅层及深层血管周围可见楔形浸润的淋巴细胞及嗜酸性粒细胞。

◎ 鉴别诊断：水痘、荨麻疹等。

◎ 治疗

• 加强个人和环境卫生维护，预防蚊虫叮咬。

• 系统治疗：抗组胺药。

• 局部治疗：炉甘石洗剂、糖皮质激素等。

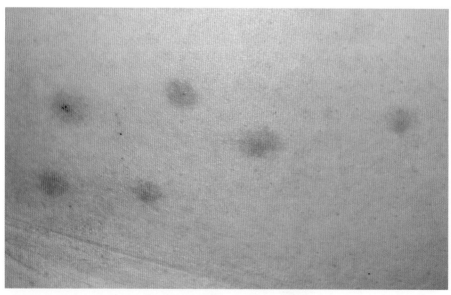

丘疹性荨麻疹： 腹部多发的红色斑丘疹，个别为丘疱疹

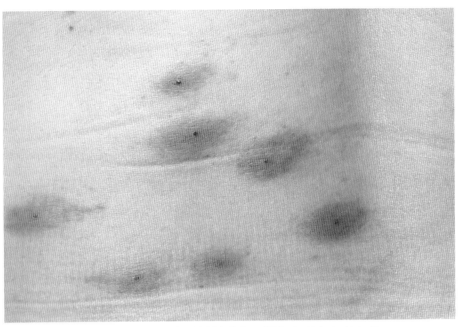

丘疹性荨麻疹：背部多发的红色风团样丘疹，部分皮疹中央有水疱

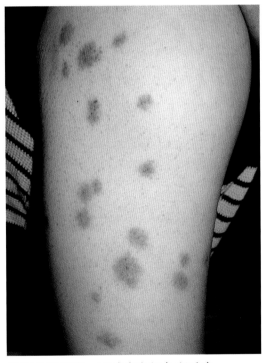

丘疹性荨麻疹：下肢多发红色斑丘疹

（刘　琳）

33 | 结节性痒疹 ——————————— Nodular prurigo

◎ 与变态反应、遗传、内分泌异常、神经精神因素等有关。

◎ 多见于成人，好发于四肢伸侧，为数目不等的暗红至褐色结节、丘疹，散在分布，表面粗糙，质硬，常伴抓痕、结痂、苔藓样变。

◎ 瘙痒剧烈。

◎ 病理表现：角化过度，角化不全，棘层肥厚，偶有海绵水肿和水疱形成；真皮浅层血管周围淋巴细胞浸润；结节性痒疹还可见真皮乳头胶原纤维增粗。

◎ 鉴别诊断：皮肤淀粉样变性、肥厚型扁平苔藓、反应性穿通性胶原病等。

◎ 治疗

- 避免搔抓、刺激。
- 系统治疗
  - 抗组胺药、维生素 C、钙剂、硫代硫酸钠。
  - 镇静剂、抗焦虑或抗抑郁药。
  - 沙利度胺每日 50 ~ 100 mg。
  - 免疫调节剂：雷公藤多苷每日 40 ~ 60 mg。
- 局部治疗：糖皮质激素、钙调磷酸酶抑制剂、维 A 酸类等；亦可病损封闭。
- 物理治疗：冷冻，窄谱 UVB。

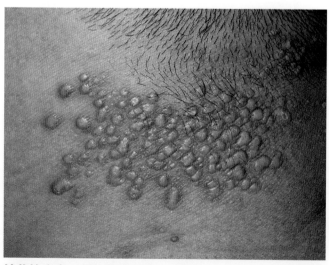

结节性痒疹：颈部多发丘疹、结节

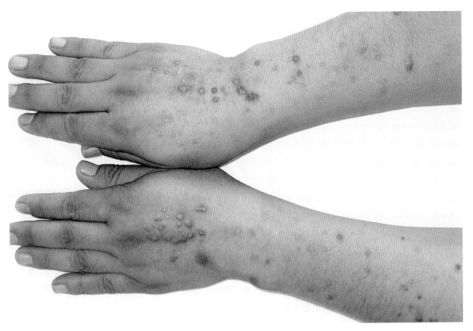

结节性痒疹：双上肢伸侧多发结节

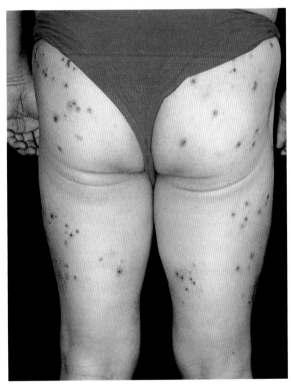

结节性痒疹：双下肢屈侧多发结节

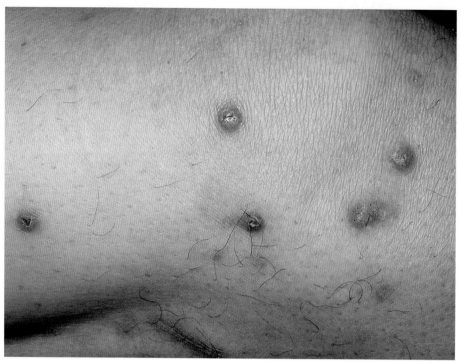

结节性痒疹：散在分布的结节，质地较硬

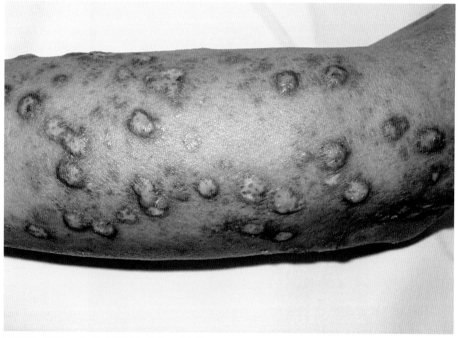

结节性痒疹：上肢多发的丘疹、结节

（孙凯律）

34 | 嗜酸性粒细胞增多性皮炎 Hypereosinophilic dermatitis

◎ 为嗜酸性粒细胞增多综合征（hypereosinophilic syndrome，HES）的轻型 / 良性型，除皮肤外无其他组织器官受累。

◎ 好发于中老年男性。

◎ 临床表现：泛发性、多形性皮疹，可有红斑、丘疹、风团、结节、抓痕、苔藓样变等，少数呈红皮病样。

◎ 瘙痒剧烈。

◎ 外周血嗜酸性粒细胞绝对计数＞1.5×10^9/L 持续 6 个月以上，排除寄生虫感染、过敏性疾病、肿瘤等继发因素，排除系统性受累（心、肺、神经系统、肝、肾等）。

◎ 病理表现：表皮可有海绵水肿，真皮血管周围可见嗜酸性粒细胞、淋巴细胞浸润。

◎ 鉴别诊断：特应性皮炎、湿疹等。

◎ 治疗
  - 保湿，避免搔抓、烫洗，回避过敏原。
  - 系统治疗
    ◦ 首选糖皮质激素：每日 0.5 ~ 1.0 mg/kg。
    ◦ 免疫抑制剂：环孢素 A、雷公藤多苷等。
    ◦ 生物制剂：IL-4/13 拮抗剂、IL-5 拮抗剂等。
  - 局部治疗：糖皮质激素、钙调磷酸酶抑制剂等。
  - 物理治疗：窄谱 UVB。

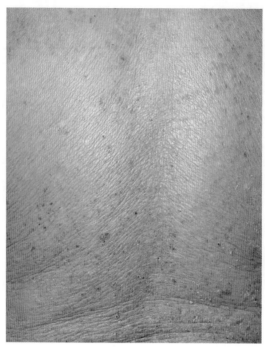

嗜酸性粒细胞增多性皮炎：躯干部泛发的红斑、丘疹

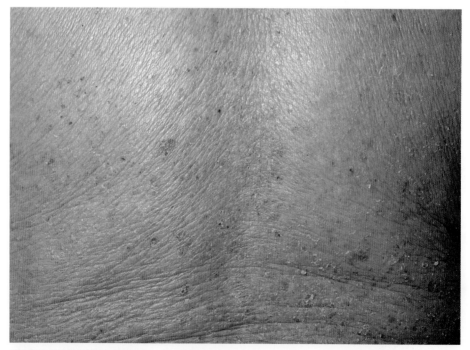

嗜酸性粒细胞增多性皮炎：躯干部泛发的红斑、丘疹，表面干燥脱屑

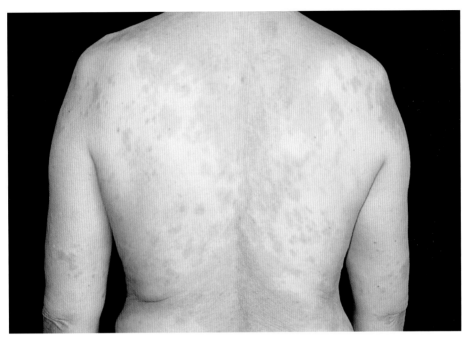

嗜酸性粒细胞增多性皮炎：躯干泛发红斑，散在丘疹

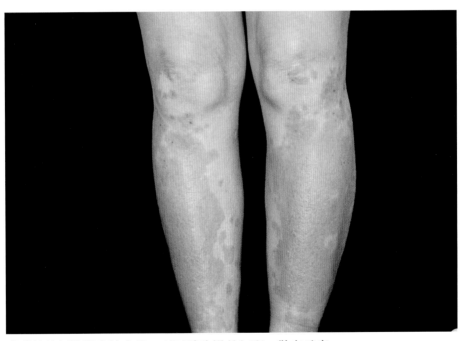

嗜酸性粒细胞增多性皮炎：双下肢弥漫的红斑，散在丘疹

（孙凯律）

35 | 慢性光化性皮炎 —— Chronic actinic dermatitis

◎ 为慢性光敏感性疾病，与 UVA、UVB、可见光相关。

◎ 多见于室外工作者，男性多见。

◎ 好发于面、颈、前臂伸侧、手背等曝光部位。

◎ 临床表现：急性期为弥漫性、水肿性红斑；慢性期为苔藓样丘疹或斑块。

◎ 病程较长，常终年不愈。

◎ 病理表现：海绵水肿性皮炎表现，真皮内可见日光弹力纤维变性。

◎ 实验室检查：光生物剂量测定：UVB 异常敏感，UVA 和可见光部分患者敏感；光斑贴试验可阳性。

◎ 鉴别诊断：湿疹、多形性日光疹、皮肤 T 细胞淋巴瘤等。

◎ 治疗
- 严格避光。
- 系统治疗
  ○ 抗组胺药。
  ○ 羟氯喹：0.2 g bid，疗程 6～8 周，逐渐减量。
  ○ 糖皮质激素：每日泼尼松 20～30 mg，必要时使用。
  ○ 雷公藤：20 mg tid。
  ○ 免疫抑制剂：用于顽固病例。
- 局部治疗：糖皮质激素、钙调磷酸酶抑制剂。

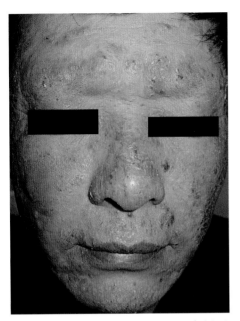 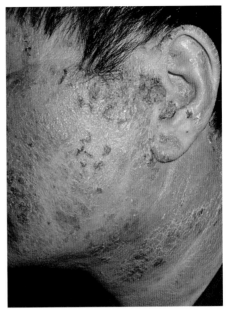

慢性光化性皮炎：面部红斑、糜烂及苔藓样变

慢性光化性皮炎：面颈部红斑、脱屑、结痂及苔藓样变

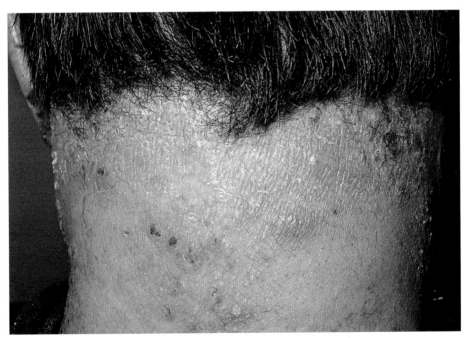

慢性光化性皮炎：后颈部斑片，明显苔藓样变

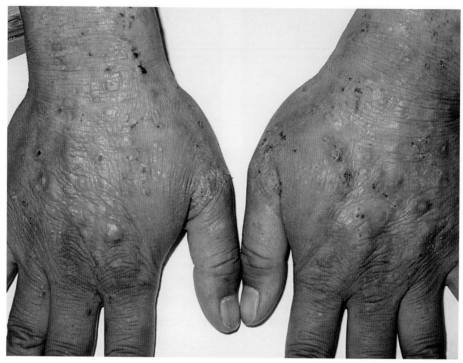

慢性光化性皮炎：双手背丘疹及小的斑块，明显苔藓样变

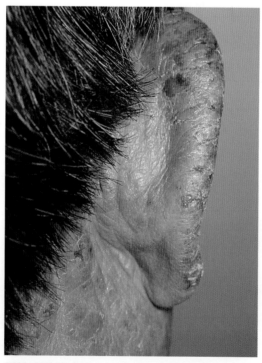

慢性光化性皮炎：耳廓及颈部苔藓样皮损

（何月希）

36 | 多形性日光疹 —— Polymorphous light eruption, PLE

◎ 具有特发性、间歇性、复发性等特点的日光性皮肤病。

◎ 可能与日光介导的迟发型超敏反应相关。

◎ 中青年女性多见，尤其是皮肤白皙者。

◎ 好发于曝光部位，如前胸"V"字区、手背、上肢伸侧等。

◎ 春夏重，秋冬轻。

◎ 临床表现：多形性皮疹，可分为丘疱疹型、丘疹型、痒疹型、红斑水肿型及混合型，通常以某一类型为主，且每次发作时同部位皮损形态常基本相同。

◎ 反复发作者可能出现皮疹范围扩大，累及非暴露区域。

◎ 瘙痒明显。

◎ 病理表现：角化不全，棘层肥厚，灶状海绵水肿，真皮血管周围淋巴细胞为主的炎症细胞浸润，偶有嗜酸性粒细胞。

◎ 实验室检查：紫外线红斑反应试验异常、光斑试验阳性。

◎ 鉴别诊断：慢性光化性皮炎、湿疹等。

◎ 治疗

• 避免暴晒，避免接触光敏性药物（喹诺酮、磺胺、四环素类、噻嗪类利尿剂等）及食物（芹菜、香菜等）。

• 系统治疗

  ◦ 抗组胺药：避免使用光敏性抗组胺药，如氯苯那敏、异丙嗪等。

  ◦ 烟酰胺、沙利度胺、羟氯喹：适用于症状明显、反复发作者。

  ◦ 糖皮质激素：适用于症状严重者。

• 局部治疗：糖皮质激素、钙调磷酸酶抑制剂等。

• 预防性光疗：通过 NB-UVB 或 PUVA 作用，增加皮肤对紫外线的耐受力，适用于中重度患者。

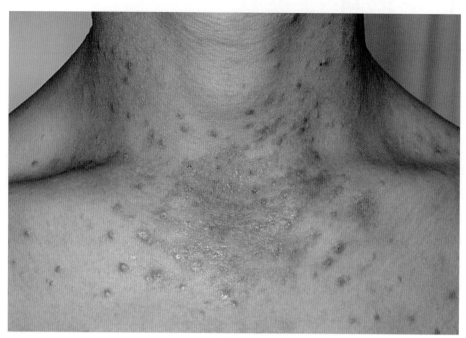

多形性日光疹：上胸部及颈部红斑、丘疹、丘疱疹

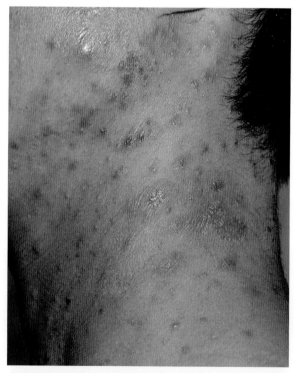

多形性日光疹：面颈部红斑、丘疹、丘疱疹及糜烂渗出

（黄羽航）

37 | 脂溢性皮炎 ———— Seborrheic dermatitis

◎ 又称脂溢性湿疹，属慢性鳞屑性皮肤病。

◎ 病因及发病机制尚不清楚，可能与马拉色菌等的定植与感染有关，与遗传、精神、饮食、维生素 B 族缺乏、嗜酒等因素相关。

◎ 好发于头面、胸背等皮脂溢出部位，也可发生于耳后、腋窝、腹股沟等。

◎ 肥胖者多可累及皱褶部位。

◎ 临床表现：初为毛囊性炎症性丘疹，渐扩大、融合，形成暗红色或黄红色斑片，被覆油腻性鳞屑或结痂。

◎ 伴不同程度瘙痒。

◎ 病理表现：急性期及亚急性期皮损可见银屑病样增生及海绵水肿形成，毛囊口角化不全，毛囊角栓形成，毛囊口顶端可见中性粒细胞聚集及痂屑，真皮血管周围淋巴细胞及组织细胞浸润；慢性期皮损可见显著的血管扩张。

◎ 鉴别诊断：湿疹、银屑病、体癣等。

◎ 治疗

• 生活规律，限制高糖、高脂饮食，避免刺激及搔抓。

• 系统治疗

○ 抗组胺药物。

○ 维生素 B 族：补充维生素 B_2、B_6 及复合维生素 B 族。

• 局部治疗：去油脂、消炎、止痒、角质剥脱为主，需根据皮损性质选择。

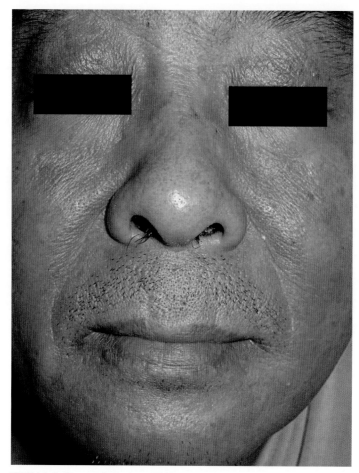

脂溢性皮炎：面部红斑、脱屑

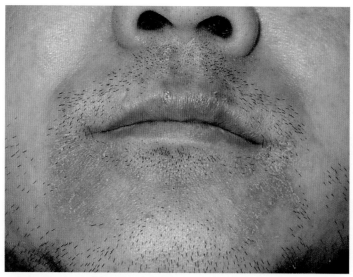

脂溢性皮炎：口周红斑、脱屑

（殷　玥）

38 | 固定性药疹 ——————————— Fixed drug eruption

◎ 多次在同一部位出现的药疹，故而得名。

◎ 常由解热镇痛类、磺胺类、巴比妥类和四环素类等药物引起。

◎ 首次用药 1～2 周后出现皮损，再次用药于 24 小时内在同一部位复发。

◎ 好发于口腔和外生殖器皮肤黏膜交界部位。

◎ 临床表现：为圆形或类圆形边界清楚的水肿性紫红色斑，常单发，也可多发，中央可出现水疱、糜烂，消退后可遗留色素沉着。

◎ 自觉瘙痒或疼痛。

◎ 病理表现：表皮基底细胞液化变性，可见坏死的角质形成细胞，严重者可见表皮下水疱；真皮上部淋巴细胞、嗜酸性粒细胞等炎症细胞浸润，可见噬色素细胞。

◎ 鉴别诊断：虫咬皮炎、多形红斑、扁平苔藓等。

◎ 治疗

• 停用可疑致敏药，避免再次接触，多数停药后可自行消退。

• 系统治疗：可予抗组胺药、维生素 C 口服；必要时系统使用糖皮质激素。

• 局部治疗：根据皮损情况选择，局部外用炉甘石洗剂、糖皮质激素、钙调磷酸酶抑制剂等，出现水疱、破溃时可予 3% 硼酸溶液湿敷。

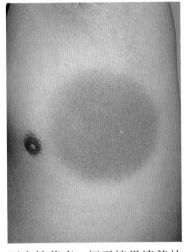

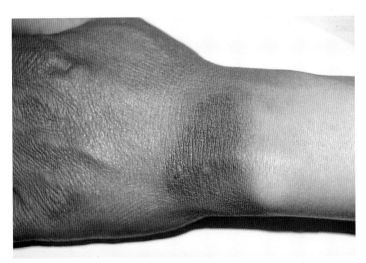

固定性药疹：躯干境界清楚的圆形红斑

固定性药疹：手腕部境界清楚的暗紫红色斑，上有水疱

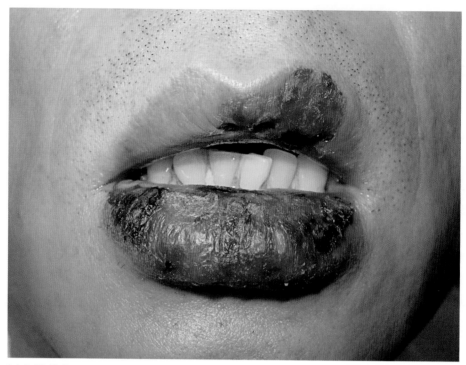

固定性药疹：口唇红斑、糜烂

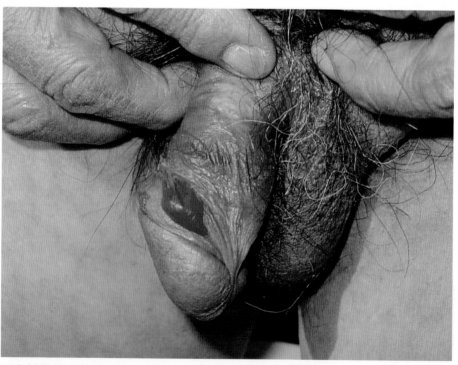

固定性药疹：阴茎红斑、水疱

（高小曼）

39 | 发疹型药疹 ——————— Exanthematous drug eruption

◎ 又称麻疹型或猩红热型药疹，是药疹中最常见的类型。

◎ 常由青霉素类、磺胺类、解热镇痛类、巴比妥类药物引起。

◎ 初次用药皮疹多于用药后 1~2 周出现，再次用药时皮疹很快出现。

◎ 临床表现：为红色斑疹或斑丘疹，多对称分布，以躯干为主，可泛发全身；皮损可密集、融合，呈麻疹样或猩红热样，黏膜很少受累。

◎ 瘙痒明显，可伴发热，严重者可发展为重症药疹。

◎ 病理表现：可见表皮轻度海绵水肿，可有淋巴细胞侵入表皮及灶状基底细胞液化变性，少量角化不良细胞；真皮浅层及血管周围淋巴细胞、组织细胞及数量不等的嗜酸性粒细胞浸润。

◎ 鉴别诊断：麻疹、猩红热、急性移植物抗宿主病等。

◎ 治疗

• 停用可疑致敏药物，并避免再次应用。

• 对症支持治疗。

• 系统治疗：给予抗组胺药、钙剂、维生素 C 等，必要时予糖皮质激素。

• 局部治疗：根据皮损情况予外用药物，如炉甘石洗剂、糖皮质激素乳膏，糜烂渗出时可予 3% 硼酸溶液湿敷。

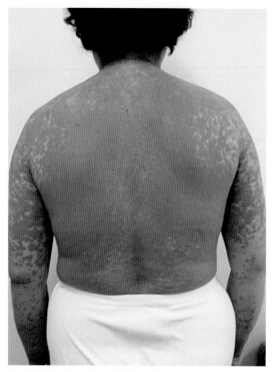

发疹型药疹： 猩红热样皮损

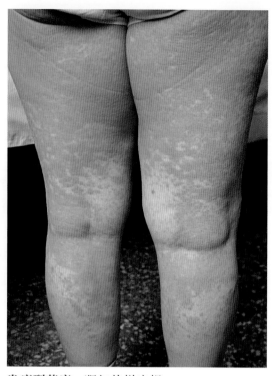

发疹型药疹： 猩红热样皮损

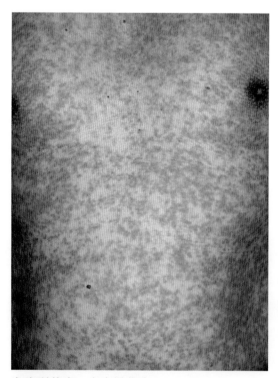

发疹型药疹： 麻疹样药疹

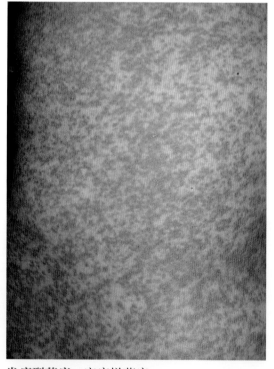

发疹型药疹： 麻疹样药疹

（高小曼）

40 | Stevens-Johnson 综合征 —— Stevens-Johnson Syndrome

◎ 简称 SJS，是一种严重的皮肤黏膜急性病变，曾被认为是多形红斑的重型，近年来归入重症药疹的一型，可进展为中毒性表皮坏死松解症（TEN）。

◎ 多由药物引起，包括青霉素、磺胺类、解热镇痛药、抗癫痫药及别嘌呤醇等。

◎ 多个等位基因与药物诱导的 SJS 相关，如 HLA-B*1502 与卡马西平引起的 SJS 相关，而 HLA-B*5801 与别嘌呤醇引起的 SJS 相关。

◎ 临床表现：发病急骤，皮疹多形性，可见典型或不典型的靶形损害，泛发性水肿性红斑、瘀斑迅速扩大并融合，出现水疱、大疱甚至血疱，尼氏征阳性；表皮剥脱<10% 体表面积。

◎ 黏膜受累严重，出现眼、口、鼻、外生殖器黏膜破溃糜烂，呼吸道受累可致通气障碍，胃黏膜受累可致腹痛腹泻。

◎ 常伴高热，系统可受累，可出现肝肾功能损伤。

◎ 易继发感染，甚至引起脓毒血症、肺炎等。

◎ 病理表现：表皮水肿，不同程度的角质形成细胞坏死，基底细胞液化变性；表皮下水疱，真皮血管周围淋巴细胞浸润。

◎ 鉴别诊断：葡萄球菌性烫伤样皮肤综合征（SSSS）、川崎病、急性移植物抗宿主病等。

◎ 治疗

• 积极寻找可疑致敏药物，避免再次应用。

• 对症支持治疗：营养支持、补液，注意纠正水、电解质紊乱、肝肾功能受损等，继发感染者予抗感染治疗。

• 系统治疗

  ○ 糖皮质激素：相当于泼尼松每日 1～2 mg/kg，严重时可冲击治疗。

  ○ IVIG：每日 0.4 g/kg，连用 3～5 天。

  ○ 环孢素：每日 3～5 mg/kg，连用 7 天。

  ○ 肿瘤坏死因子（TNF）-α 抑制剂：如依那西普 50 mg 单次皮下注射。

• 局部治疗：加强皮肤护理，保持清洁，可外用糖皮质激素、钙调磷酸酶抑制剂，同时注意防止继发感染。

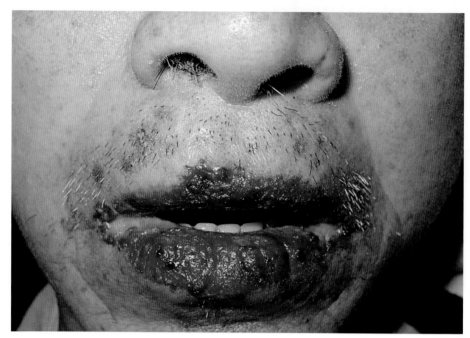

Stevens-Johnson 综合征：表现为口唇糜烂

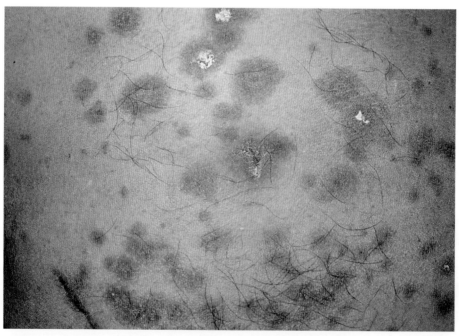

Stevens-Johnson 综合征：躯干部多发红斑，可见靶样损害

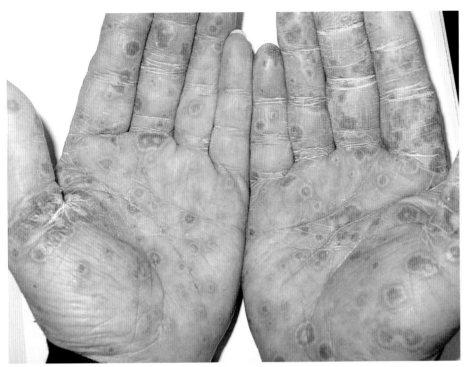

Stevens-Johnson 综合征：双手掌多发红斑，中心可见水疱，呈靶样外观

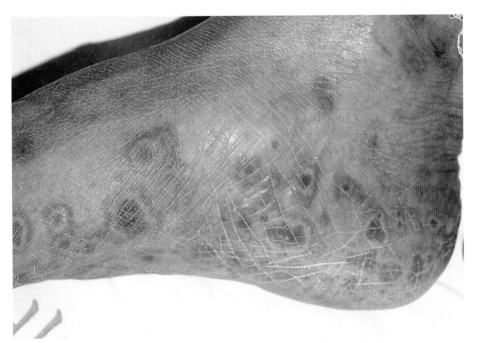

Stevens-Johnson 综合征：足跖部红斑，中心可见水疱，呈靶样外观

（高小曼）

41 | 中毒性表皮坏死松解症 —— Toxic epidermal necrolysis

◎ 简称 TEN，属于重症药疹，死亡率约 25% ~ 50%。

◎ 多由药物引起，如磺胺类、解热镇痛药、别嘌呤醇、抗癫痫药、青霉素等。

◎ 多个等位基因与药疹相关，如 HLA-B*1502 与卡马西平引起的 TEN 相关，而 HLA-B*5801 与别嘌呤醇引起的 TEN 相关。

◎ 临床表现：由早期的红斑迅速发展为弥漫性紫红色、暗红色斑片，并出现松弛性水疱和表皮松解，尼氏征（＋），稍用力表皮即可擦掉，形成烫伤样外观，伴大量渗出，触痛明显；表皮大面积剥脱超过 30% 体表面积。

◎ 黏膜受累明显，眼、口、鼻、外生殖器黏膜破溃糜烂，呼吸道受累可致通气障碍，胃黏膜受累可致腹泻。

◎ 常伴高热，易继发感染，系统可受累，可引起肝肾功能损伤。

◎ 病理表现：角质形成细胞坏死，表皮下水疱；真皮内血管周围淋巴细胞浸润。

◎ 鉴别诊断：葡萄球菌性烫伤样皮肤综合征（SSSS）、Stevens-Johnson 综合征（SJS）等。

◎ 治疗

• 积极寻找可疑致敏药物，并避免再次应用。

• 对症支持治疗：维持体温、营养支持、补液，注意纠正水电解质紊乱、肝肾功能受损等，继发感染者予抗生素治疗。

• 系统治疗

  ○ 糖皮质激素：相当于泼尼松每日 1 ~ 2 mg/kg，严重时可冲击治疗。

  ○ IVIG：每日 0.4 g/kg，连用 3 ~ 5 天。

  ○ TNF-α 抑制剂：如依那西普 50 mg 单次皮下注射。

• 局部治疗：加强皮肤护理，防止继发感染；可外用糖皮质激素、钙调磷酸酶抑制剂。

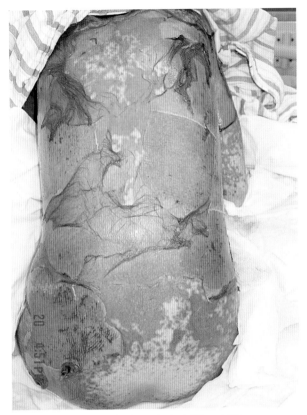

中毒性表皮坏死松解症：表皮糜烂、剥脱

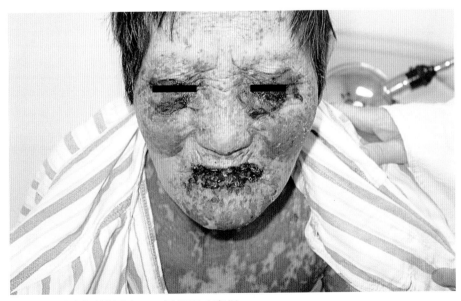

中毒性表皮坏死松解症：口唇及眼睑糜烂

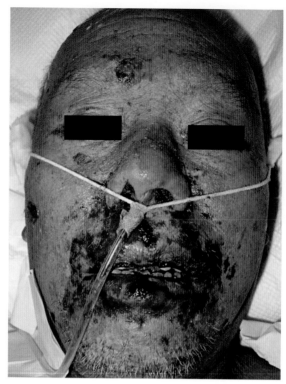

中毒性表皮坏死松解症：口唇及眼睑糜烂

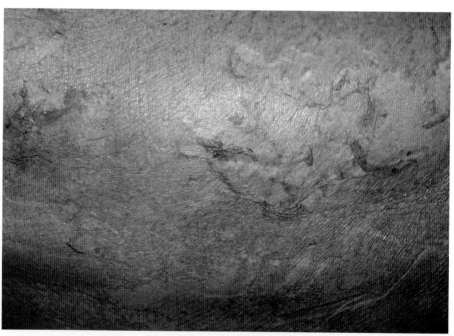

中毒性表皮坏死松解症：皮肤糜烂剥脱，似烫伤样外观

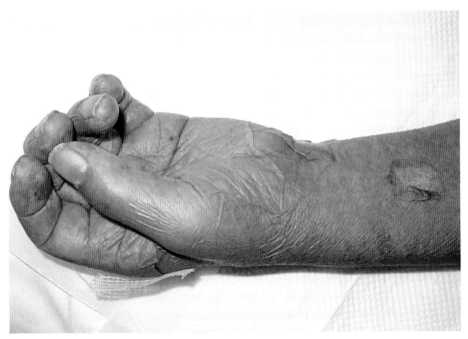

中毒性表皮坏死松解症：上肢皮肤剥脱

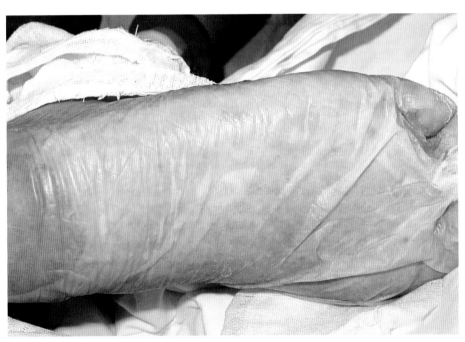

中毒性表皮坏死松解症：足跖皮肤大片剥脱

（高小曼）

42 | 药物超敏反应综合征 —— Drug induced hypersensitivity syndrome

◎ 又称伴嗜酸性粒细胞增多和系统症状药物反应（DRESS）。

◎ 是一种少见且可危及生命的药物不良反应，属重症药疹，致死率可达 10%。

◎ 发病机制尚不明确，多见于环氧化物酶缺乏的个体。

◎ HLA 等位基因与特异性药物超敏反应综合征相关，如 HLA-A*3101 与卡马西平引起的药物超敏反应综合征相关、HLA-B*1301 与氨苯砜和苯妥英钠相关、HLA-B*5801 与别嘌呤醇相关。

◎ 可能与病毒激活有关，如人类疱疹病毒（HHV）-6/7、EB 病毒（EBV）、巨细胞病毒（CMV）。

◎ 常见诱发药物：抗癫痫药、抗生素、别嘌呤醇、解热镇痛药、柳氮磺胺吡啶等。

◎ 临床表现：用药后 2～6 周发生，表现为发热、皮疹、淋巴结肿大、血液学异常及内脏器官受累。早期可为麻疹样皮损，迅速发展至全身，严重者可出现类似剥脱性皮炎、SJS、TEN 等皮损，停止使用药物后皮疹不会很快消退，可出现双峰甚至多峰现象。

◎ 诊断标准：目前诊断标准不一，多参照日本诊断标准，包括：
  - （1）从药物开始使用至出现斑丘疹超过 3 周。
  - （2）停止使用致敏药物后临床症状依然持续且大于 2 周。
  - （3）发热（体温 > 38℃）。
  - （4）肝功能异常［丙氨酸转氨酶 ALT > 100 U/L］或其他脏器损害。
  - （5）白细胞升高（> 11×10^9/L）、非典型淋巴细胞增多（> 5%）、嗜酸性粒细胞计数 > 1.5×10^9/L，至少 1 项。
  - （6）淋巴结肿大。
  - （7）HHV-6 再激活。

  均符合者为经典型药物超敏反应综合征，符合前 5 项为非典型药物超敏反应综合征。

◎ 病理表现：真皮浅层血管周围淋巴细胞浸润，可出现一定数目的嗜酸性粒细胞和非典型淋巴细胞。

◎ 鉴别诊断：病毒感染相关性疾病（如传染性单核细胞增多症、麻疹、川崎病）、其他类型药疹（如剥脱性皮炎、SJS/TEN、急性泛发性发疹性脓疱病）、淋巴瘤相关疾病（如血管免疫母细胞淋巴结病、淋巴瘤性红皮病）等。

◎ 治疗
  - 停用可疑致敏药物，避免再次接触。

- 对症支持治疗：降温，维持水及电解质平衡，补充营养。
- 系统治疗
  - 糖皮质激素：早期使用中等剂量激素，每日 1 mg/kg，严重者可考虑激素冲击治疗。
  - IVIG：每日 0.4 g/kg，可增加至 0.6 ~ 0.8 g/kg。
  - 免疫抑制剂：环磷酰胺、环孢素等。
  - TNF-α 抑制剂。
  - 抗病毒治疗：目前存在争议。
- 局部治疗：外用糖皮质激素、润肤剂。

**药物超敏反应综合征：主要表现
为发疹型药疹**

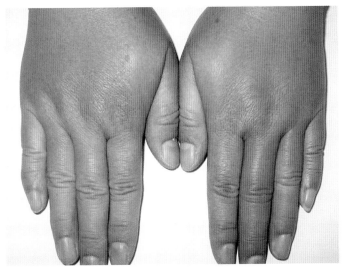

药物超敏反应综合征：表现为皮肤弥漫红斑、水肿

（高小曼）

43 | 急性泛发性发疹性脓疱病 —— Acute generalized exanthematous pustulosis

◎ 简称 AGEP，又称脓疱型药疹，临床罕见。

◎ 90% 由药物引起，多于系统使用抗生素后出现，包括青霉素、头孢类、大环内酯类药物等，解热镇痛药、抗癫痫药、钙离子通道阻滞剂、质子泵抑制剂等亦有报道。

◎ 急性起病，多于用药 48 小时内发病。

◎ 临床表现：潮红肿胀的红斑基础上出现多发、浅表性、非毛囊性无菌性小脓疱，始于面部及皱褶部位，很快泛发全身，可累及黏膜；病程约 2 周，后期可见大量脱屑。

◎ 伴烧灼感或瘙痒。

◎ 常伴高热、寒战。

◎ 可出现肝、肾等系统受累。

◎ 实验室检查：白细胞及中性粒细胞升高。

◎ 病理表现：角质层下或表皮内脓疱；真皮乳头水肿，真皮浅层血管周围明显的中性粒细胞及数量不等的嗜酸性粒细胞浸润。

◎ 鉴别诊断：泛发性脓疱型银屑病、角层下脓疱病、IgA 天疱疮等。

◎ 治疗

• 停用可疑致敏药物，并避免再次应用。

• 对症支持治疗，加强护理，防止继发感染。

• 系统治疗：抗组胺药、钙剂、维生素 C 等，严重时予糖皮质激素类药物。

• 局部治疗：根据皮损情况予外用药治疗，如炉甘石洗剂、糖皮质激素乳膏，必要时外用抗生素软膏预防继发感染。

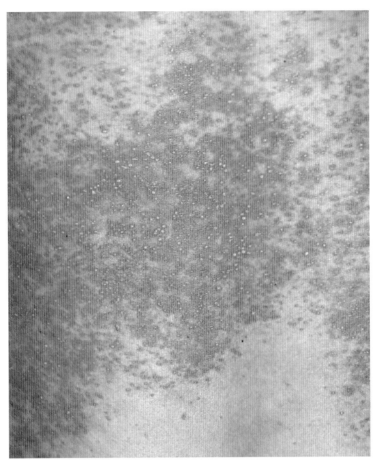

急性泛发性发疹性脓疱病：红斑的基础上多发小脓疱

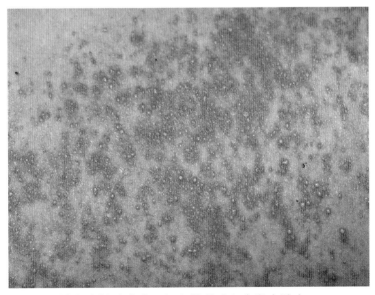

急性泛发性发疹性脓疱病：红斑的基础上多发小脓疱

（高小曼）

苔藓类皮肤病

44 | 扁平苔藓 ———————————— Lichen planus, LP

◎ 可能与免疫（细胞免疫为主）、遗传、病毒感染（如丙型肝炎病毒）、神经精神因素、药物等有关。

◎ 部分患者合并自身免疫性疾病，如斑秃、白癜风、自身免疫性大疱病、桥本甲状腺炎、溃疡性结肠炎、结缔组织病等。

◎ 中年人多见。

◎ 好发于四肢屈侧。

◎ 典型临床表现：紫红色多角形扁平丘疹，边界清楚，表面有蜡样光泽及白色网状条纹（Wickham 纹），可融合成斑块，亦可排列呈环状、线状，急性期可有同形反应（Koebner 现象）。

◎ 常伴瘙痒。

◎ 分为急性泛发型、慢性局限型、肥厚型、萎缩型、色素型、糜烂型、线状型、环状型、水疱大疱型、毛囊型、外阴 – 阴道 – 牙龈综合征等多种类型。

◎ 黏膜损害：口腔颊黏膜或外生殖器可见白色网状条纹或丘疹、糜烂。

◎ 头皮损害：可伴永久性脱发。

◎ 甲损害：甲板萎缩变薄、纵嵴、纵沟或翼状胬肉。

◎ 病理表现：表皮角化过度，颗粒层楔形增厚，棘层不规则增生，基底细胞液化变性；真皮上部淋巴细胞呈带状浸润，乳头层可见胶样小体及噬色素细胞。

◎ 鉴别诊断：银屑病、玫瑰糠疹、泛发性湿疹等。

◎ 治疗
  - 系统治疗
    - 糖皮质激素：适用于泛发型 LP，泼尼松每日 30 ~ 60 mg。
    - 免疫抑制剂 / 调节剂：环孢素、硫唑嘌呤、氨苯砜、沙利度胺等。
    - 抗疟药：羟氯喹。
    - 中医中药：雷公藤多苷。
  - 局部治疗
    - 糖皮质激素、钙调磷酸酶抑制剂及维 A 酸类药物。
    - 糖皮质激素局部封闭。
  - 物理治疗：窄谱 UVB 或 PUVA。

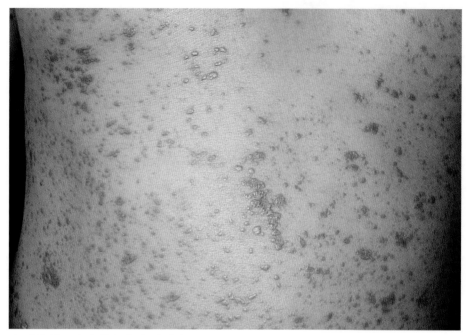

扁平苔藓: 多发紫红色扁平丘疹

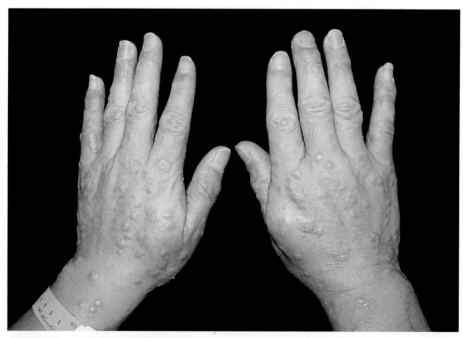

扁平苔藓: 多发紫红色扁平丘疹

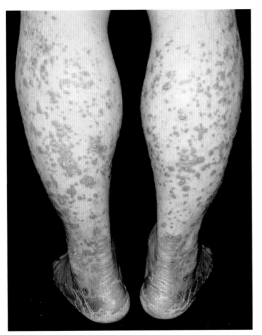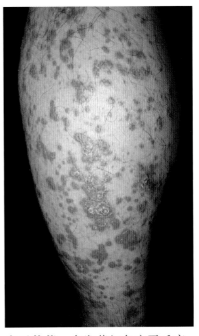

扁平苔藓：多发紫红色扁平丘疹　　　　　**扁平苔藓**：多发紫红色扁平丘疹

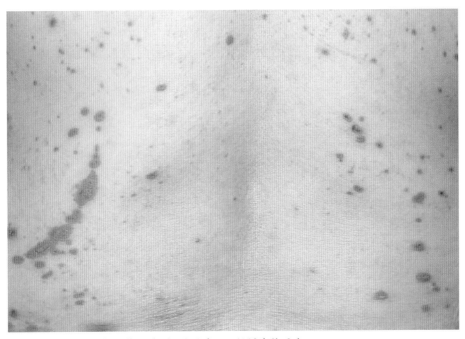

扁平苔藓：背部多发紫红色扁平丘疹，可见同形反应

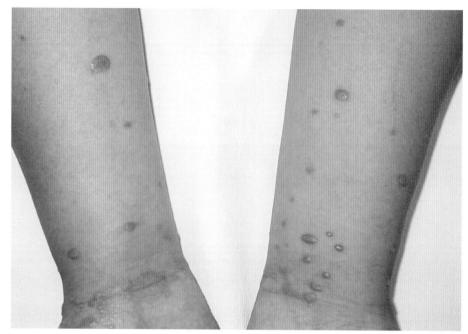

扁平苔藓：上肢屈侧紫红色扁平丘疹

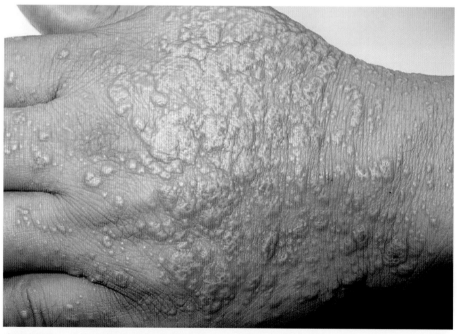

扁平苔藓：手背多发紫红色扁平丘疹，上有 Wickham 纹

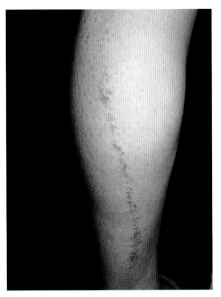 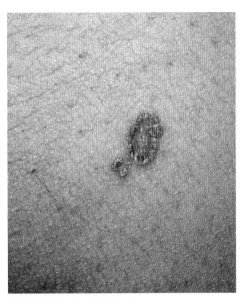

扁平苔藓：皮损呈线状　　**扁平苔藓：皮损呈环状**

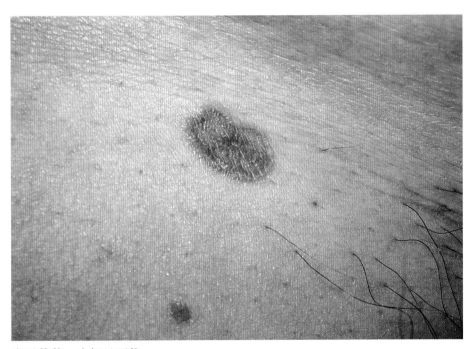

扁平苔藓：皮损呈环状

（刘　琬）

45 | 光泽苔藓 —————————————— Lichen nitidus

◎ 为慢性炎症性皮肤病，病因及发病机制不清。

◎ 多见于儿童和青少年，无性别差异。

◎ 好发于阴茎、龟头、下腹部、前臂、胸部，也可泛发全身。

◎ 临床表现：表现为孤立性、散在分布的针尖至粟粒大小圆形或平顶的坚实的丘疹，表面有光泽，可呈肤色、淡白色、粉红色或淡黄色，不融合。

◎ 常无自觉症状，偶有瘙痒。

◎ 病程长短不一，可自愈。

◎ 病理表现：真皮乳头内局限性炎症细胞浸润灶，以组织细胞、淋巴细胞为主；浸润灶两侧的表皮突延长呈抱球状；浸润灶上方表皮萎缩，角化不全，基底细胞液化变性。

◎ 鉴别诊断：扁平苔藓、阴茎珍珠状丘疹、毛发苔藓等。

◎ 治疗

  • 本病有自限性，一般无需治疗。

  • 系统治疗：仅用于瘙痒严重、病程持久者。

    ◦ 抗组胺药。

    ◦ 维 A 酸类药物。

    ◦ 糖皮质激素、环孢素、左旋咪唑可能有效。

  • 局部治疗：糖皮质激素、钙调磷酸酶抑制剂、维 A 酸类药物。

  • 物理治疗：PUVA、NB-UVB 光疗。

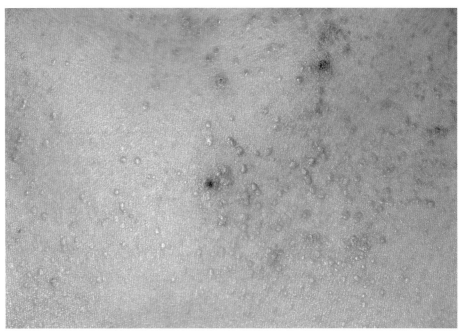

光泽苔藓： 前胸多发粟粒大小圆形丘疹，表面有光泽，呈肤色，不相融合

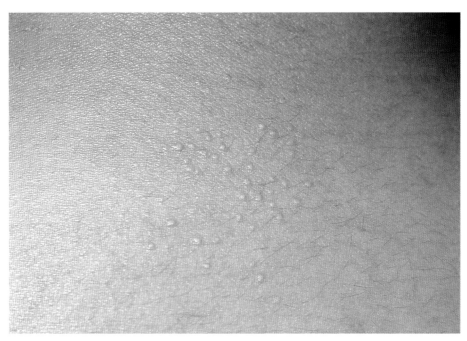

光泽苔藓： 背部多发粟粒大小丘疹，表面有光泽，呈肤色，不相融合

（张秋鹏）

46 | 硬化性苔藓 —————————————— Lichen sclerosus

◎ 慢性皮肤 – 黏膜炎症性疾病。

◎ 病因及发病机制不清，可能与免疫、遗传、内分泌紊乱、代谢障碍等相关。

◎ 临床表现

• 典型皮肤损害：好发于躯干、颈部、腋下、脐周；初期为淡白色、瓷白色扁平丘疹，圆形或多角形，伴紫红晕，质地硬且有光泽；中央可出现水疱、大疱、血疱等改变；后期皮疹融合成片，皮肤萎缩呈羊皮纸样；无自觉症状或轻度瘙痒。

• 女阴硬化性苔藓：青春期前女童及 45～60 岁女性好发，典型皮损为外阴瓷白色丘疹或斑片，可出现浸渍或糜烂，也可出现紫癜及瘀斑等，外阴和肛门皮损融合成特征性"8"字形外观。

• 包皮龟头硬化性苔藓：又称干燥性闭塞性龟头炎，好发于 15～50 岁男性，易累及包皮内侧、冠状沟和龟头，表现为白色扁平丘疹或白色萎缩性斑片，表面干燥，重者可出现尿道口狭窄等结构异常。

◎ 病理表现：角化过度伴毛囊角栓形成，表皮萎缩变薄，基底细胞液化变性；真皮浅层胶原纤维均质化，其下方可见以淋巴细胞为主的炎症细胞呈苔藓样浸润。

◎ 鉴别诊断：扁平苔藓、白癜风、硬斑病等。

◎ 治疗

• 避免刺激，预防恶变可能。

• 系统治疗：用于皮损面积大、病情严重者。

  ◦ 糖皮质激素。

  ◦ 维 A 酸类药物。

  ◦ 免疫调节剂：羟氯喹、雷公藤等。

• 局部治疗：糖皮质激素、钙调磷酸酶抑制剂。

• 物理治疗：UVA1、PUVA、光动力治疗等。

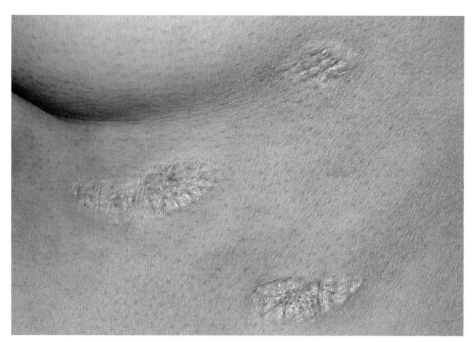

硬化性苔藓：胸部多发萎缩性斑片，表面角化并色素减退

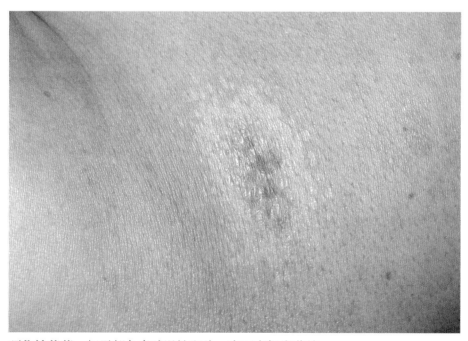

硬化性苔藓：躯干部色素减退性斑片，表面有轻度萎缩

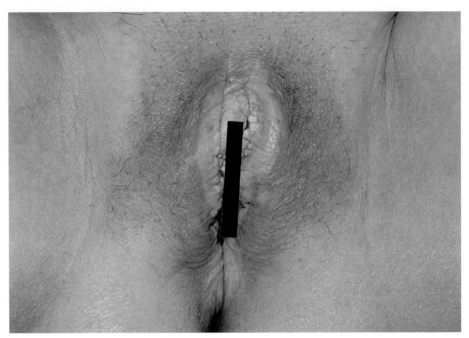

硬化性苔藓：大小阴唇色素减退性斑片，表面角化

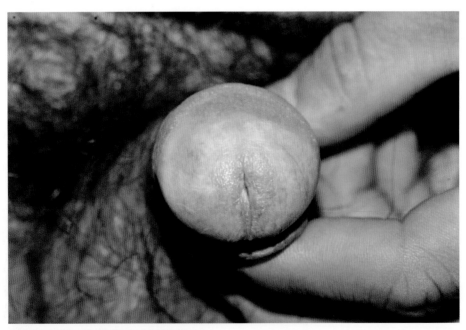

硬化性苔藓：龟头色素减退性斑片

（张秋鹏）

47 | 线状苔藓 ——————— Lichen striatus

◎ 线状炎症性皮肤病，可沿 Blaschko 线分布。

◎ 好发于儿童，5～12 岁女童多见。

◎ 好发于四肢或颈部侧面。

◎ 临床表现：为突然出现的散在性、红色或肤色、圆形或多角形小丘疹，上覆少量细薄鳞屑，迅速增多，相互融合，呈线状排列。

◎ 常无自觉症状，偶有瘙痒。

◎ 可累及指甲，出现甲条纹、纵嵴、开裂等。

◎ 病程长短不一，具有自限性，通常在 1 年内消退，愈后不留或遗留暂时性色素沉着或色素减退。

◎ 病理表现：灶状基底细胞液化变性；真皮浅层血管周围炎症细胞浸润，以淋巴细胞、组织细胞为主，偶见浆细胞、嗜酸性粒细胞。

◎ 鉴别诊断：线状扁平苔藓、线状或带状表皮痣、带状银屑病等。

◎ 治疗

• 本病有自限性，多数无需治疗。

• 系统治疗

○ 必要时口服抗组胺药。

• 局部治疗：糖皮质激素、钙调磷酸酶抑制剂。

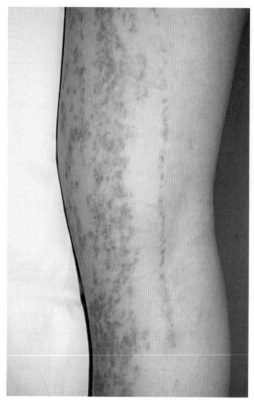

线状苔藓： 下肢呈线状或带状分布的红色
丘疹、斑丘疹

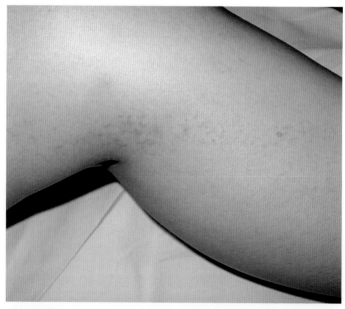

线状苔藓： 下肢呈线状或带状分布的黄红色丘疹、斑丘疹

（张秋鹏）

红斑鳞屑性疾病

48 | 离心性环状红斑 ——— Erythema annulare centrifugum

◎ 反复发作的环状、离心性扩大的红斑性皮肤病。

◎ 原因不明，可能与感染、药物及内脏疾病等相关。

◎ 青壮年多见。

◎ 好发于臀部、大腿。

◎ **临床表现**：初为淡红色扁平丘疹，离心性扩大，边缘轻微隆起，中央区消退呈环状，环内缘附着有少许鳞屑，经 1~2 周消退，遗留有色素沉着。

◎ 多无症状或伴轻度瘙痒。

◎ 多数病例可自行缓解，但可呈慢性、周期性发作。

◎ **病理表现**：表皮轻中度海绵水肿，真皮内血管周围可见致密的炎症细胞浸润，以淋巴细胞为主，呈"套袖状"分布。

◎ **鉴别诊断**：环状肉芽肿、体癣、亚急性皮肤型红斑狼疮等。

◎ 治疗

• 去除病因，对症治疗。

• 系统治疗：抗组胺药、钙剂、维生素 C，病情严重者可小剂量应用糖皮质激素。

• 局部治疗：糖皮质激素、钙调磷酸酶抑制剂等。

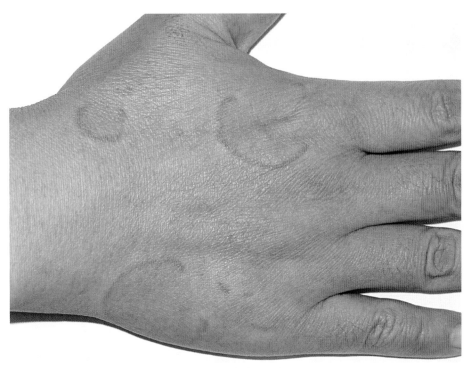

离心性环状红斑：手背部红斑，呈环形或半环形

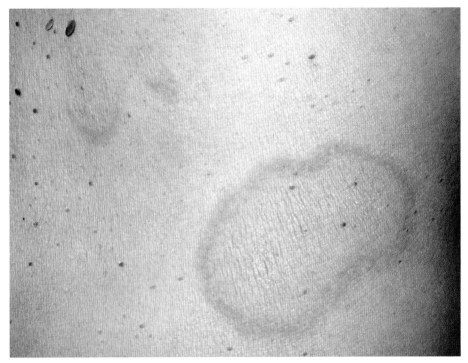

离心性环状红斑：躯干部红斑，呈环形或半环形

（刘　琬）

49 | 多形红斑 —————— Erythema multiforme

◎ 属急性、自限性、炎症性皮肤病。

◎ 病因及发病机制不明，可能与感染、药物及系统疾病等因素相关，以单纯疱疹病毒感染及磺胺类、青霉素类、非甾体抗炎药及抗惊厥药物相关者多见。

◎ 春秋季节高发，好发于 10 ~ 30 岁青少年及青年人群，男性略多于女性。

◎ 根据皮损严重程度及受累范围分为红斑 – 丘疹型、水疱 – 大疱型、重症型三类。

◎ 临床表现

- 红斑 – 丘疹型：属轻型，最多见，多与单纯疱疹病毒感染相关，以红斑及丘疹为主，好发于四肢末端伸侧。皮疹最初为水肿性红斑或淡红扁平丘疹，离心性扩大，形成典型靶形损害，即呈"三带分布"：中央呈暗红色或紫色，可略凹陷，或可为紫癜或水疱；中带为水肿性苍白隆起环；外周可见红斑。皮疹轻度瘙痒，黏膜损害轻，无显著全身症状。

- 水疱 – 大疱型：红斑基础上可见水疱及大疱，好发于四肢末端，可有黏膜损害，介于两型之间。

- 重症型：前驱期 1 ~ 13 天，表现为突然出现的四肢多发性靶形红斑，部分可发展至全身，伴严重黏膜损害，常累及 2 处以上黏膜，包括口、眼、外阴等，表现为黏膜充血、水疱及糜烂形成。

◎ 实验室检查：重症患者可出现白细胞升高、红细胞沉降率加快、转氨酶升高、电解质紊乱、肝肾功能异常等；部分患者可找到单纯疱疹病毒感染证据。

◎ 病理表现：表皮内可见坏死角质形成细胞，严重表皮内水肿时可伴水疱形成，基底细胞液化变性；真皮浅层水肿，可有表皮下水疱形成，真皮浅层及血管周围炎症细胞浸润。

◎ 鉴别诊断：离心性环状红斑、中毒性表皮坏死松解症、天疱疮等。

◎ 治疗

- 大部分多形红斑具有自限性，2 周左右可自然消退。

- 积极寻找病因，避免接触可疑药物。

- 重症者需积极维持生命体征稳定，维持水及电解质平衡，保持体温，营养支持。

- 系统治疗

  ○ 明确单纯疱疹病毒感染者予抗病毒治疗。

  ○ 重症者可选用糖皮质激素联合免疫球蛋白治疗。

  ○ 环磷酰胺、氨苯砜、环孢素等药物可单独或联合激素使用。

- 局部治疗：清洁、保护、止痒的温和制剂，如炉甘石洗剂、氧化锌油及糖皮质激素等；保持黏膜清洁，出现感染症状及时应用抗生素。

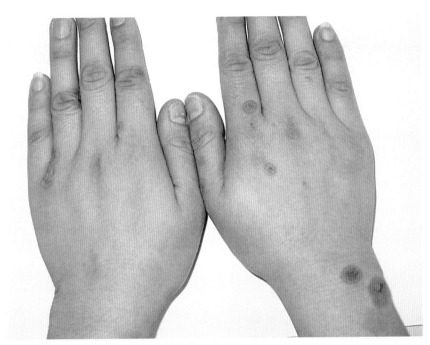

多形红斑：红斑－丘疹型，可见靶形红斑

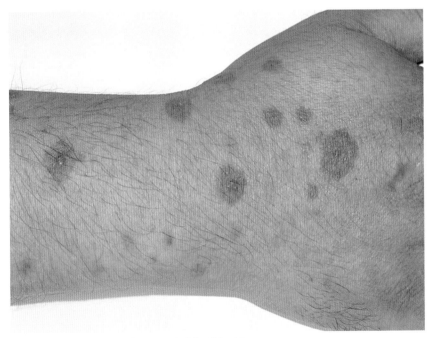

多形红斑：红斑－丘疹型，可见靶形红斑

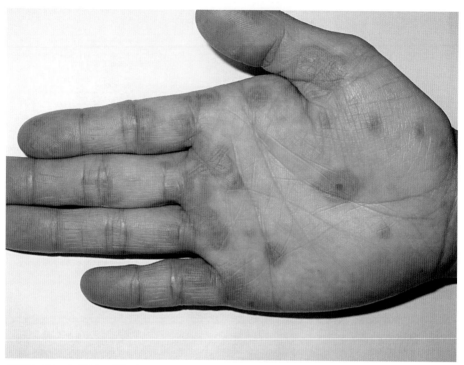

多形红斑：可见靶形红斑

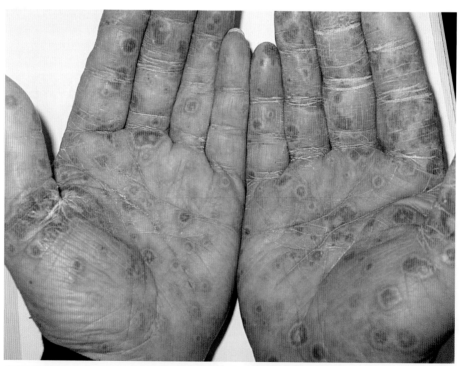

多形红斑：重症型，双手掌红斑水疱，可见靶形红斑

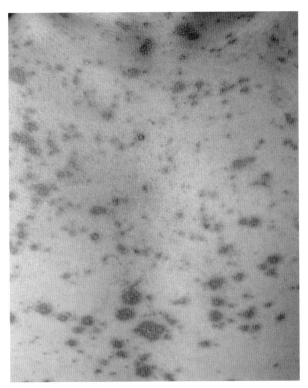

多形红斑：重症型，全身泛发红斑

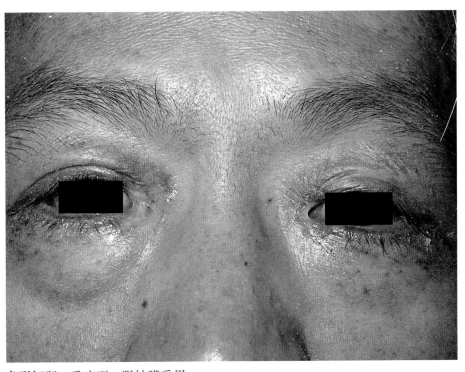

多形红斑：重症型，眼结膜受累

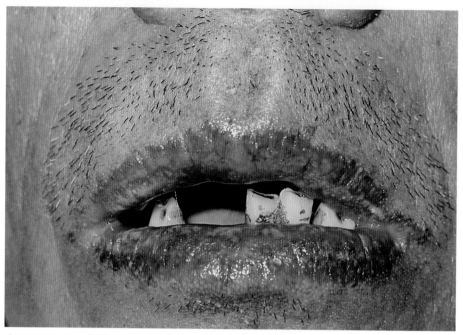

多形红斑：重症型，口唇糜烂

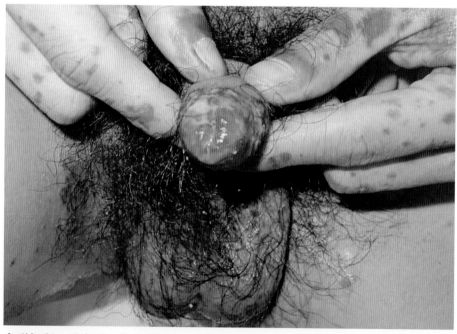

多形红斑：重症型，龟头糜烂

（邵雅昆）

50 | 玫瑰糠疹

Pityriasis rosea

◎ 属急性、炎症性、红斑丘疹鳞屑性皮肤病。

◎ 以人疱疹病毒 6 型、7 型感染诱发最多见。

◎ 青中年好发，春秋季多见。

◎ 好发于躯干及四肢近端屈侧。

◎ 约 5% 有前驱症状。

◎ 临床表现

- 母斑 / 原发斑 / 前驱斑：见于 50% ~ 90% 病例，初起为单个淡红色丘疹或斑疹，逐渐扩大至 2 ~ 5 cm 椭圆形斑片，边界清楚，中央消退，遗留领圈状细薄鳞屑的活动性边缘。

- 子斑 / 继发斑：母斑出现 1 ~ 2 周后，成批出现泛发性、对称性红斑、丘疹，直径 0.5 ~ 2 cm，其长轴与皮纹平行，边缘覆有细薄鳞屑，可持续 3 ~ 8 周自行消退。

◎ 多有轻至中度瘙痒。

◎ 病理表现：灶状角化不全，颗粒层减少或消失，轻度棘层肥厚，灶状海绵水肿，有时可见角化不良细胞；真皮浅层水肿，毛细血管扩张，红细胞外溢，血管周围可见淋巴细胞为主的炎症细胞浸润。

◎ 鉴别诊断：点滴型银屑病、二期梅毒疹、扁平苔藓等。

◎ 治疗

- 本病有自限性，治疗目的为减轻症状、缩短病程。

- 系统治疗

  ○ 抗组胺药、维生素 C。

  ○ 严重泛发性病例可短期使用糖皮质激素：泼尼松每日 15 ~ 40 mg。

  ○ 中医中药：雷公藤多苷、复方青黛丸。

- 局部治疗：糖皮质激素类、炉甘石洗剂、润肤剂等。

- 物理治疗：窄谱 UVB。

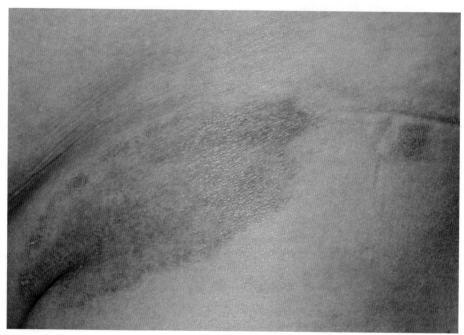

玫瑰糠疹：母斑，为边界清楚的椭圆形斑疹

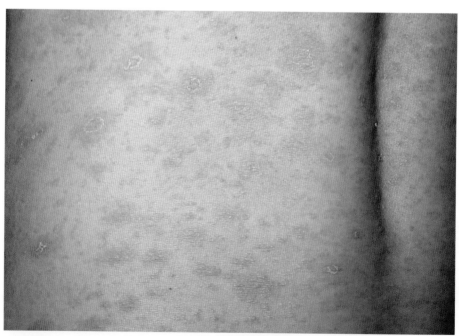

玫瑰糠疹：子斑，躯干部多发的斑疹，覆有细薄鳞屑

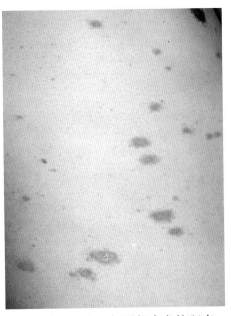 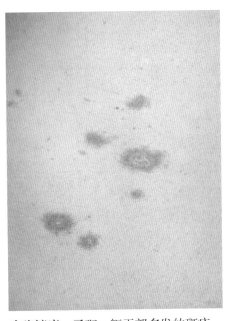

玫瑰糠疹：子斑，躯干部多发的斑疹，与皮纹方向一致

玫瑰糠疹：子斑，躯干部多发的斑疹，覆有细薄鳞屑

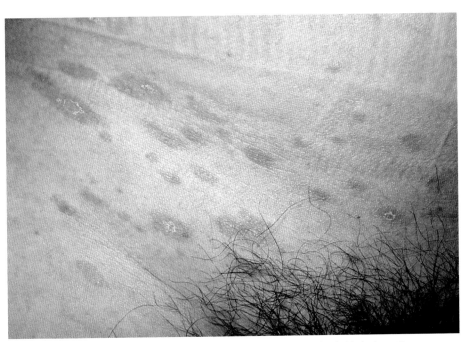

玫瑰糠疹：子斑，躯干部多发的斑疹，覆有细薄鳞屑，与皮纹方向一致

（刘　琬）

51 | 寻常型银屑病 ——————— Psoriasis vulgaris

◎ 属自身免疫性疾病，遗传及环境等多种因素导致的角质形成细胞过度增殖。

◎ 分为斑块型及点滴型。

◎ 点滴型银屑病以儿童多见，好发于上呼吸道链球菌感染后。

◎ 临床表现：大小及形态不一的鳞屑性红斑、丘疹及斑块，以头皮发际线和四肢伸侧多见；Auspitz 征阳性，可有 Koebner 现象。

◎ 轻度瘙痒，冬季及饮酒后加重。

◎ 甲损害：顶针样凹陷、甲分离、油滴状损害、甲纵嵴、甲横沟、甲下碎屑等。

◎ 病理表现：角化过度，角化不全，Munro 微脓肿，颗粒层消失，棘层肥厚呈杵状增生，真皮乳头毛细血管迂曲扩张。

◎ 鉴别诊断：湿疹、副银屑病、扁平苔藓等。

◎ 治疗

- 保湿。
- 系统治疗
  - 尽量避免系统使用糖皮质激素。
  - 甲氨蝶呤：每周 2.5～7.5 mg 逐渐增加至 15～25 mg。
  - 环孢素：每日 3～5 mg/kg。
  - 阿维 A：每日 10～20 mg 逐渐增加至 0.5～1 mg/kg。
  - 雷公藤多苷每日 60 mg。
  - 点滴型银屑病酌情选择抗链球菌治疗。
- 局部治疗：维生素 D_3 衍生物、维 A 酸类、糖皮质激素、钙调磷酸酶抑制剂等。
- 光疗：窄谱 UVB、PUVA。
- 生物制剂：用于重症病例，如肿瘤坏死因子 α 抑制剂（依那西普、英夫利昔单抗、阿达木单抗）、IL-12/23 拮抗剂（乌司奴单抗）、IL-17A 拮抗剂（司库奇尤单抗）等。

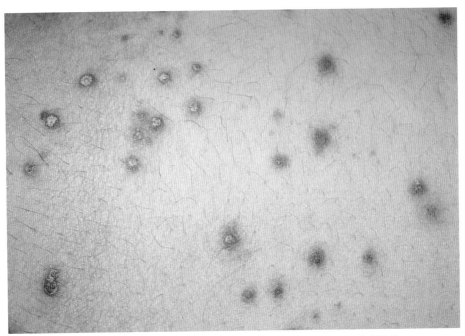

寻常型银屑病：点滴型，为多发的小丘疹、斑丘疹，上覆银白色鳞屑

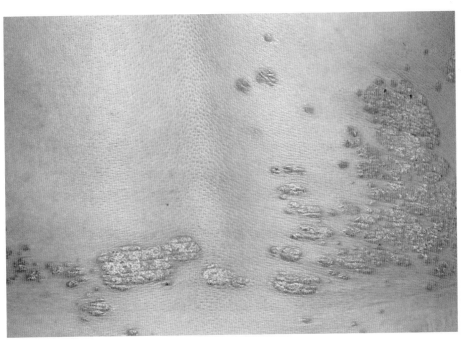

寻常型银屑病：斑块型，主要皮损为大小不等的斑块

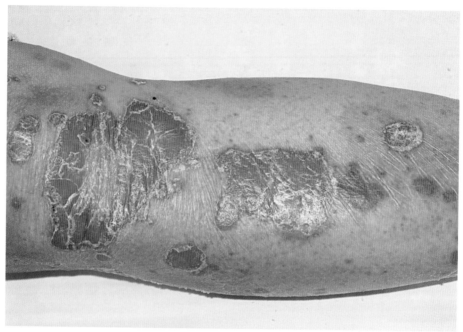

寻常型银屑病： 斑块型，主要皮损为大小不等的斑块，上覆鳞屑

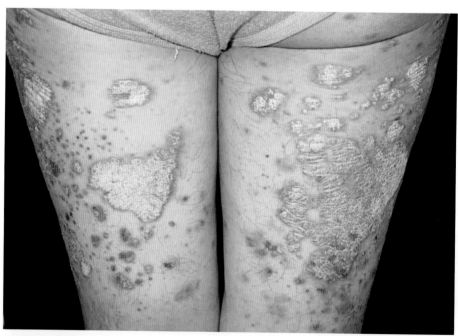

寻常型银屑病： 斑块型，主要皮损为大小不等的斑块，上覆鳞屑

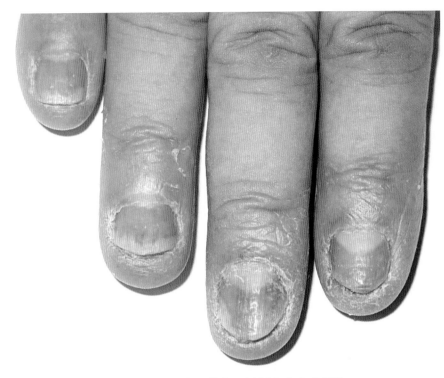

寻常型银屑病：指甲损害，表现为甲分离，甲板上有点状凹陷

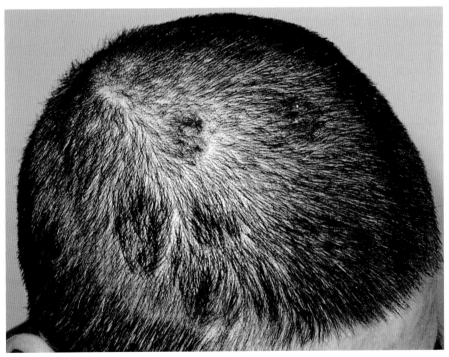

寻常型银屑病：头部皮损引起的束状发

（邵雅昆）

52 | 脓疱型银屑病 ———————————
Psoriasis pustulosa

◎ 银屑病的少见亚型，分为泛发性及局限性，本章介绍泛发性脓疱型银屑病。

◎ 可能与外用药刺激、糖皮质激素治疗不当、感染等因素有关。

◎ 临床表现：急性起病，在银屑病基本损害上出现密集的针尖至粟粒大小的浅表性小脓疱，表面覆着不典型的银屑病鳞屑，部分融合成脓湖或呈环形，以四肢屈侧及皱褶部位为重，可迅速发展至全身，可发展为红皮病。

◎ 可累及口腔颊黏膜，常有沟纹舌，可伴甲损害。

◎ 重者伴全身症状，如高热、寒战、关节肿痛、全身不适等。

◎ 病理表现：基本表现同寻常型银屑病，棘层上部可见 Kogoj 脓疱，真皮内炎症细胞浸润较重，主要为淋巴细胞、组织细胞及中性粒细胞。

◎ 鉴别诊断：急性泛发性发疹性脓疱病（AGEP）、角层下脓疱病等。

◎ 治疗
  - 系统治疗
    ○ 阿维 A：每日 25 ~ 50 mg。
    ○ 免疫抑制剂：环孢素：每日 3 ~ 5 mg/kg，维持量每日 3 mg/kg；甲氨蝶呤：每周 15 ~ 25 mg；他克莫司、吗替麦考酚酯等。
    ○ 生物制剂。
    ○ 中医中药：雷公藤多苷、复方甘草酸苷等。
  - 局部治疗：弱效或中效糖皮质激素类制剂、润肤剂等。

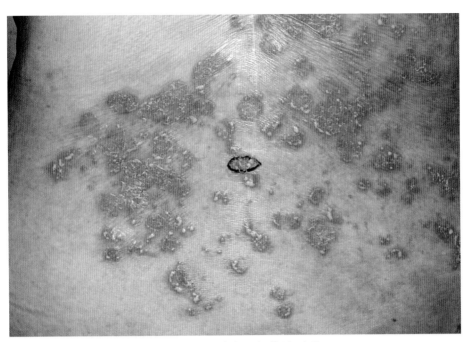

脓疱型银屑病：粟粒大小的浅表性小脓疱，部分呈环形

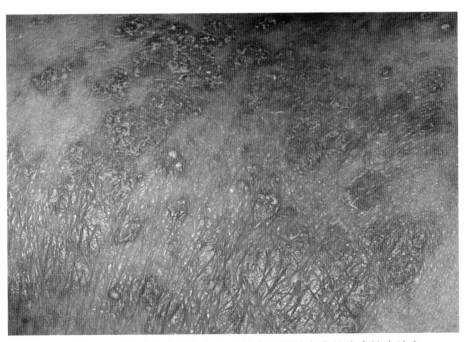

脓疱型银屑病：在银屑病基本损害上出现针尖至粟粒大小的浅表性小脓疱

（刘　琬）

53 | 掌跖脓疱病 ——————— Palmoplantar pustulosis

◎ 是局限性脓疱型银屑病的一种类型，可能与感染、金属过敏、吸烟等有关。

◎ 多见于 50 ~ 60 岁，女性多于男性。

◎ 掌跖受累，跖部（足弓、足内外侧缘、足跟）多于掌部（大小鱼际、掌中）。

◎ 临床表现：掌跖对称性红斑基础上多发性小脓疱，干涸后脱屑，反复发作，其他部位可见银屑病皮损。

◎ 瘙痒程度不一，常有烧灼感。

◎ 可伴甲损害、沟纹舌。

◎ 病理表现：表皮内单房脓疱，疱内大量中性粒细胞，脓疱周围轻度棘层肥厚，脓疱下方真皮内可见中性粒细胞、淋巴细胞浸润。

◎ 鉴别诊断：局限型连续性肢端皮炎、脓疱性细菌疹、疱疹样脓疱病等。

◎ 治疗

- 系统治疗
  ○ 米诺环素：每日 100 ~ 200 mg，连用 1 ~ 2 个月。
  ○ 阿维 A：每日 0.5 ~ 1 mg/kg，8 周可明显改善。
  ○ 雷公藤多苷：20 mg tid 口服。
  ○ 秋水仙碱：每日 0.5 ~ 1 mg，疗效不一。
- 局部治疗：糖皮质激素类、维 A 酸类、维生素 D_3 衍生物类制剂等。
- 物理治疗：PUVA 或窄谱 UVB。

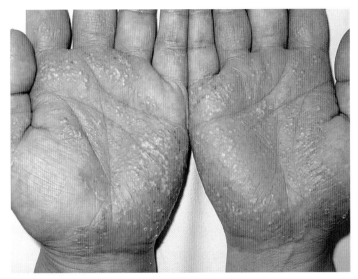

掌跖脓疱病：双手掌多发小脓疱

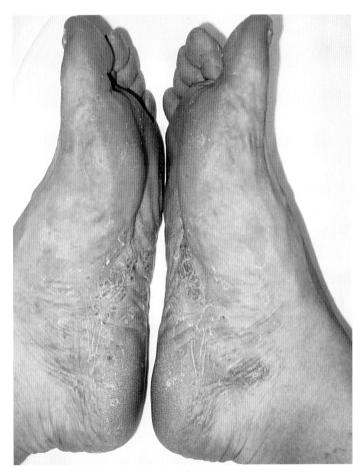

掌跖脓疱病：双足跖多发脓疱伴脱屑

（刘　琬）

54 | 连续性肢端皮炎 —— *Acrodermatitis continua*

◎ 是一种慢性、复发性、无菌性脓疱性皮肤病。

◎ 多发生于局部外伤后。

◎ 可能与感染、内分泌紊乱、自主神经功能紊乱、自身免疫异常等有关。

◎ 女性常见，手指多于足趾。

◎ 临床表现：于指、趾远端外伤处出现红斑、水疱、脓疱、糜烂、脱屑，反复发作，逐渐向近端扩展，至整个指、趾、手背及足背。

◎ 伴灼痛、灼热及轻度瘙痒。

◎ 多数伴有甲损害，甲板呈灰白色，有纵横沟，甲床可有脓疱。

◎ 可见沟状舌。

◎ 泛发型皮疹与泛发性脓疱型银屑病相似，可伴全身症状。

◎ 病理表现：表皮角化不全、棘层肥厚、表皮突延长，棘细胞上层可见 Kogoj 脓疱，脓疱内有中性粒细胞及变性上皮细胞，其下方真皮浅层毛细血管扩张，周围可见慢性炎症细胞浸润。

◎ 鉴别诊断：泛发性脓疱型银屑病、疱疹样脓疱病、角层下脓疱病等。

◎ 治疗：本病对治疗抵抗。

- 系统治疗
  - 米诺环素：每日 100 mg，部分患者有效。
  - 糖皮质激素：用于皮疹泛发伴有全身症状时，泼尼松每日 40 mg。
  - 阿维 A：部分患者有效。
  - 雷公藤多苷。
- 局部治疗：糖皮质激素类制剂，或与抗生素类药物联用，可封包治疗。
- 物理治疗：PUVA 或窄谱 UVB。

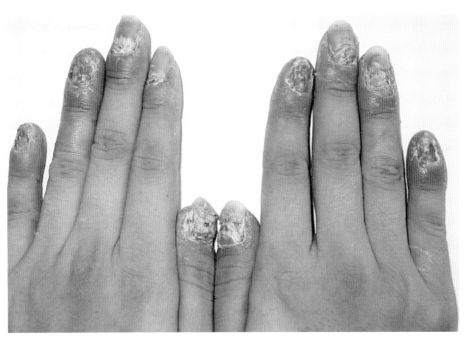

连续性肢端皮炎： 双手指远端红斑、脓疱、糜烂，伴有指甲损害

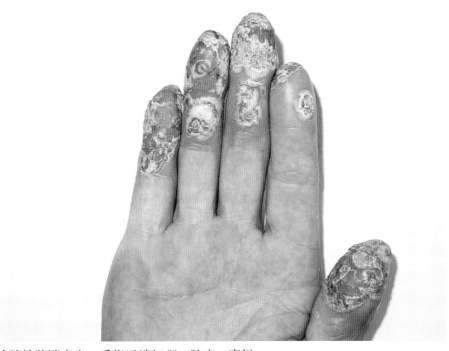

连续性肢端皮炎： 手指远端红斑、脓疱、糜烂

（刘　琬）

55 | 毛发红糠疹 ————————————————

Pityriasis rubra pilaris

◎ 病因不明，分为家族性（遗传性、先天性）和获得性两型：

- 家族性少见，呈常染色体显性遗传，儿童发病，10 岁前多见。
- 获得性可能与维生素缺乏、角化障碍等因素相关，成人发病，40~60 岁多见。

◎ 男性较女性多见。

◎ 临床表现

- 常自头皮、颜面部、掌跖开始，于红斑基础上出现干性细薄糠秕样脱屑性损害，逐步蔓延至躯干、四肢，晚期可发展为红皮病。
- 特征性改变：毛囊性角化性丘疹和散在的鳞屑性淡红色斑块。
- 毛囊性丘疹多初发于四肢伸侧、躯干、颈旁和臀部，针头或粟粒大小，淡红色或棕红色，干燥坚硬，呈尖顶或圆锥形，中央有一尖锐的角质小栓，常贯穿一无光泽细弱毛发，剥除角质栓后皮肤凹陷。

◎ 发生于手指第 1、2 指节背侧的毛囊性角化性丘疹具有诊断意义。

◎ 伴掌跖角化过度；甲受累，质脆易碎，出现纵嵴或横纹。

◎ 少数伴口腔黏膜损害、结膜炎等。

◎ 同形反应（+）。

◎ 伴不同程度瘙痒、干燥及灼热感。

◎ 红皮病时可出现畏寒、发热、体重减轻等全身症状。

◎ 病理表现：呈银屑病样改变，角化过度，水平和垂直方向交替出现的正角化和角化不全为特征，毛囊角栓；真皮浅层血管扩张，血管及毛囊周围可见淋巴细胞及组织细胞浸润。

◎ 鉴别诊断：银屑病、脂溢性皮炎、掌跖角化症等。

◎ 治疗：目前尚无特效治疗方法。

- 系统治疗
  - 维生素类：维生素 A、维生素 E、复合维生素 B、烟酸、维生素 C 等。
  - 维 A 酸类药物如阿维 A 口服。
  - 免疫抑制剂：用于重症病例，甲氨蝶呤、硫唑嘌呤等。
- 局部治疗：5% 水杨酸、0.1% 维 A 酸软膏、10%~20% 鱼肝油软膏等。
- 物理疗法：淀粉浴，光疗，PUVA。

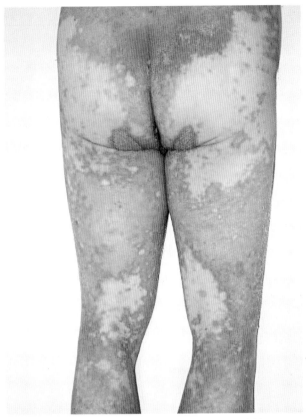

毛发红糠疹：躯干下肢红斑、脱屑，边界清楚

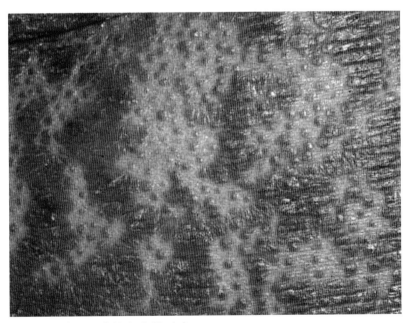

毛发红糠疹：毛囊性角化性丘疹

（张秋鹏）

56 | 红皮病

Erythroderma

◎ 又名剥脱性皮炎，指以全身 90% 以上皮肤潮红、脱屑为特征的炎症性疾病。

◎ 常见病因

- 药物过敏：青霉素、磺胺类、抗疟药、苯妥英钠等。

- 继发于其他皮肤病：银屑病、湿疹、特应性皮炎、毛发红糠疹等。

- 继发于恶性肿瘤：如淋巴血液系统肿瘤。

- 原因不明：特发性。

◎ 临床表现

- 急性期：皮肤色泽鲜红，肿胀、渗液明显。

- 亚急性和慢性期：肿胀、渗液减轻，皮肤弥漫脱屑，鳞屑细小如糠秕状或小片状，掌跖部可呈手套、袜套样脱屑。

- 恢复期：脱屑减少，颜色转暗，伴色素沉着。

◎ 口腔、外阴、肛门周围黏膜可受累，出现红肿、糜烂和溃疡。

◎ 可伴毛发脱落、甲增厚浑浊、甲脱落等。

◎ 全身症状：可有发热、寒战、淋巴结肿大、肝脾肿大、低蛋白血症、水电解质失衡等。

◎ 病理表现：非特异性改变，可有原发疾病如银屑病、蕈样肉芽肿等特征性组织病理变化。

◎ 鉴别诊断：以病因鉴别为主。

◎ 治疗

- 查找和去除病因，积极治疗原发病。

- 一般治疗：维持正常体温；保持水、电解质平衡；高蛋白、高维生素饮食；维持脏器功能；保持清洁，预防感染。

- 系统治疗：根据原发病类型选择。
  - 糖皮质激素：用于药物性红皮病，需要早期、足量使用。
  - 甲氨蝶呤、维 A 酸类药物：用于原发疾病为银屑病或毛发红糠疹者。
  - 环孢素：用于原发疾病为银屑病者。
  - 抗生素：合并感染时使用。
  - 丙种球蛋白：病情严重者使用。

- 局部治疗：植物油、中效或弱效糖皮质激素类制剂。

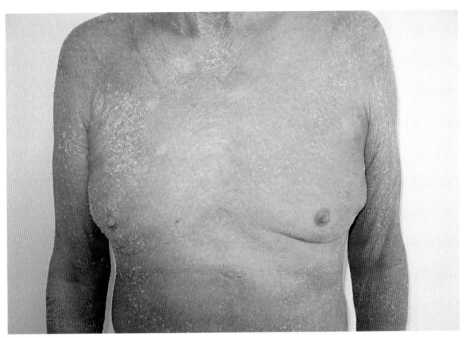

红皮病：躯干、上肢皮肤潮红、脱屑

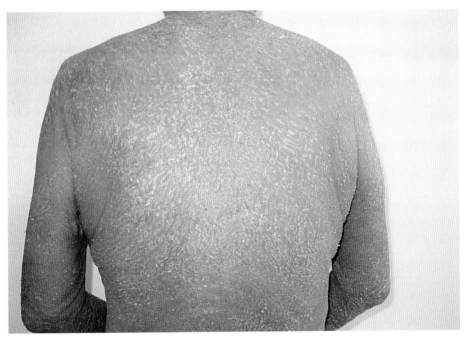

红皮病：躯干、上肢皮肤潮红、脱屑

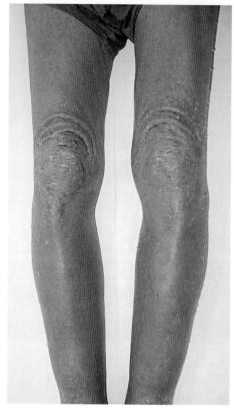

红皮病: 下肢皮肤潮红、脱屑

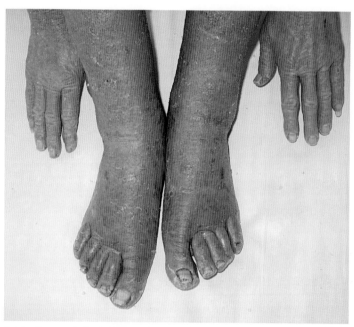

红皮病: 四肢皮肤潮红、糜烂、渗出、脱屑

(张秋鹏)

57 | 急性发热性嗜中性皮病 —— Acute febrile neutrophilic dermatosis

◎ 又名 Sweet 综合征（Sweet's syndrome），以发热、急性发作性疼痛性皮疹及中性粒细胞浸润为特征。

◎ 可能与感染、药物、肿瘤、结缔组织病及其他伴发疾病、外伤等因素相关。

◎ 根据发病机制可分为四型：经典型或特发型、恶性肿瘤相关型、炎症性疾病相关型及妊娠相关型。

◎ 多见于中老年女性（40 ~ 70 岁），夏秋季高发。

◎ 好发于头面部、躯干上部及四肢。

◎ 临床表现：急性起病，表现为迅速发展的疼痛性红色斑块，单发或多发，境界清楚，高度水肿，质地较硬，皮温高，有触痛，表面可出现假性水疱，可呈环状。

◎ 常伴发热、肌肉及关节痛、眼炎等症状。

◎ 针刺反应阳性率 80%。

◎ 病理表现：真皮乳头层显著水肿，严重时可形成表皮下水疱，真皮中上部及血管周围致密的中性粒细胞浸润伴核尘，伴有嗜酸性粒细胞、淋巴细胞和组织细胞，无血管壁纤维素样坏死。

◎ 实验室检查：白细胞升高，中性粒细胞比例升高，白细胞核左移，红细胞沉降率（ESR）加快。

◎ 诊断标准（符合 2 条主要标准 +2 条及以上次要标准）

• 主要标准

　◦ 急性发作的触痛性红色斑块。

　◦ 真皮弥漫性中性粒细胞浸润且无血管炎改变。

• 次要标准

　◦ 发热（>38℃）。

　◦ 发疹前有上呼吸道或胃肠道感染或免疫接种史，或存在肿瘤、自身免疫性疾病、妊娠。

　◦ 实验室检查中至少 3 条：ESR >20 mm/h、白细胞 $>8 \times 10^9$/L、中性粒细胞百分比 >70%、C 反应蛋白升高。

　◦ 糖皮质激素或碘化钾治疗效果好。

◎ 鉴别诊断：丹毒、结节性红斑、多形红斑等。

◎ 治疗：系统治疗为主。

- 寻找和去除病因，避免各种诱发因素。
- 抗生素。
- 糖皮质激素。
- 碘化钾。
- 秋水仙碱。
- 免疫抑制剂及免疫调节剂：环孢素 A、氨苯砜、环磷酰胺、硫唑嘌呤等。

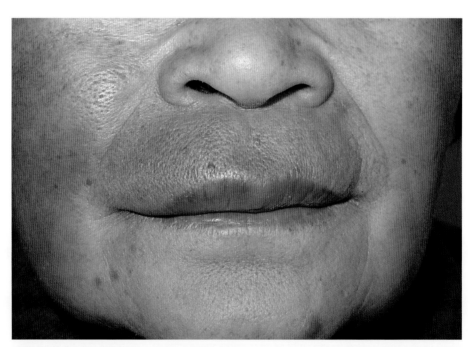

急性发热性嗜中性皮病：面部水肿性红斑

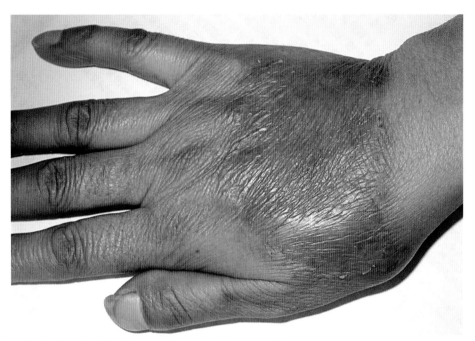

急性发热性嗜中性皮病：手背部红斑，边界清楚

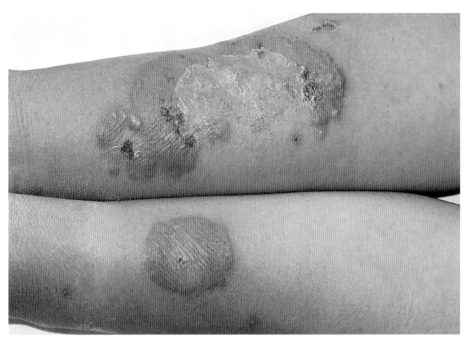

急性发热性嗜中性皮病：双上肢环状水肿性红斑，上有假水疱

（何月希）

58 | 成人 Still 病 ———————————— Adult-onset Still's disease

◎ 病因不明，与感染、免疫紊乱、遗传等多种因素相关。

◎ 以发热、皮疹及关节症状为三大主要表现。

◎ 皮肤表现：多形性皮疹，可呈荨麻疹样点状或小片红斑或斑丘疹，也可表现为猩红热样、麻疹样、多形红斑、环状红斑或结节性红斑样皮疹，伴不同程度的瘙痒。

◎ 皮肤外症状

- 发热：多为弛张热，伴或不伴寒战，中毒症状轻，一般情况好，次日清晨体温可自行降至正常。

- 关节炎：高热时出现关节痛，热退后减轻，膝关节及腕关节常见，少数呈游走性，可伴肌肉酸痛，但无肿胀或畸形。

- 咽痛、肝脾及淋巴结肿大。

- 少数患者可伴有腹痛、腹膜炎、间质性肺炎、心包炎等。

◎ 实验室检查：白细胞显著升高、中性粒细胞升高、ESR 增快、骨髓穿刺呈感染骨髓象但血培养阴性、血清铁蛋白显著升高。

◎ 病理表现：缺乏特异性，可见真皮水肿，真皮浅层血管周围轻度中性粒细胞和淋巴细胞浸润；淋巴结活检多为反应性增生或慢性非特异性炎症。

◎ 鉴别诊断：败血症、系统性红斑狼疮、风湿热等。

◎ 治疗

- 尚无特效方法，早期诊断，联合用药，控制发作。

- 以系统治疗为主

  ○ 非甾体抗炎药：如阿司匹林肠溶片每次 100 mg，每天 3～4 次。

  ○ 柳氮磺胺吡啶：每日 2～3 g，分 3～4 次口服。

  ○ 糖皮质激素：如泼尼松每日 30 mg，对于病情严重者可增加剂量。

  ○ 甲氨蝶呤：每周 2.5～7.5 mg 逐渐增加至 15～25 mg。

  ○ 丙种球蛋白：每日 0.4 g/kg，连用 3～5 天，必要时 1 个月后重复使用。

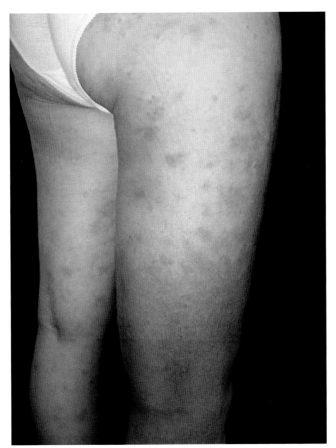

成人 Still 病：下肢多发的大小不一的红斑

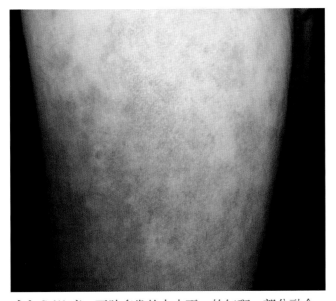

成人 Still 病：下肢多发的大小不一的红斑，部分融合

（陈玉迪）

肉芽肿性疾病

59 | 结节病

◎ 是一种可累及多系统的无干酪样坏死的肉芽肿性疾病。

◎ 病因不明，可能与感染、环境、遗传或免疫异常等多因素有关。

◎ 多见于 20 ~ 40 岁女性。

◎ 皮肤表现：约占 25%，皮疹多形。

- 分为丘疹型、结节性红斑型、斑块型、瘢痕型、环状型、冻疮样狼疮型、大结节型、皮下结节型等。

- 丘疹型：最常见，好发于面、颈、躯干等，针头至豌豆大小丘疹，常为棕红色，可局限或泛发，可融合成斑块或环状，玻片压诊皮损呈"苹果酱"样色，探针试验阴性。

- 结节性红斑型：好发于面、背、四肢伸侧，典型损害为皮下结节。

- 斑块型：好发于面颊、四肢和躯干，皮损为大小不等的红色浸润性斑块，侵犯头皮者可导致永久性脱发。

- 其他类型相对少见。

◎ 系统性表现：可累及肺、淋巴结、肝、脾、心脏、眼、骨骼、神经系统等。

- 呼吸系统：包括肺损害和肺门淋巴结肿大，是致死、致残的主要原因。

- 消化系统：肝脏最常受累。

- 心脏：是猝死的重要原因。

◎ 病理表现：真皮全层甚至皮下组织可见上皮样细胞肉芽肿，境界清楚，结节由上皮样细胞和多核巨细胞组成，中央无干酪样坏死，周围很少乃至无淋巴细胞，又称"裸结节"。

◎ 鉴别诊断：颜面播散性粟粒性狼疮、环状肉芽肿、淋巴瘤等。

◎ 治疗

- 系统治疗：适用于皮损泛发或系统受累者。

  ○ 糖皮质激素：首选，泼尼松每日 30 ~ 50 mg，每两个月递减 5 mg。

  ○ 免疫抑制剂 / 调节剂：甲氨蝶呤、硫唑嘌呤、沙利度胺等，可与糖皮质激素联用。

  ○ 其他：抗疟药、维 A 酸、米诺环素、TNF-α 抑制剂等。

- 局部治疗

  ○ 外用或皮损内注射糖皮质激素。

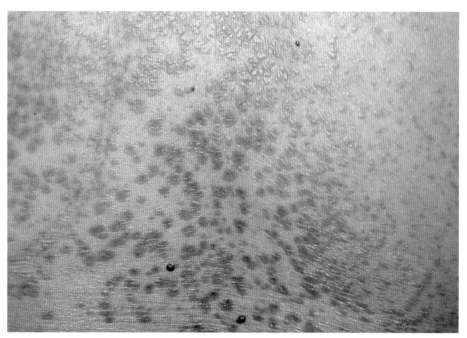

结节病：丘疹型，泛发小的扁平丘疹

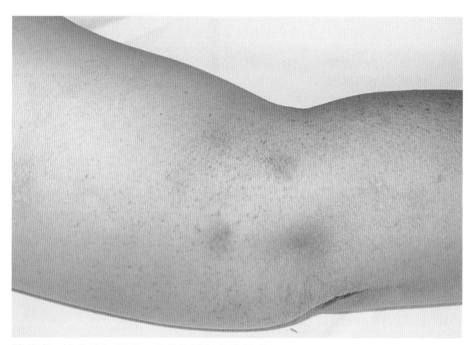

结节病：结节性红斑型，表现为淡红色的结节

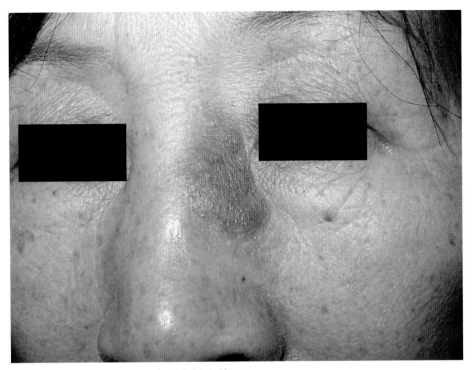

结节病：斑块型，眼周红色浸润性斑块

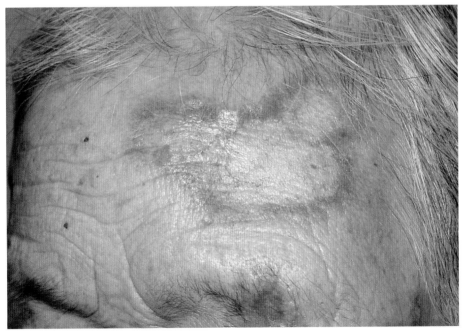

结节病：呈环状

（李　博）

60 | 环状肉芽肿 —————————————— Granuloma annulare

◎ 以环状丘疹或结节性损害为特征的慢性肉芽肿性皮肤病。

◎ 病因不明，可能与外伤、病毒感染、糖尿病、恶性肿瘤等有关。

◎ 好发于儿童和年轻人。

◎ 临床表现：分多种类型，如局限型、泛发型、皮下型、穿通型；其他型如巨大型、丘疹型、线状型等。

•局限型：最常见。好发于四肢远端伸侧，小的质硬丘疹，肤色或淡红色，皮损中心消退，周围形成环状或半环形。

•泛发型：对称分布于躯干、四肢，肤色至淡红色丘疹或环形损害，数十个至数百个不等，可无症状或自觉瘙痒。

•皮下型：好发于下肢、臀部、手和头皮，紫红色或淡红色皮下结节，通常无症状。

•穿通型：好发于四肢，特别是手背，初为浅表性丘疹或小结节，肤色或淡红色，渐扩大，中央常见脐凹或小溃疡，多无症状。

◎ 病理表现：病变主要位于真皮中上部，组织细胞呈栅栏状排列或散布于胶原束之间，可见多核巨细胞，中央可见颗粒状轻度嗜碱性的黏蛋白沉积，血管周围可见淋巴细胞浸润。

◎ 鉴别诊断：结节病、扁平苔藓、类脂质渐进性坏死等。

◎ 治疗

•部分患者无需治疗，可自行消退。

•系统治疗：仅用于严重病例，如环孢素、碘化钾、异维 A 酸、TNF-α 抑制剂等。

•局部治疗：外用或局部注射糖皮质激素。

•物理治疗：冷冻。

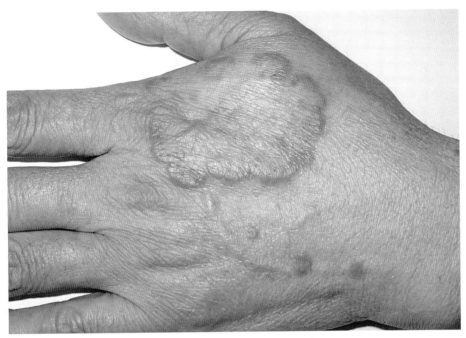

环状肉芽肿：手背可见环状的斑块，周围可见环状丘疹

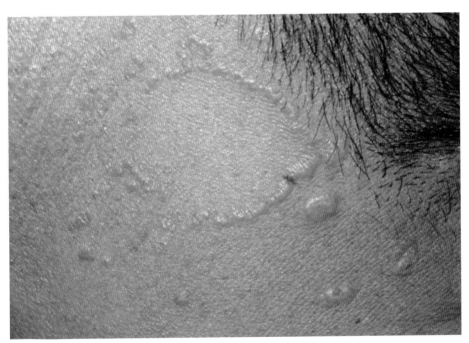

环状肉芽肿：颈部可见环状的斑块，周围可见散在丘疹

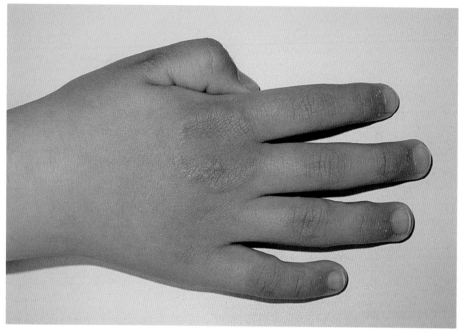

环状肉芽肿：儿童手背部环状斑块

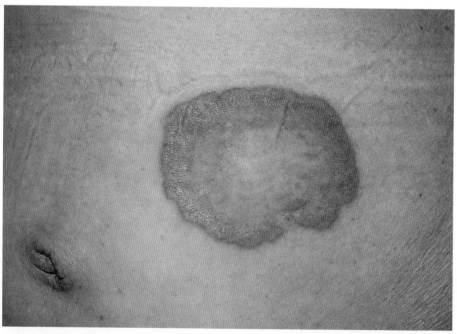

环状肉芽肿：腹部红色环状斑块

（李　博）

61 | 类脂质渐进性坏死 —— Necrobiosis lipoidica

◎ 病因不明，多与糖尿病伴发。

◎ 多见于中青年女性。

◎ 好发于胫前。

◎ 临床表现：初期为境界清楚的红色或红褐色坚实丘疹、结节或斑块，逐渐扩大形成大片境界清楚的紫红色硬皮病样斑块，表面光滑，中央呈棕黄色凹陷萎缩。

◎ 多无自觉症状。

◎ 病理表现：常累及真皮全层及皮下组织，为渐进性坏死性肉芽肿；胶原纤维变性坏死，周围组织细胞、多核巨细胞、淋巴细胞浸润，多层状分布，呈"三明治"外观，一般无黏蛋白沉积。

◎ 鉴别诊断：环状肉芽肿、硬斑病、脂膜炎等。

◎ 治疗

• 控制糖尿病，避免创伤。

• 系统治疗

  ○ 糖皮质激素。

  ○ 抗疟药。

• 局部治疗：糖皮质激素外用或皮损内注射。

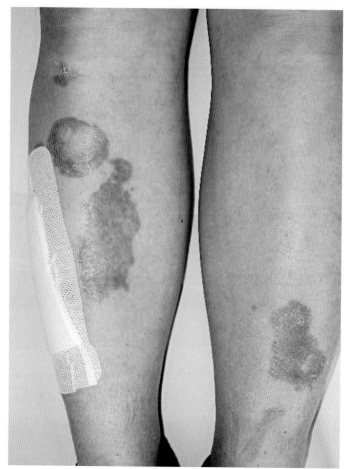

类脂质渐进性坏死: 双小腿胫前黄红色的斑块,边缘隆起,中央凹陷

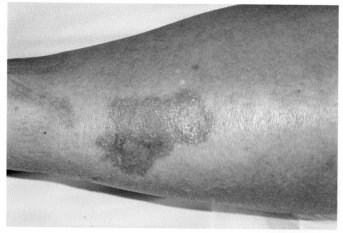

类脂质渐进性坏死: 胫前黄红色的斑块,边缘隆起,中央凹陷

(李　博)

62 | 黄色肉芽肿 ——————————— Xanthogranuloma

◎ 一种少见的良性非朗格汉斯组织细胞增生症。

◎ 分为幼年黄色肉芽肿、成人黄色肉芽肿和渐进坏死型黄色肉芽肿。

◎ 临床表现

- 幼年黄色肉芽肿：好发于头面部，常在出生后6个月内发生，1~2岁自然消退，呈圆形丘疹或结节，最初为红色，逐渐变为黄红色或棕色。可累及眼部及其他系统，部分合并神经纤维瘤。

- 成人黄色肉芽肿：好发于面部，多为单发，少数多发，表现为孤立性丘疹、结节，呈淡黄色。

- 渐进坏死型黄色肉芽肿：好发于眶周，表现为界限清楚的结节或质硬的大斑块，紫红色或黄红色，中央萎缩、溃疡、毛细血管扩张。

◎ 病理表现：表皮大致正常，真皮及皮下组织内出现以组织细胞为主的混合细胞浸润，淋巴细胞多见，伴中性粒细胞、浆细胞及嗜酸性细胞。气球状胞质淡染的泡沫细胞和花环状排列的Touton巨细胞为特征性表现。免疫组织化学染色：CD68阳性，CD1a阴性。

◎ 鉴别诊断：朗格汉斯细胞组织细胞增生症、播散性黄瘤等。

◎ 治疗：大部分可自行消退，必要时手术切除。

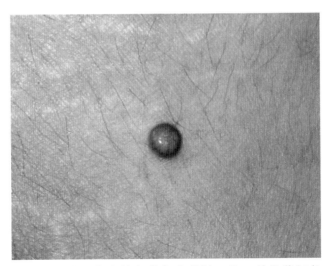

黄色肉芽肿：成人单发黄色肉芽肿，为一单发黄红色结节

（何月希）

191

皮肤血管炎

63 | 过敏性紫癜 ——————— Anaphylactoid purpura

◎ 属Ⅲ型超敏反应，由 IgA 型免疫复合物沉积于血管壁介导的毛细血管及细小动脉的白细胞碎裂性血管炎。

◎ 上呼吸道 A 组 β 型溶血性链球菌感染诱发最多见。

◎ 多见于 2 ~ 10 岁儿童。

◎ 好发于下肢伸侧及臀部，重者累及全身。

◎ 临床表现：为对称分布的可触及性紫癜，压之不褪色，逐渐融合为瘀斑，严重者可形成溃疡或大疱。

◎ 关节受累：可有肿胀、疼痛，以踝关节、膝关节为主。

◎ 胃肠道受累：可出现腹痛、呕血、黑便等，严重者可出现肠穿孔。

◎ 肾脏受累：表现为蛋白尿及血尿。

◎ 病理表现：真皮浅层及乳头层小血管为主的白细胞碎裂性血管炎，可见核尘。

◎ 直接免疫荧光：血管壁和血管周围可见 IgA、C3 沉积。

◎ 实验室检查：凝血功能正常，血小板数量正常，半数患者可有 IgA 水平升高。

◎ 鉴别诊断：变应性血管炎、特发性血小板减少性紫癜、色素性紫癜性皮病等。

◎ 治疗

- 去除可疑病因及诱发因素，卧床休息，抬高患肢，避免久站。

- 系统治疗

  ◦ 复方芦丁、钙剂、维生素 C：降低血管通透性及脆性。

  ◦ 抗凝剂：双嘧达莫、阿司匹林。

  ◦ 抗生素：用于有明显感染者。

  ◦ 糖皮质激素：用于系统受累者。

  ◦ 免疫抑制剂：用于激素不敏感者，如环磷酰胺、硫唑嘌呤等。

  ◦ 血浆置换：严重者可选用。

- 局部治疗：糖皮质激素、多磺酸黏多糖乳膏。

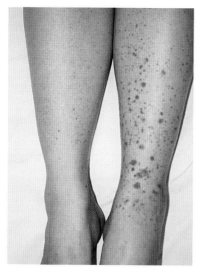

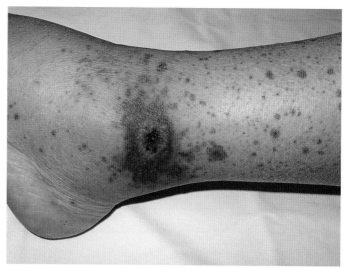

过敏性紫癜： 双下肢紫癜，大小不一

过敏性紫癜： 下肢紫癜，可见瘀斑，表面糜烂

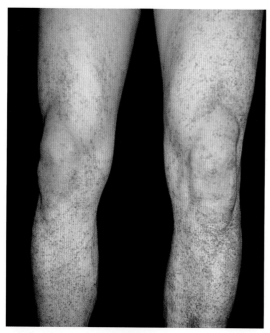

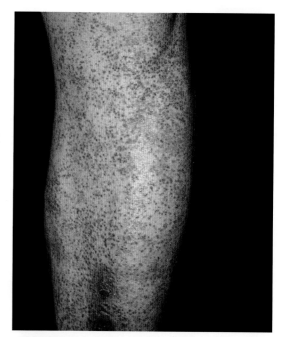

过敏性紫癜： 双下肢紫癜

过敏性紫癜： 紫癜大小基本一致

（何月希）

64 | 变应性血管炎 ———————————— Allergic vasculitis

◎ 为循环免疫复合物介导的Ⅲ型变态反应，可能与感染、药物等因素相关。

◎ 好发于下肢。

◎ 临床表现：皮损呈多形性，如紫癜、出血、坏死、丘疹、脓疱等，多对称分布。

◎ 无自觉症状或伴轻度瘙痒、疼痛。

◎ 可反复发作，消退后遗留色沉、萎缩性瘢痕。

◎ 部分可伴脏器受累，出现肾脏、胃肠道、关节等症状。

◎ 病理表现：真皮毛细血管和小血管管壁纤维素样坏死，红细胞外溢，血管壁及血管周围可见中性粒细胞浸润，伴有核尘。

◎ 直接免疫荧光：早期可见 C3、IgG 或 IgM 沉积于血管壁和血管周围。

◎ 实验室检查：ESR 增快，补体下降，严重者可有贫血，肾脏受累者有血尿及蛋白尿等。

◎ 鉴别诊断：过敏性紫癜、进行性色素性紫癜性皮病、青斑样血管病等。

◎ 治疗

- 去除病因，停用可疑致敏药物，注意休息，抬高患肢。
- 系统治疗
  ○ 糖皮质激素：用于皮损严重伴系统症状重者。
  ○ 免疫抑制剂：用于皮疹发展快或伴严重系统受累者，如环磷酰胺、甲氨蝶呤、硫唑嘌呤、环孢素。
  ○ 氨苯砜。
- 局部治疗：糖皮质激素等。

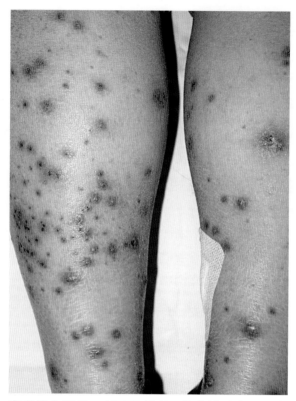

变应性血管炎：双下肢紫癜、紫癜性丘疹、丘疱疹及血疱

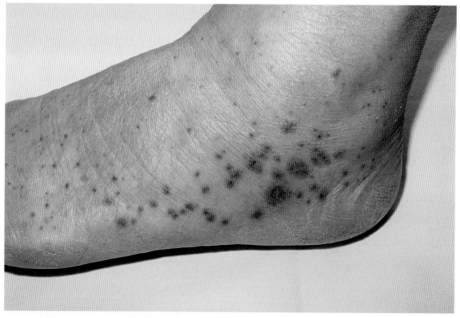

变应性血管炎：足部紫癜性丘疹及丘疱疹

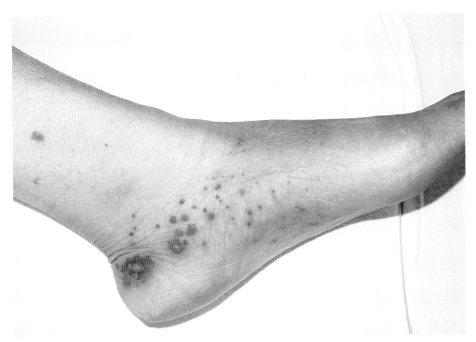

变应性血管炎： 足部紫癜性丘疹及血疱

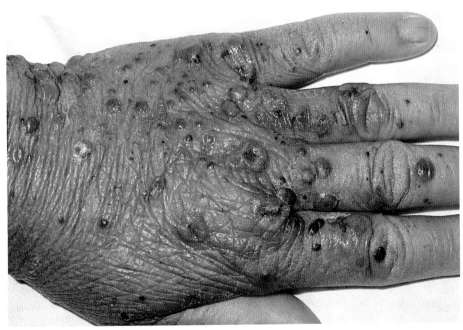

变应性血管炎： 手背部紫癜性丘疹及血疱

（何月希）

65 | 荨麻疹性血管炎 ——————————————
Urticarial vasculitis

◎ 属循环免疫复合物介导的超敏性血管炎，分为伴低补体血症和不伴有低补体血症两类。

◎ 病因不清，可能与某些慢性疾病（结缔组织病、血清病等）、药物、感染、肿瘤等因素相关。

◎ 好发于中年女性（30～40岁），低补体血症型几乎只见于女性。

◎ 临床表现：躯干及四肢近端风团样皮损，有浸润感，部分可呈环状；可有紫癜样皮损，伴或不伴血管性水肿、红斑、网状青斑、结节、水疱及大疱，但不出现坏死。

◎ 单一皮损持续24～72小时不消退，消退后遗留色素沉着。

◎ 除瘙痒外，可出现疼痛感或灼痛感。

◎ 多伴不规则发热。

◎ 常伴关节痛、关节炎，偶可出现关节肿胀，以四肢关节为主。

◎ 伴发低补体血症的患者症状重，可伴发感染，低补体血症–荨麻疹性血管炎综合征可能是系统性红斑狼疮的前驱表现。

◎ 病理表现：白细胞碎裂性血管炎表现。

◎ 实验室检查：白细胞正常或增高，中性粒细胞比例增加，ESR增快；伴有低补体血症者有持久的低补体血症，特别是C4降低明显。

◎ 鉴别诊断：慢性荨麻疹、Sweet综合征、系统性红斑狼疮等。

◎ 治疗

• 治疗原发疾病，去除相关诱因。

• 系统治疗

○ 糖皮质激素：中等至大剂量预防肾损害等全身并发症。

○ 免疫抑制剂及免疫调节剂：硫唑嘌呤、甲氨蝶呤、环磷酰胺、氨苯砜、秋水仙碱、羟氯喹等，可与激素联合使用。

○ 非甾体抗炎药：用于关节症状。

○ 生物制剂：用于顽固性病例，如利妥昔单抗。

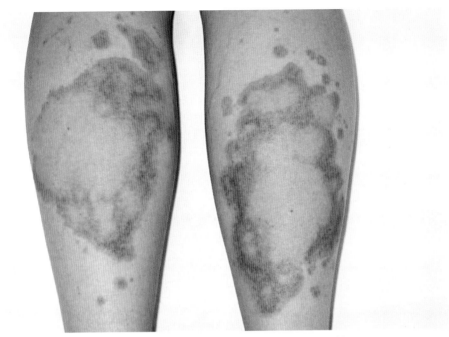

荨麻疹性血管炎：双下肢红斑、风团，伴有紫癜，皮损呈环状

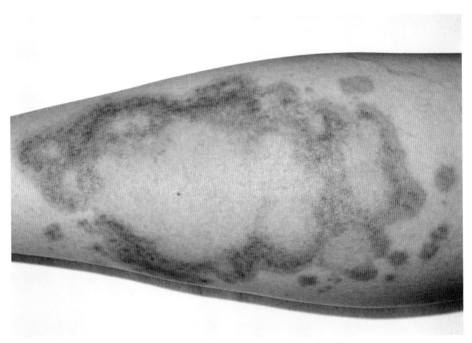

荨麻疹性血管炎：下肢红斑、风团，伴有紫癜，皮损呈环状

（何月希）

66 | 青斑样血管病 ————— Livedoid vasculopathy

◎ 又名"白色萎缩""节段性透明性血管炎",是一种真皮小血管慢性复发性血管病。

◎ 发病机制:与慢性静脉功能不全、血液高凝状态和自身免疫疾病等因素相关。

◎ 临床表现

  • 好发于 15 ~ 50 岁女性。

  • 下肢尤其是踝周和足部的疼痛性斑疹、丘疹、红斑和紫癜,可进展为不规则的溃疡。

  • 溃疡愈合缓慢,愈合后形成星状瓷白色萎缩性瘢痕。

  • 慢性病程,周期性复发。

◎ 病理表现:真皮小血管内血栓形成,管壁纤维蛋白变性,血管周围少量淋巴细胞浸润。

◎ 鉴别诊断:变应性血管炎、过敏性紫癜、坏疽性脓皮病等。

◎ 治疗

  • 避免局部外伤。

  • 系统治疗

    ◦ 抗血小板聚集药物:阿司匹林、双嘧达莫。

    ◦ 周围血管扩张药物:己酮可可碱、烟酸、硝苯地平。

  • 局部治疗:多磺酸黏多糖乳膏。

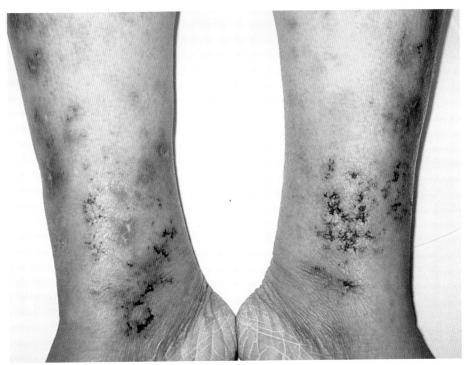

青斑样血管病：双小腿内侧网状紫癜，可见浅表溃疡

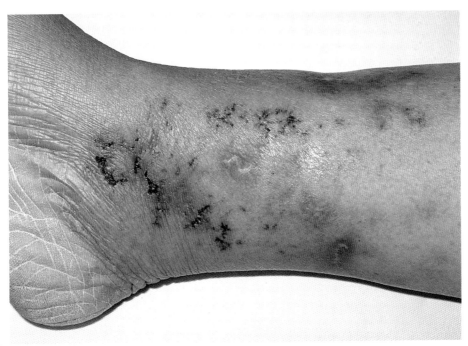

青斑样血管病：小腿内侧网状紫癜，可见浅表溃疡，皮损愈后留下白色虫蚀状萎缩性瘢痕

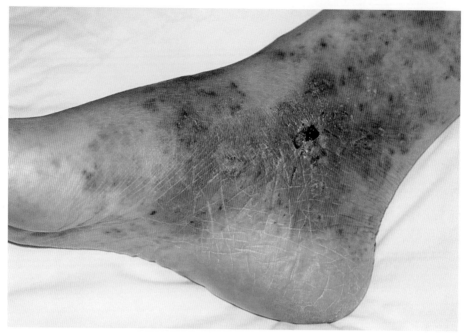

青斑样血管病： 足踝部红斑、紫癜和糜烂，周围可见色素沉着

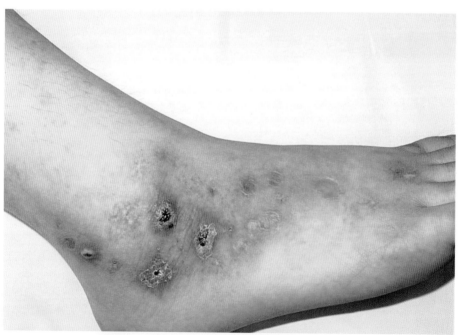

青斑样血管病： 足踝部及足背皮损愈后留下白色萎缩性瘢痕

（何月希）

67 | 色素性紫癜性皮病 —— Pigmentary purpurtosis dermatosis

◎ 由毛细血管扩张、通透性增加所致红细胞外溢和含铁血黄素沉积，重力及静脉压力升高是局部诱发因素。

◎ 临床分型

- 进行性色素性紫癜性皮病：好发于男性，常对称分布于胫前区，初起为群集性针尖大小红色瘀点，融合成片逐渐向外扩展，呈胡椒粉样改变，常无自觉症状，持续数年后可自行缓解。

- 色素性紫癜性苔藓样皮炎：好发于男性，对称分布于胫前区，可累及大腿、躯干及上肢，为细小铁锈色苔藓样丘疹，伴紫癜性损害，可融合成斑片，伴不同程度瘙痒，病程持续数月至数年。

- 毛细血管扩张性环状紫癜：好发于女性，常对称分布于胫前区，为针尖大小红色瘀点组成的紫色环状斑疹，边缘毛细血管扩张明显，周围扩张呈环状或同心圆状外观，可自然消退，也可反复迁延数年。

◎ 病理表现：真皮毛细血管内皮细胞肿胀，血管周围有淋巴细胞、组织细胞浸润，管周红细胞外溢，含铁血黄素沉积。

◎ 鉴别诊断：过敏性紫癜、淤积性皮炎等。

◎ 治疗

- 积极寻找病因并治疗基础疾病，注意抬高患肢，避免久站。
- 系统治疗
  - 复方芦丁片、维生素 C、维生素 E 等。
  - 糖皮质激素：用于皮损泛发者。
- 局部治疗：糖皮质激素、多磺酸黏多糖乳膏。

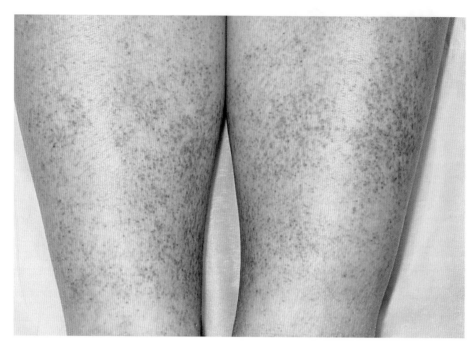

色素性紫癜性皮病：进行性色素性紫癜性皮病

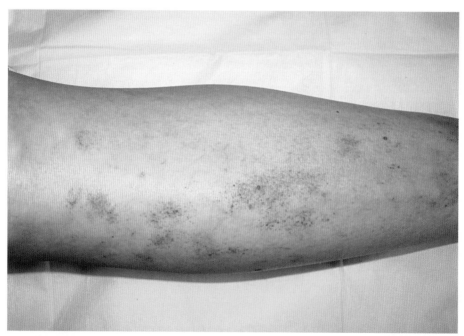

色素性紫癜性皮病：进行性色素性紫癜性皮病

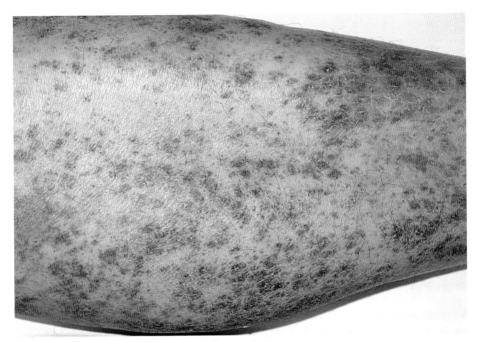

色素性紫癜性皮病：色素性紫癜性苔藓样皮炎

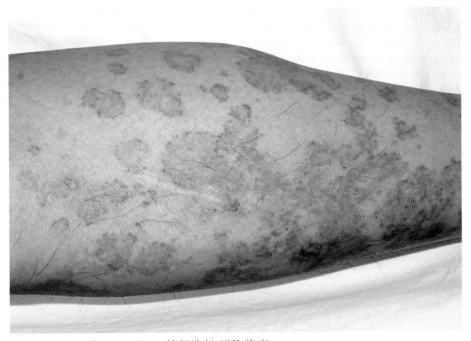

色素性紫癜性皮病：毛细血管扩张性环状紫癜

（何月希）

68 | 白塞病

Behcet's disease

◎ 又称眼 – 口 – 生殖器综合征，与感染、自身免疫及遗传等因素相关。

◎ 男性多于女性，以 20 ~ 30 岁发病多见。

◎ 临床表现

- 复发性口腔溃疡：最常见，每年至少发作 3 次以上，圆形或椭圆形，单发或多发，伴疼痛，常累及舌、唇、颊黏膜和齿龈，可留有瘢痕。

- 生殖器溃疡：次常见，表现与口腔溃疡相似，痛性、深在性溃疡，愈合后留有瘢痕，发作期可伴有淋巴结肿大。

- 皮肤症状：结节性红斑、痤疮样损害或毛囊炎样损害。

- 眼部病变：发生较晚，葡萄膜炎、视网膜血管炎、前房积脓性色素层炎等，严重可导致失明。

- 关节症状：多发性、游走性、非对称性、非侵蚀性关节炎或单发性关节炎，以大关节受累常见。

- 血管病变：静脉病变多于动脉，如复发性血栓性静脉炎等。

- 针刺反应：无菌针斜刺入非血管皮肤 5 mm，48 小时后观察针刺部位，出现直径大于 2 mm 红色丘疹或脓疱。

◎ 实验室检查：循环免疫复合物阳性、ESR 及 CRP 升高、类风湿因子可升高。

◎ 病理表现：通常表现为血管炎，口腔和皮肤损害早期常为白细胞碎裂性血管炎，后期为淋巴细胞性血管炎。

◎ 诊断标准

- 必要条件：复发性口腔溃疡，1 年内至少 3 次口疮样或疱疹样溃疡。

- 次要条件

  ○ 复发性生殖器溃疡或瘢痕：目前或病史中观察到。

  ○ 眼部损害：前、后色素层炎和裂隙灯找到玻璃体内有细胞，或眼科医生检查到视网膜血管炎。

  ○ 皮肤损害：目前或以往有过结节性红斑或假性毛囊炎，或脓性丘疹，或痤疮样结节（青春期后，未服用激素者）。

  ○ 针刺反应阳性。

- 符合 1 条必要标准 + 次要标准中 ≥ 2 条可确诊。

◎ 鉴别诊断：口腔溃疡需与阿弗他口炎、天疱疮、口腔单纯疱疹等鉴别，外阴溃疡需与天疱疹、梅毒、坏疽性脓皮病等鉴别。

◎ 治疗

- 一般治疗
  - 规律生活，劳逸结合，适当休息。
  - 保护黏膜，保持清洁、干燥、减少摩擦。
- 系统治疗
  - 沙利度胺：每日 100 ~ 200 mg。
  - 秋水仙碱：每日 1 ~ 2 g。
  - 糖皮质激素：起始剂量为每日 1 ~ 1.5 mg/kg，病情控制 2 周后逐渐减量。
  - 甲氨蝶呤：每周 15 ~ 25 mg。
  - 硫唑嘌呤：每日 1 ~ 2 mg/kg。
  - 环磷酰胺：每日 8 ~ 12 mg/kg。
  - 环孢素：每日 3 ~ 5 mg/kg。
- 局部治疗
  - 口腔溃疡疼痛剧烈者可使用 2% 利多卡因凝胶。
  - 外阴溃疡可予高锰酸钾溶液局部清洗，并外涂抗生素软膏。

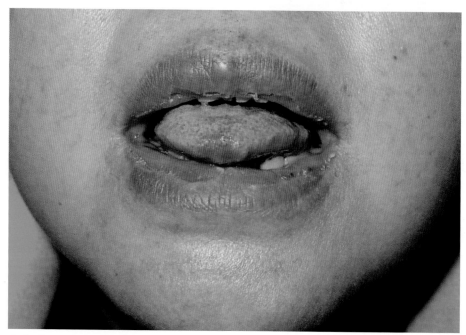

白塞病：口唇及舌部溃疡

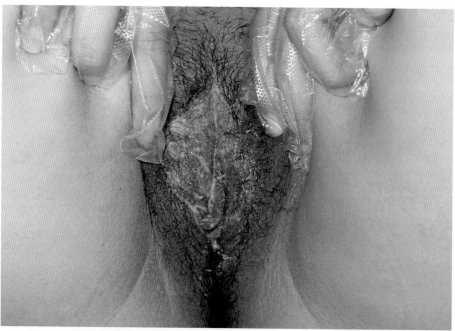

白塞病：外阴多发溃疡

（陈玉迪）

69 | 结节性红斑 ——————— Erythema nodosum

◎ 与多种因素相关，以链球菌性咽炎、自身免疫性疾病、结节病及药物最常见。

◎ 多见于中青年女性，春秋好发。

◎ 好发于双小腿伸侧及膝、踝关节，亦可发生于股部、上肢。

◎ 临床表现：为突然发生的对称性红色水肿性皮下结节或斑块，2~50个不等，直径1~10 cm，伴疼痛及压痛，皮温升高。

◎ 可伴全身不适症状，如发热、乏力、头痛、肌痛、关节痛等。

◎ 可自行缓慢消退，不破溃，无萎缩及瘢痕，可反复发作。

◎ 病理表现：多为间隔性脂膜炎，脂肪小叶间隔可见以淋巴细胞为主的炎症细胞浸润，可伴中性粒细胞及组织细胞、多核巨细胞，部分病例可见血管炎改变。

◎ 实验室检查：急性期可出现白细胞升高、CRP升高、ESR加快等。

◎ 鉴别诊断：硬红斑、结节病、白塞病等。

◎ 治疗：系统治疗为主。

• 卧床休息，抬高患肢，对症处理，积极寻找潜在病因。

• 非甾体抗炎药：用于疼痛严重者，避免用于伴发炎性肠病的患者。

• 碘化钾：抑制细胞介导的免疫反应，抑制中性粒细胞趋化。

• 糖皮质激素：用于病情严重者。

• 免疫调节剂或免疫抑制剂：羟氯喹、秋水仙碱、沙利度胺、环孢素等。

• 中医中药。

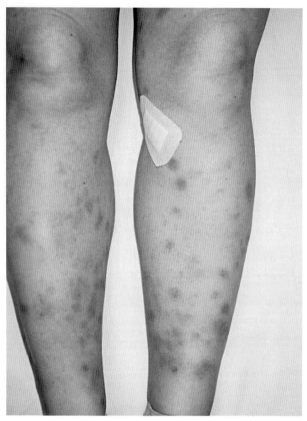

结节性红斑：双下肢对称分布的红斑结节

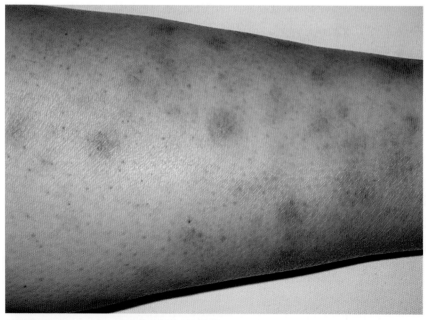

结节性红斑：下肢对称多发的红斑结节

（何月希）

70 | 坏疽性脓皮病 ——————— Pyoderma gangrenosum

◎ 以复发性、疼痛性、坏死性溃疡为主要表现。

◎ 可能与系统疾病相关，尤其是自身免疫性疾病，以炎性肠病、关节炎及血液系统疾病常见。

◎ 多见于 40~60 岁，女性略多于男性。

◎ 可分为经典型、不经典型、浅表型（增殖型）及口缘型，也可分为溃疡型、水疱型或"不典型"型、脓疱型、增殖型或浅表肉芽肿型。

◎ 好发于下肢、臀部及躯干部位，可累及黏膜。

◎ 临床表现：由丘疹、水疱、脓疱等多种原发皮损快速进展为中央坏死的疼痛性溃疡，单发或多发，损害不断扩大并向深层进展，溃疡境界清楚，周边可见卫星状病灶；溃疡愈合后遗留萎缩性瘢痕。

◎ 常剧烈疼痛，伴压痛。

◎ 可伴系统症状，如发热、肌肉酸痛、关节疼痛、腹泻等。

◎ 手部、上肢及面部损害可能与血液系统疾病相关；口缘受累者可能与炎性肠病相关。

◎ 活动期针刺反应（+）。

◎ 病理表现：可见表皮及真皮坏死，伴溃疡形成，溃疡周边可见大量中性粒细胞浸润，伴微脓肿形成，常出现血管炎改变。

◎ 鉴别诊断：感染性溃疡、各类型血管炎、急性发热性嗜中性皮病等。

◎ 治疗

- 有自发消退倾向，积极筛查、治疗原发病，避免搔抓。

- 系统治疗

  ◦ 糖皮质激素：用于较重的急性病例，泼尼松每日 40~80 mg，控制症状后迅速减量。

  ◦ 免疫抑制剂及免疫调节剂：环孢素；氨苯砜，适用于慢性病例；合并关节症状或炎性肠病者可选择甲氨蝶呤；其他如硫唑嘌呤、环磷酰胺等。

  ◦ 柳氮磺吡啶、磺胺吡啶：单用或联合糖皮质激素治疗，对活动性炎性肠病患者可能有效。

  ◦ 米诺环素、秋水仙碱：抑制中性粒细胞趋化。

  ◦ 生物制剂：TNF-α 抑制剂。

- 局部治疗：糖皮质激素、钙调磷酸酶抑制剂、抗生素；局部封闭。

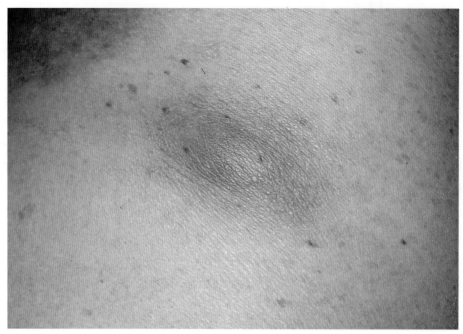

坏疽性脓皮病：早期皮损，为皮下结节，表面红肿

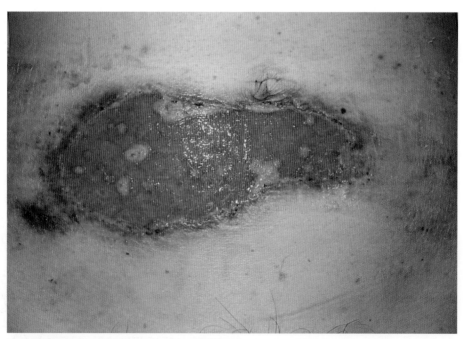

坏疽性脓皮病：皮肤浅表溃疡，边界清楚

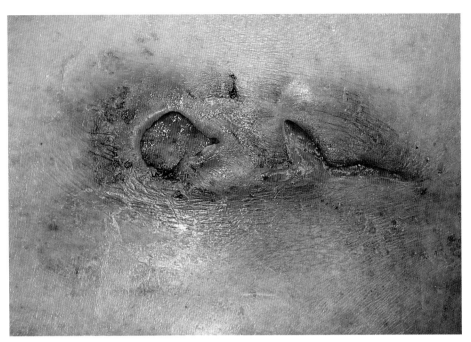

坏疽性脓皮病：皮肤出现多个溃疡，边界清楚

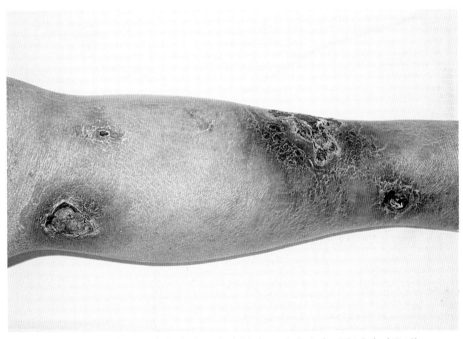

坏疽性脓皮病：皮肤出现多个溃疡，内有结痂，溃疡愈合后留有色素沉着

（邵雅昆）

71 | 硬红斑 ——————————————————————
Erythema induratum

◎ 分为 Bazin 型及 Whitfield 型两类。

◎ Bazin 型与血源性皮肤结核病相关，PPD 实验常呈强阳性，但皮损处难以分离到结核杆菌；Whitfield 型则为血管炎改变，与结核感染无关。

◎ 好发于中青年女性。

◎ 好发于小腿屈侧。

◎ 临床表现：初为绿豆大小皮下硬结，逐渐增大、隆起，形成暗红色或紫蓝色斑块，浸润明显，境界不清，固定且硬，伴明显压痛，可自行消退或破溃，形成边缘峭壁状潜行性溃疡，愈后遗留萎缩性瘢痕。

◎ 反复发作，新旧交替，硬结、溃疡、瘢痕并存。

◎ 病理表现：表皮萎缩，血管炎合并小叶性脂膜炎，伴淋巴细胞、浆细胞、组织细胞、中性粒细胞和嗜酸性粒细胞的混合性炎性浸润。

◎ 鉴别诊断：需与结节性红斑、结节性多动脉炎等鉴别。

◎ 治疗

- 积极寻找、治疗原发结核灶，注意休息，抬高患肢，加强营养。
- 系统治疗：需根据炎症类型选择。
  - 伴发结核感染者，系统抗结核治疗。
  - 糖皮质激素可暂时有效。
  - 可选米诺环素、氨苯砜等抑制炎症。
- 局部治疗
  - 外用抗结核药物。
  - 皮损局部注射链霉素 0.5 ~ 1 g + 2% 利多卡因 5 ~ 10 ml，每周一次，共 5 ~ 6 次。
  - 糖皮质激素类药物可能有效。
- 物理治疗：紫外线照射、氦氖激光等。
- 局限性皮损可采用手术等治疗。

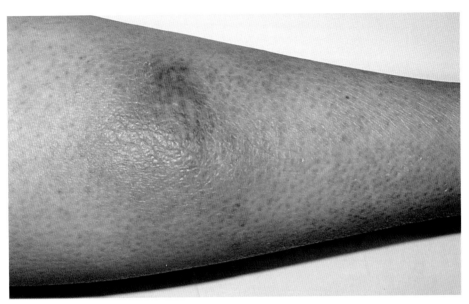

硬红斑：小腿屈侧单发结节

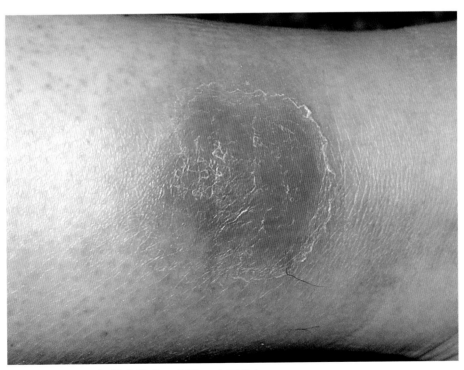

硬红斑：小腿屈侧单发结节、斑块，表面发红

（胡　强）

结缔组织病

72 | 盘状红斑狼疮 ———————— Discoid lupus erythematosus

◎ 属自身免疫性疾病，遗传及环境等多种因素下机体免疫系统发生紊乱所致。

◎ 临床表现：为边缘略高起、中央微凹陷的类似盘状的浸润性斑块，表面覆着灰白色黏着性鳞屑，不易剥离，用力剥离可见其下角质栓，剥离面可见毛囊口扩大，后期可形成萎缩性瘢痕、色素沉着或色素减退斑及毛细血管扩张。

◎ 可伴轻度瘙痒或疼痛或无明显自觉症状，日晒后皮损可加重。

◎ 累及头皮时可导致"假性斑秃"。

◎ 皮损广泛时可伴皮肤外症状，如关节痛、低热、乏力等。

◎ 病理表现：表皮角化过度、毛囊角栓或表皮萎缩变薄，基底细胞液化变性及坏死；真皮浅、深层血管及附属器周围中等至致密淋巴细胞为主浸润，真皮胶原间黏蛋白沉积。

◎ 鉴别诊断：面 / 头 / 体癣、扁平苔藓、结节病等。

◎ 治疗

  • 防晒、防寒、戒烟，避免接触光敏性食物或药物。

  • 系统治疗

    ◦ 羟氯喹：起始剂量为 200 mg bid，可与其他药物联用。

    ◦ 糖皮质激素：中小剂量起始，如泼尼松每日 0.5 mg/kg。

    ◦ 甲氨蝶呤：每周 7.5 ~ 20 mg。

    ◦ 沙利度胺：每日 100 mg，2 周后减为每日 25 ~ 50 mg 维持。

    ◦ 氨苯砜：每日 50 mg 起始，最大剂量不超过每日 1.5 mg/kg。

  • 局部治疗：糖皮质激素、钙调磷酸酶抑制剂、维 A 酸类等。

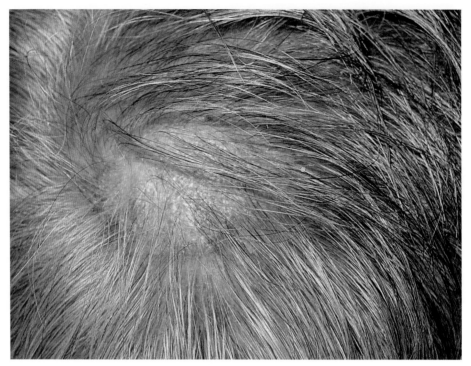

盘状红斑狼疮：头部盘状斑块，伴脱发

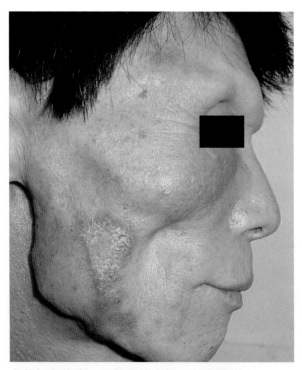

盘状红斑狼疮：面部盘状皮损，上有鳞屑

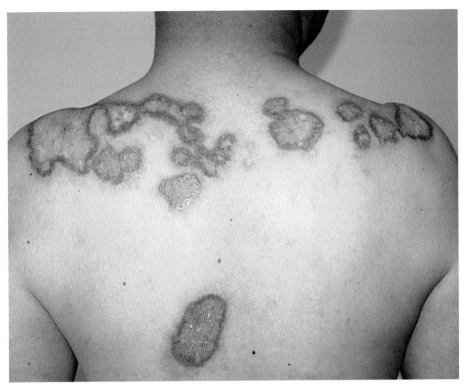

盘状红斑狼疮：背部盘状斑块，伴有色素减退

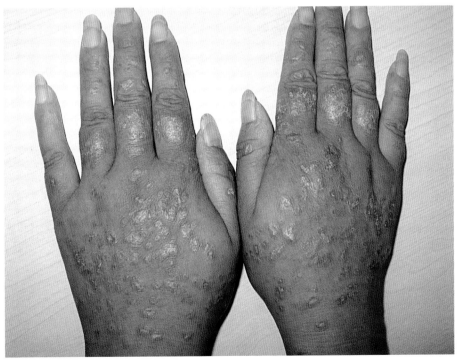

盘状红斑狼疮：手背多发盘状皮损，上有鳞屑

（陈玉迪）

73 | 亚急性皮肤型红斑狼疮 ——— Subacute cutaneous lupus erythematosus

◎ 属自身免疫性疾病，与遗传及环境等多种因素导致的机体免疫功能紊乱相关。

◎ 临床上分为环形红斑型及丘疹鳞屑型。

◎ 环形红斑型：基本皮损为环形或弧状红斑，向周围扩大，可融合，呈多环形或脑回状；红斑呈鲜红色，边缘水肿隆起，内侧缘覆细小鳞屑，周围有红晕，中央消退处可留有色素沉着和毛细血管扩张。

◎ 丘疹鳞屑型：表现为丘疹及红斑，上覆银屑病样或糠样鳞屑。

◎ 可伴瘙痒或无明显自觉症状。

◎ 皮肤外症状：关节痛、发热、肌痛、浆膜炎、光敏感、狼疮发、雷诺现象等，其中光敏感的发生率最高。

◎ 实验室检查：Ro/SSA、La/SSB 抗体为标志性抗体，La/SSB 抗体阳性者多表现为环形红斑型；ANA 常阳性。

◎ 病理表现：表皮基底细胞液化变性；真皮浅、深层血管及附属器周围中等至致密淋巴细胞为主浸润；真皮浅层水肿、真皮胶原间黏蛋白沉积。

◎ 鉴别诊断：荨麻疹、荨麻疹性血管炎、离心性环状红斑等。

◎ 治疗

  • 防晒、防寒、戒烟、避免接触光敏性食物或药物。

  • 系统治疗

    ○ 羟氯喹：起始剂量为 200 mg bid，可与其他药物联合。

    ○ 糖皮质激素：中小剂量起始，如泼尼松每日 0.5 mg/kg。

    ○ 甲氨蝶呤：每周 7.5 ~ 20 mg。

    ○ 沙利度胺：每日 100 mg，2 周后减为每日 25 ~ 50 mg 维持。

    ○ 氨苯砜：每日 50 mg 起始，最大剂量不超过每日 1.5 mg/kg。

    ○ 雷公藤多苷：每日 40 ~ 60 mg。

  • 局部治疗：遮光剂、糖皮质激素、钙调磷酸酶抑制剂等。

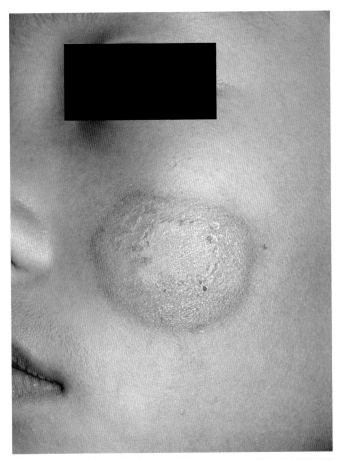

亚急性皮肤型红斑狼疮：环形红斑型，表现为面部环形红斑

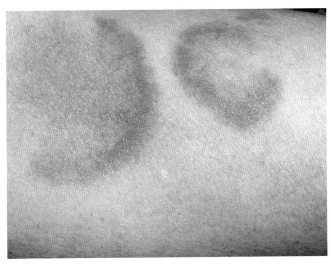

亚急性皮肤型红斑狼疮：环形红斑型，上臂外侧环形红斑，中央消退后留有色素沉着

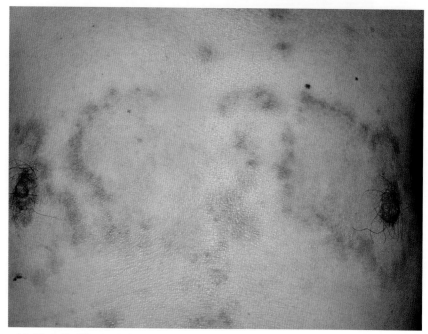

亚急性皮肤型红斑狼疮： 环形红斑型，胸部多发环状皮损

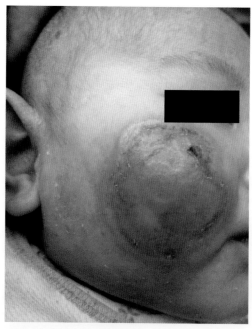

亚急性皮肤型红斑狼疮： 环形红斑型，儿童面部单发环状皮损

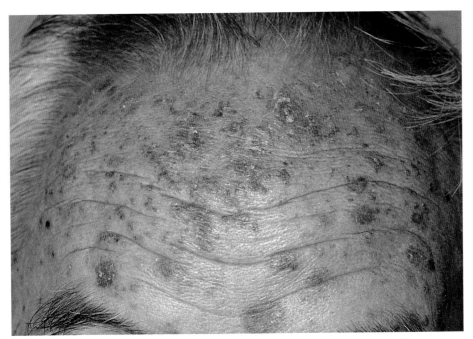

亚急性皮肤型红斑狼疮：丘疹鳞屑型，面部多发丘疹、斑丘疹，上覆鳞屑

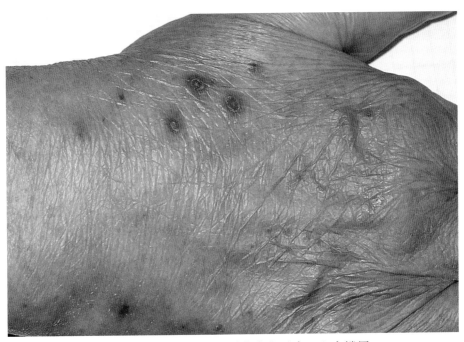

亚急性皮肤型红斑狼疮：丘疹鳞屑型，手背多发丘疹，上有鳞屑

（陈玉迪）

74 | 狼疮性脂膜炎 —————————— Lupus panniculitis

◎ 属红斑狼疮的特殊亚型，其免疫学发病机制与其他类型的红斑狼疮相似，由 T 淋巴细胞及补体系统介导。

◎ 好发于成年女性。

◎ 好发于面部、上臂、臀部和躯干。

◎ 临床表现：皮下触痛性结节和斑块，表面呈肤色或淡红色，质地坚实，可与表皮粘连，形成凹陷，偶可发生溃疡或形成窦道，伴触痛，愈合后遗留萎缩性瘢痕。

◎ 部分患者可伴短期发热和关节痛。

◎ 病理表现：小叶性或混合性脂膜炎，皮下脂肪小叶间隔及小叶内有以较致密的淋巴细胞为主的炎症细胞浸润，可见浆细胞和组织细胞，小叶脂肪可坏死，发生玻璃样变和硬化。

◎ 鉴别诊断：结节性红斑、皮下脂膜炎样 T 细胞淋巴瘤、硬红斑等。

◎ 治疗

• 避免外伤，破损处预防感染。

• 以系统治疗为主

  ○ 羟氯喹：起始剂量为 200 mg bid，可与其他药物联用。

  ○ 糖皮质激素：中小剂量起始，如泼尼松每日 0.5 mg/kg。

  ○ 甲氨蝶呤：每周 7.5 ~ 20 mg。

  ○ 吗替麦考酚酯：每日 35 mg/kg。

  ○ 沙利度胺：每日 100 mg，2 周后减为每日 25 ~ 50 mg 维持。

  ○ 氨苯砜：每日 50 mg 起始，最大剂量不超过 1.5 mg/kg。

  ○ 雷公藤多苷：每日 40 ~ 60 mg。

  ○ 白芍总苷：0.6 g tid。

• 局部治疗：激素局部封闭治疗。

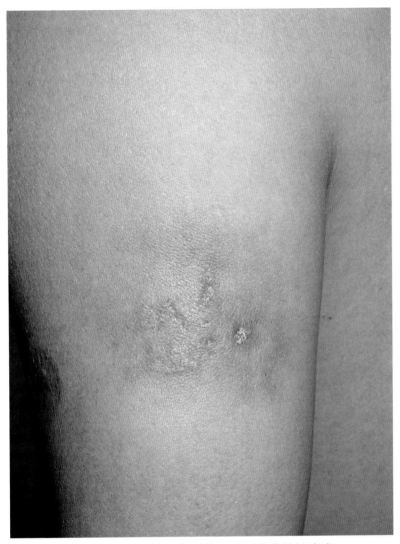

狼疮性脂膜炎： 左上臂暗紫红色斑块，表面有萎缩性瘢痕

（陈玉迪）

75 | 系统性红斑狼疮 —— Systemic lupus erythematosus

◎ 属自身免疫性疾病，与遗传及环境等多种因素导致的机体免疫功能紊乱相关。

◎ 好发于成年女性。

◎ 临床表现：多样性皮疹，包括面部蝶形红斑、盘状红斑、黏膜溃疡、光敏感、指（趾）腹红斑、甲周红斑、手（指）背红斑、掌红斑、甲端弓形红斑、狼疮发或弥漫性脱发或假性斑秃、雷诺现象、血管炎、紫癜、毛细血管扩张、色素改变等。

◎ 可伴瘙痒、疼痛或无明显自觉症状。

◎ 系统表现

- 全身症状：如乏力、体重减轻、发热。
- 血象异常：如溶血性贫血、白细胞减少、淋巴细胞减少、血小板减少等。
- 关节痛、关节肿胀、肌痛。
- 肾脏损害：狼疮性肾炎等。
- 心包炎、心包积液、心肌炎。
- 胸膜炎、胸腔积液、间质性肺炎。
- 神经精神症状。

◎ 实验室检查

- 血常规：贫血、淋巴细胞和（或）中性粒细胞减少、血小板减少。
- 尿常规：蛋白尿、血尿或管型尿。
- 疾病活动期可有红细胞沉降率增快、补体下降、循环免疫复合物升高。
- Coombs 试验可阳性。
- 自身抗体：抗核抗体（ANA）阳性、抗双链 DNA 抗体（ds-DNA）阳性、抗 Sm 抗体阳性、抗 U1 核糖核蛋白抗体（U1-RNP）阳性。

◎ 病理表现：基底细胞液化变性；真皮全层血管周围炎症细胞浸润，真皮可见白细胞碎裂性血管炎，胶原间黏蛋白沉积。

◎ 鉴别诊断：皮肌炎、硬皮病、类风湿性关节炎等。

◎ 治疗

- 防晒、防寒、戒烟、避免接触光敏性食物或药物。
- 系统治疗
  - 羟氯喹：起始剂量为 200 mg bid 口服。
  - 沙利度胺：每日 100～200 mg，2 周后减为每日 25～50 mg 维持。

◦ 雷公藤多苷：每日 60 mg。

◦ 糖皮质激素：中小剂量起始，如泼尼松每日 0.5～1.0 mg/kg，可与羟氯喹联合使用；对于病情严重者，可予糖皮质激素冲击疗法（如甲泼尼龙每日 1 g 静脉滴注连用 3 天）。

◦ 甲氨蝶呤：每周 10～20 mg，可与羟氯喹联合使用。

◦ 硫唑嘌呤：每日 1～4 mg/kg，硫唑嘌呤起效较慢，通常 6～12 个月显示明显效果。

◦ 吗替麦考酚酯：每日 35 mg/kg，可与羟氯喹联合使用。

◦ IVIG：每日 0.4 g/kg，连用 3～5 天，用于疾病急性进展期或重症患者，常与激素合用。

◦ 生物制剂：抗 CD20 单克隆抗体、抗 B 淋巴细胞刺激因子单克隆抗体。

- 局部治疗：糖皮质激素类及钙调磷酸酶抑制剂类药物，肥厚性皮损可选择维 A 酸类药物或局部皮损封闭治疗。

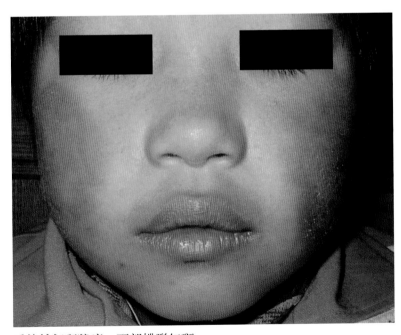

系统性红斑狼疮：面部蝶形红斑

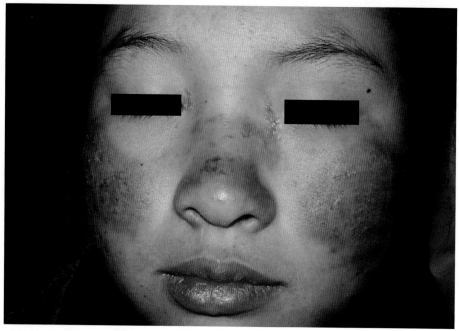

系统性红斑狼疮： 面部蝶形红斑

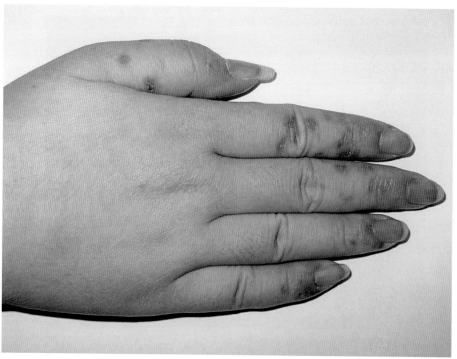

系统性红斑狼疮： 甲周红斑

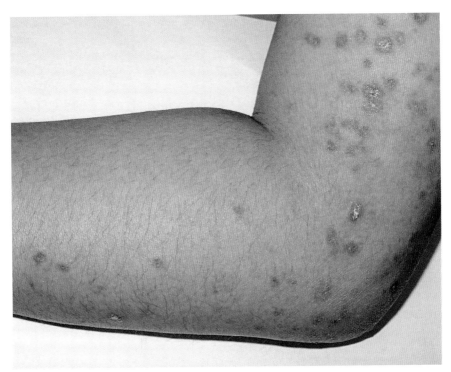

系统性红斑狼疮：下肢盘状红斑，上有鳞屑

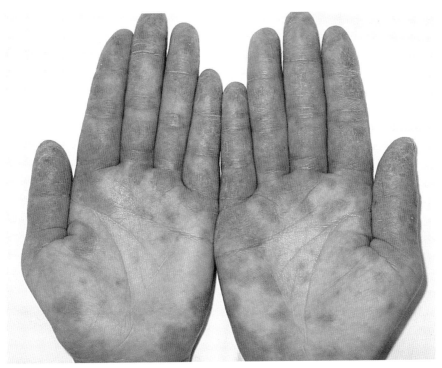

系统性红斑狼疮：双手掌红斑

（陈玉迪）

76 | 皮肌炎

Dermatomyositis

◎ 属自身免疫性疾病，具有遗传易感性的个体在外界因素（如恶性肿瘤、药物等）作用下触发。

◎ 男女患病率约 1∶2，好发于 10 岁以下儿童及 40～50 岁成人两个阶段。

◎ 临床表现：Heliotrope 征（眼睑及眶周皮肤紫红色斑片，可伴水肿）、Gottron 丘疹（指关节伸侧丘疹及苔藓样变）、Gottron 征（肘及膝关节伸侧丘疹及苔藓样变）、曝光部位及非曝光部位皮肤异色症（颈前 V 字征、披肩征、股外侧 Holster 征）、甲襞毛细血管扩张等。

◎ 可伴瘙痒，日晒可加重。

◎ 皮肤外症状

- 四肢近端肌群肌无力、肌痛。
- 肺部病变如弥漫性肺间质纤维化。
- 心脏病变如心律失常或传导阻滞等实验室检查。
- 血清肌酶升高：肌酸激酶（CK）、醛缩酶（ALD）、谷丙转氨酶（ALT）、乳酸脱氢酶（LDH）升高。
- 自身抗体：抗核抗体、抗 Jo-1 抗体、抗 PL-7 抗体、抗肌凝蛋白抗体阳性。
- 肌电图及肌肉活检提示肌源性病变。

◎ 病理表现：表皮正常或萎缩，基底细胞液化变性；真皮浅层水肿，可见噬黑素细胞，血管周围淋巴细胞为主浸润，真皮上层胶原束间黏蛋白沉积。

◎ 鉴别诊断：多形性日光疹、系统性红斑狼疮、银屑病等。

◎ 治疗

- 防晒，加强营养，排查恶性肿瘤；补充蛋白，适当运动，防止肌肉萎缩。
- 系统治疗
  - 羟氯喹：起始剂量为 200 mg bid。
  - 沙利度胺：每日 100～200 mg，2 周后减为每日 25～50 mg 维持。
  - 氨苯砜：每日 50 mg 起始，最大剂量不超过每日 1.5 mg/kg。
  - 雷公藤多苷：每日 40～60 mg。
  - 糖皮质激素：中剂量起始，如泼尼松每日 1.0 mg/kg；对于病情严重者，可予糖皮质激素冲击疗法（如甲泼尼龙每日 1 g 静脉滴注连用 3 天）。
  - 甲氨蝶呤：每周 5～25 mg。

◦硫唑嘌呤：每日 2 ~ 3 mg/kg。

◦环孢素：每日 3 ~ 5 mg/kg。

◦环磷酰胺冲击治疗：每月 0.5 ~ 1.0 g/m²，静脉注射。

◦吗替麦考酚酯：1 g bid。

- 局部治疗：遮光剂、润肤剂、糖皮质激素、钙调磷酸酶抑制剂等。
- 血浆置换。
- 伴发疾病治疗：筛查肿瘤，对症处理。

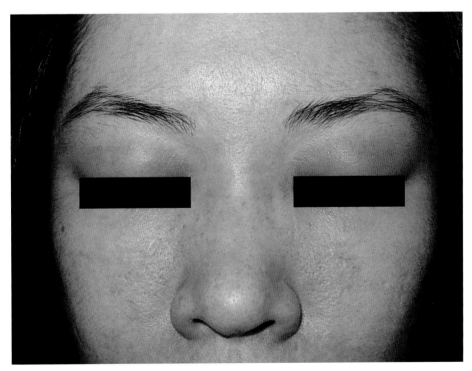

皮肌炎：双上眼睑及面中部水肿性红斑

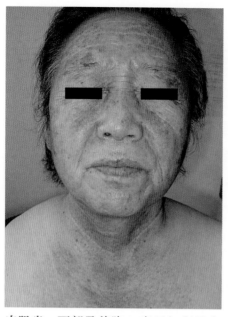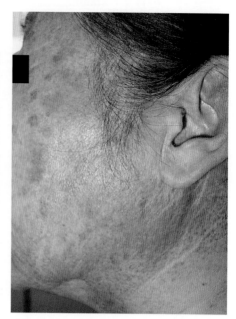

皮肌炎：面部及前胸 V 字区红斑及皮肤异色表现

皮肌炎：面颈部红斑及皮肤异色表现

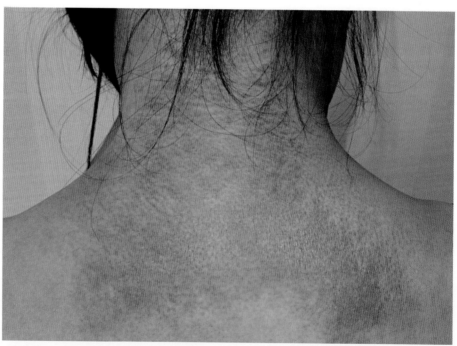

皮肌炎：上背部红斑及皮肤异色表现

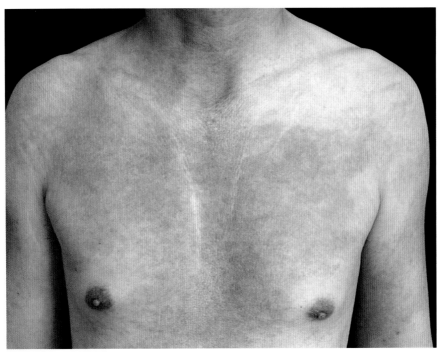

皮肌炎：前胸、颈部、肩部及上臂外侧红斑

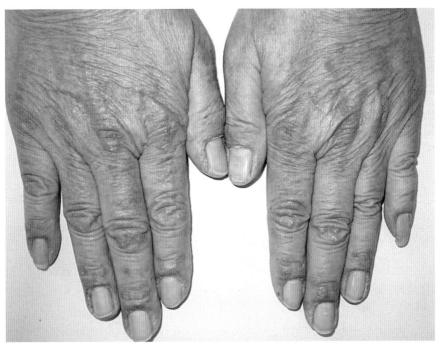

皮肌炎：双手背及手指伸侧 Gottron 丘疹

（陈玉迪）

77 | 局限性硬皮病 ——————— Localized scleroderma

◎ 又称为硬斑病（morphea），是皮肤局限性硬化性疾病。

◎ 分为斑状硬斑病、泛发性硬斑病、大疱性硬斑病、带状硬斑病以及深部硬斑病，各亚型可同时或先后出现于同一患者。

◎ 临床表现

- 斑状硬斑病：通常经历水肿、硬化和萎缩三个时期，早期为淡红色或紫红色斑片伴轻度水肿，此后颜色逐渐变为淡黄或牙白色，并出现硬化，表面有蜡样光泽，最后发展为白色或淡褐色萎缩性斑块，仅发生于 1~2 个解剖部位。

- 泛发性硬斑病：单一皮损与斑状硬斑病相同，多发，累及 3 个或 3 个以上解剖部位。

- 大疱性硬斑病：为硬斑基础上发生大疱。

- 带状硬斑病：为条带状分布的皮损，包括肢端型、刀劈状硬斑病、进行性颜面偏侧萎缩。

- Parry-Romberg 综合征：又称为进行性颜面偏侧萎缩，属于带状硬斑病的严重变异型，发生面部一侧的萎缩，可累及眼部、颊部、舌、上颌骨，导致面部不对称畸形。

- 深部硬斑病：累及皮下组织深部，出现广泛的纤维化和均质化改变。

◎ 早期皮损可伴有疼痛或瘙痒，通常不伴系统症状。

◎ 病理表现：早期皮损真皮浅层及深层血管周围及皮下脂肪小叶间隔小灶性淋巴细胞为主浸润，伴少许浆细胞；后期真皮网状层胶原束硬化红染、排列紧密，皮肤附属器减少；外泌汗腺相对上移；皮下脂肪间隔增宽硬化，皮下脂肪小叶部位被新生硬化胶原代替。

◎ 鉴别诊断：硬化性苔藓、硬肿病、类脂质渐进性坏死等。

◎ 治疗

- 避免劳累，忌烟酒，避免外伤，适度锻炼防止关节和皮肤挛缩，避免使用血管收缩类药物。

- 系统治疗：根据不同时期选择抗炎药物及免疫抑制、抗纤维化药物及血管活性药物。
  - 糖皮质激素：小剂量激素每日 20~30 mg，皮肤硬化缓解后逐渐减量。
  - 甲氨蝶呤：每周 10~25 mg。
  - D-青霉胺：每日 0.125 g，每隔 2~4 周增加 0.125 g，至 0.5 g 不再增加。
  - 雷公藤多苷：每日 40~60 mg。
  - 中医中药治疗。

- 局部治疗：糖皮质激素、钙调磷酸酶抑制剂等，必要时可封包治疗。
- 物理治疗：按摩、热浴；UVA1 治疗等。

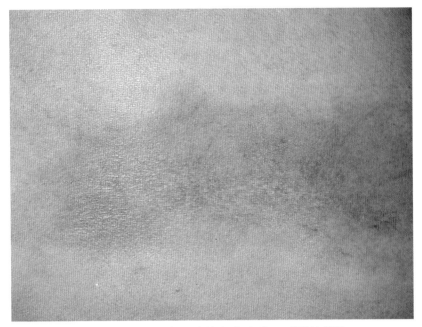

局限性硬皮病：早期表现，表现为淡红色斑片，无明显萎缩

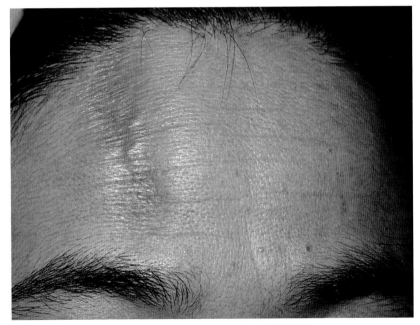

局限性硬皮病：发生在前额，呈带状，形成刀砍状外观

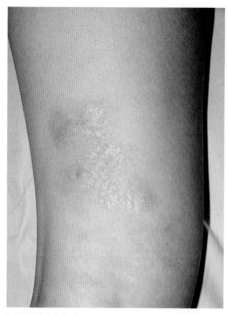

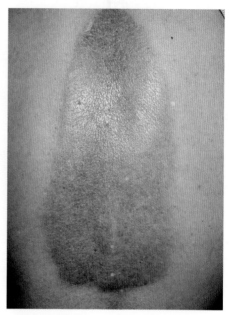

局限性硬皮病：发生在下肢，呈带状，表面有色素减退

局限性硬皮病：为单发边界清楚的褐色萎缩性斑块

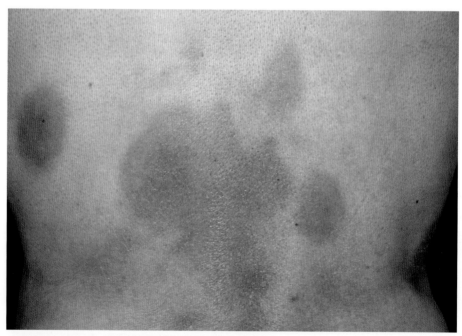

局限性硬皮病：泛发性硬斑病，躯干部多发皮损

（陈玉迪）

78 | 系统性硬皮病 —————— Systemic scleroderma

◎ 又称系统性硬化症，由免疫紊乱等多因素诱发的自身免疫性结缔组织病。

◎ 好发年龄 35～50 岁，女性多于男性。

◎ 分为肢端型硬皮病和进行性系统性硬化症。

◎ 肢端型硬皮病

- 肢端型硬皮病：皮损局限于手部，出现手指肿胀、指尖萎缩，伴系统受累。
- CREST 综合征：同时出现包括钙质沉着（calcinosis）、雷诺现象（Raynaud phenomenon）、食管蠕动功能障碍（esophageal dysfunction）、指硬化（sclerodactyly）和毛细血管扩张（telangiectasia）五大症状，多伴有抗着丝点抗体（ACA）阳性，预后较好。

◎ 进行性系统性硬化症

- 皮肤表现：多从手及面部向全身蔓延，经历水肿、硬化、萎缩三个时期，可出现爪形手、面具脸、下睑外翻、唇周放射状条纹等；伴皮肤色素沉着或减退，出现毛囊处点状褐色色素沉着与其周围白色色素减退可形成"盐和胡椒"征象；出现皮肤水肿、皮肤异色症、皮肤毛细血管扩张、甲周毛细血管变化、皮肤钙质沉着等。
- 雷诺现象：遇冷或精神紧张时，手指、足趾等处阵发性变白、变紫、变红，并伴有麻木感和疼痛感。
- 皮肤外症状：多关节炎、晨僵，废用性肌萎缩、肌痛；牙周间隙增宽、牙周膜增厚、齿龈退缩，舌系带硬化、挛缩导致伸舌受限；食管受累导致吞咽困难；肺部病变导致间质性肺纤维化；心包积液、心肌纤维化；肾脏病变导致恶性高血压及进行性肾功能不全。

◎ 实验室检查

- 一般检查：部分患者可出现贫血，蛋白尿、血尿或管型尿，红细胞沉降率增快，血清白蛋白降低、球蛋白升高。
- 免疫学检查：抗 Scl-70 抗体（多见于 PSS）或抗着丝点抗体（多见于 CREST 综合征）阳性，抗核抗体、类风湿因子、循环免疫复合物可阳性，C3、C4 可降低。

◎ 病理表现：早期可见真皮浅、深层血管周围及皮下脂肪小叶间隔小灶性淋巴细胞为主的炎症细胞浸润，伴少许浆细胞；后期真皮网状层胶原束硬化红染、排列紧密；皮肤附属器减少，外泌汗腺相对上移；皮下脂肪间隔增宽硬化，皮下脂肪小叶部位被新生硬化胶原代替。

◎ 鉴别诊断：硬肿病、硬化性黏液水肿、嗜酸性筋膜炎等。

◎ 治疗

- 避免劳累，忌烟酒，避免外伤，适度锻炼防止关节和皮肤挛缩，保持营养均衡，避免使用血管收缩类药物。

- 系统治疗：
  - 非甾体抗炎药：如阿司匹林、吲哚美辛等，必要时可使用以缓解关节痛或肌痛等症状。
  - 糖皮质激素：可予泼尼松每日 30 ~ 40 mg，数周后逐渐减量至每日 10 ~ 15 mg 维持。
  - 环磷酰胺：每日 1 ~ 2 mg/kg 口服，必要时可与糖皮质激素联合使用，也可予低剂量环磷酰胺静脉冲击治疗。
  - D- 青霉胺：每日 0.125 g 起始，每 2 ~ 4 周增加 0.125 g，至每日 0.75 g 不再增加剂量，持续用药 1 ~ 3 年。
  - 秋水仙碱：每日 0.5 ~ 1.5 mg，连续口服数月至数年。
  - 甲氨蝶呤、维 A 酸、前列环素类药物、维生素 E 等。

- 局部治疗：糖皮质激素、钙调磷酸酶抑制剂、维 A 酸类，维生素 D 衍生物类药物、咪喹莫特等，必要时可封包治疗。

- 血浆置换。

- 物理治疗：按摩、热浴；UVA1、PUVA、氦氖激光治疗。

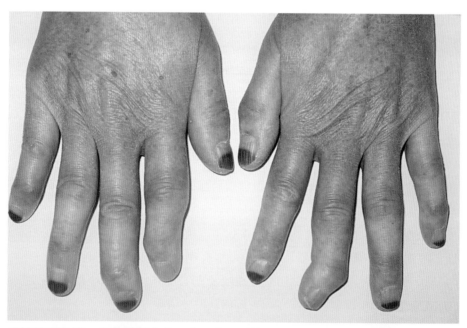

系统性硬皮病：肢端型硬皮病，表现为双手指肿胀、硬化，形成爪形手

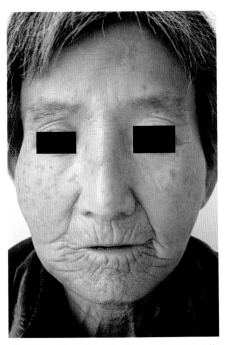

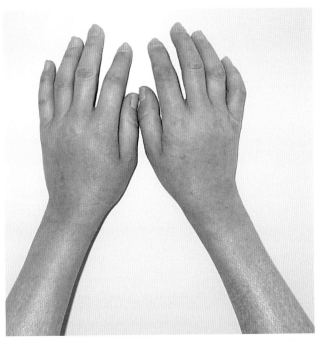

系统性硬皮病：进行性系统性硬化症，面部硬化，口周出现放射性条纹

系统性硬皮病：进行性系统性硬化症，双上肢肿胀、硬化

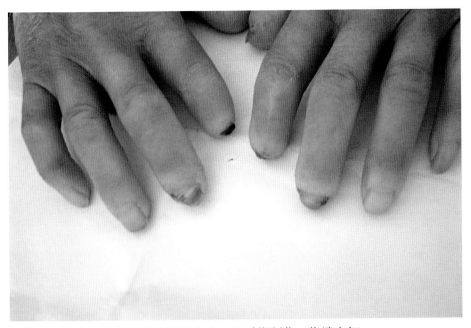

系统性硬皮病：进行性系统性硬化症，双手指硬化，指端变细

（陈玉迪）

大疱性皮肤病

79 | 大疱性类天疱疮 ———————— Bullous pemphigoid

◎ 自身免疫性表皮下水疱性皮肤病。

◎ 大疱性类天疱疮抗原 1（BPAG1，230 kD）位于基底细胞内半桥粒附着斑处；大疱性类天疱疮抗原 2（BPAG2，180 kD）属跨膜结构蛋白，连接半桥粒附着斑及透明板。

◎ 自身抗体与大疱性类天疱疮抗原结合后激活补体、过敏毒素 C3a 和 C5a 形成，肥大细胞脱颗粒，释放嗜酸性粒细胞趋化因子，吸引嗜酸性粒细胞并黏附到基底膜上，释放溶酶体酶，导致基底细胞膜半桥粒和锚丝等断裂及消失，水疱形成。

◎ 多见于 60 岁以上的老年人。

◎ 好发于躯干、四肢屈侧、腋窝和腹股沟。

◎ 临床表现

• 早期为非特异性瘙痒性皮损，可为湿疹样或荨麻疹样。

• 典型表现为正常皮肤或红斑基础上出现张力性水疱、大疱，疱液澄清或血性，疱壁较厚，尼氏征阴性，水疱破溃后很快愈合。

• 约 10%～35% 的患者黏膜受损，表现为水疱、糜烂，较易愈合。

◎ 病理表现：表皮下水疱，疱顶表皮大致正常，疱内可见嗜酸性粒细胞，真皮浅层血管周围可见淋巴细胞及数量不等的嗜酸性粒细胞浸润。

◎ 直接免疫荧光：基底膜带 IgG 和 C3 呈线状沉积。

◎ 鉴别诊断：寻常型天疱疮、疱疹样皮炎、获得性大疱性表皮松解症等。

◎ 治疗

• 一般治疗：维持水电解质平衡，补充蛋白质、维生素。

• 系统治疗

  ○ 糖皮质激素：首选，泼尼松每日 0.5～1 mg/kg，病情控制后开始逐渐减量。

  ○ 免疫抑制剂：可与糖皮质激素联合应用，如甲氨蝶呤、环孢素、硫唑嘌呤、吗替麦考酚酯、环磷酰胺等。

  ○ 丙种免疫球蛋白：每日 400 mg/kg，连用 3～5 天。

  ○ 四环素类：米诺环素、多西环素，可联合烟酰胺。

  ○ 生物制剂：度普利尤单抗、CD20 单抗、IgE 单抗等。

• 局部治疗

  ○ 强效糖皮质激素。

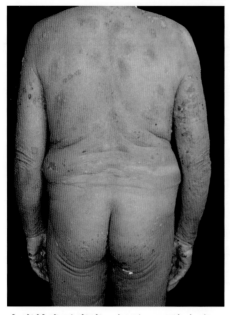

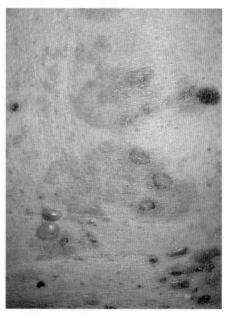

大疱性类天疱疮：躯干、四肢水疱、糜烂

大疱性类天疱疮：红斑呈环状，可见水疱、血疱及糜烂

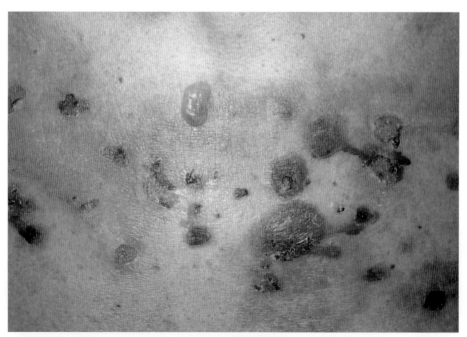

大疱性类天疱疮：红斑基础上水疱、血疱及糜烂

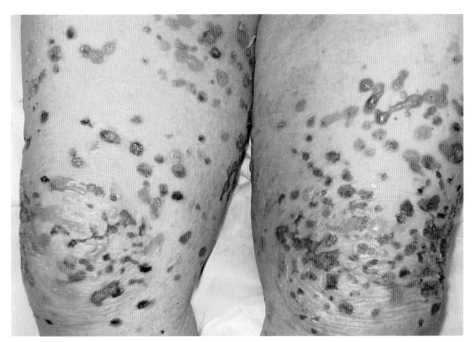

大疱性类天疱疮：下肢水疱、糜烂

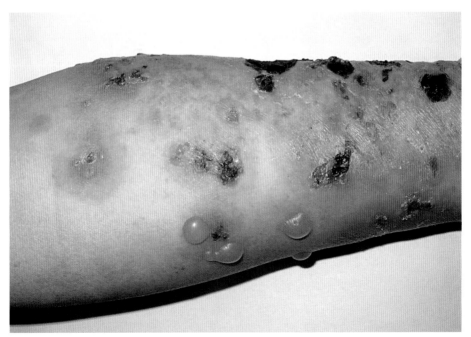

大疱性类天疱疮：上肢水疱、糜烂

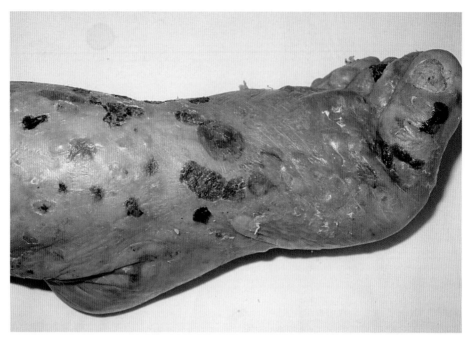

大疱性类天疱疮：足部水疱、大疱及糜烂

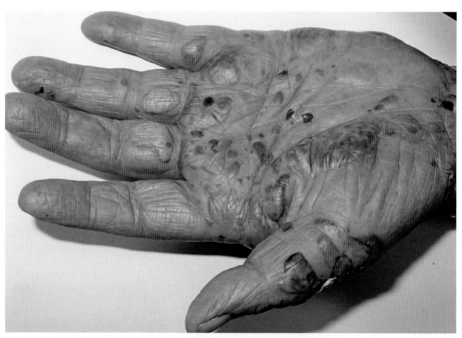

大疱性类天疱疮：手掌水疱、血疱

（李　博）

80 | 线状 IgA 大疱性皮病 —— Linear IgA bullous dermatosis

◎ 是一种与免疫相关的慢性获得性表皮下大疱性疾病。

◎ 本病的自身抗体为 IgA，常为 IgA1，可与多种基底膜抗原结合，引起表皮下水疱。

◎ 分为儿童型（多 10 岁以内）和成人型（多 60 岁以上）。

◎ 常累及躯干、四肢，特别是手肘、膝盖和臀部。

◎ 临床表现：环形、多边形或簇集的红斑、丘疹，边界围绕水疱，类似"珍珠项链"结构，黏膜损害常见。

◎ 瘙痒明显。

◎ 病理表现：表皮下水疱，疱内及真皮浅层可见中性粒细胞及淋巴细胞浸润。

◎ 直接免疫荧光：IgA 沿基底膜带呈线状沉积。

◎ 鉴别诊断：疱疹样皮炎、大疱性类天疱疮等。

◎ 治疗

  • 系统治疗

    ◦ 氨苯砜：小剂量起始，儿童每日 0.5 mg/kg、成人每日 25 ~ 50 mg，缓慢增加剂量至儿童每日 1 mg/kg、成人每日 100 ~ 150 mg。

    ◦ 柳氮磺胺吡啶：可联合氨苯砜。

    ◦ 糖皮质激素：上述治疗无效者可使用。

  • 局部治疗：糖皮质激素。

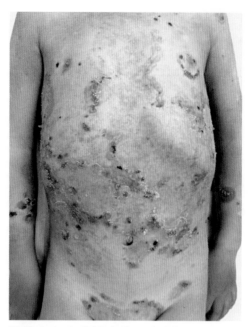

线状 IgA 大疱性皮病：胸腹部及上肢环状红斑，边缘可见水疱、糜烂（本图片由首都医科大学附属北京儿童医院张斌医师提供）

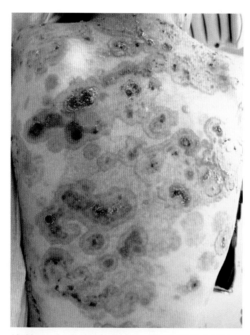

线状 IgA 大疱性皮病：背部环状红斑，边缘可见水疱、糜烂（本图片由首都医科大学附属北京儿童医院张斌医师提供）

（李　博）

81 | 疱疹样皮炎 —————— Dermatitis herpetiformis

◎ 是一种少见的慢性复发性丘疹水疱性皮肤病。

◎ 患者多有谷胶敏感性肠病，摄入谷胶或蛋白质可在肠道产生抗谷胶 IgA 抗体，与真皮乳头组织抗原成分结合或形成免疫复合物沉积，引起表皮下水疱。

◎ 我国罕见，常发生于中青年。

◎ 好发于腋后、肩胛部、臀部、肘膝和四肢伸侧。

◎ 临床表现：对称分布，皮损多形，可表现为红斑、丘疹、风团、水疱，常以水疱为主；水疱常聚集成群或排列成环状或地图形，疱壁较厚，紧张饱满，不易破裂，尼氏征阴性；口服含碘药物或含谷胶食物后皮损加重。

◎ 瘙痒剧烈。

◎ 病理表现：表皮下水疱，真皮乳头内可见中性粒细胞微脓疡，可混杂嗜酸性粒细胞浸润。

◎ 直接免疫荧光：真皮乳头可见 IgA 和 C3 呈颗粒状沉积。

◎ 鉴别诊断：线状 IgA 大疱性皮病、大疱性类天疱疮、疱疹样天疱疮等。

◎ 治疗

- 无谷胶饮食。
- 系统治疗
  - 氨苯砜：首选，成人起始每日 25～50 mg，逐渐增加剂量至控制症状而又无明显不良反应。
  - 柳氮磺胺吡啶：每日 1～1.5 g。
  - 四环素类。
- 局部治疗
  - 止痒和预防继发感染为主。

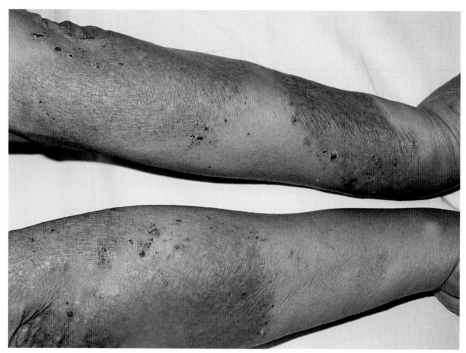

疱疹样皮炎：双上肢红斑丘疹，苔藓样改变，皮疹消退后留有色素沉着

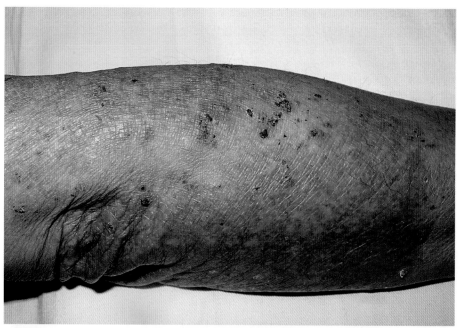

疱疹样皮炎：可见红斑丘疹及苔藓样改变，皮疹消退后留有色素沉着

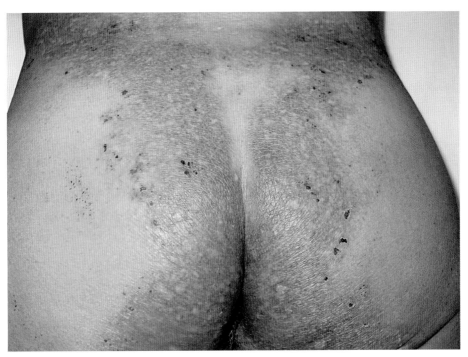

疱疹样皮炎：皮损边缘水疱抓破后出现糜烂

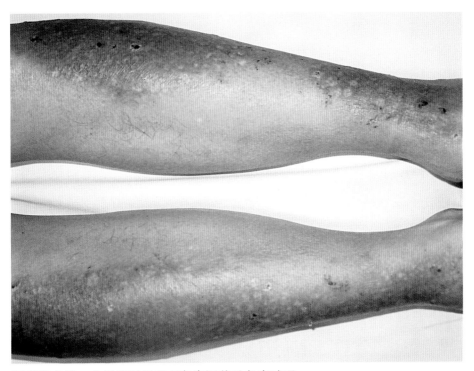

疱疹样皮炎：皮损消退后出现色素沉着及色素减退

（李　博）

82 | 天疱疮 ——————————————————————
Pemphigus

◎ 自身免疫性表皮内水疱性皮肤病。

◎ 患者体内存在抗角质形成细胞表面的桥粒芯糖蛋白（desmoglein，Dsg）3和（或）1的IgG抗体，抗Dsg抗体与Dsg结合后引起细胞间黏附功能丧失、棘层松解和水疱形成。

◎ 好发于中年男性。

◎ 临床表现：分为寻常型、增殖型、落叶型、红斑型及特殊类型。

• 寻常型天疱疮：最常见、最严重。好发于口腔、胸背部、面部、头部等，口腔损害多为首发表现，多在正常皮肤表面出现松弛性水疱和大疱，易破，形成不断扩大的糜烂面，尼氏征阳性，瘙痒不明显。

• 增殖型天疱疮：寻常型的良性型，好发于腋窝、乳房下、腹股沟等，起初为松弛性水疱，破溃后形成糜烂面并出现肥厚性斑块，自觉症状不明显。

• 落叶型天疱疮：中老年人多见，初发于头面及胸背上部，逐渐发展遍及全身。水疱壁薄，极易破裂，在糜烂面上可形成黄褐色油腻性落叶状薄痂，黏膜受累少见。

• 红斑型天疱疮：落叶型的良性型，好发于头面、胸背上部。早期皮损类似于盘状或系统性红斑狼疮，之后出现散在、大小不等的浅表性水疱，极易破裂，在糜烂面上常结成黄痂或脂状鳞屑，伴轻微瘙痒。

• 特殊类型：副肿瘤性天疱疮、IgA天疱疮、疱疹样天疱疮等。

◎ 病理表现：棘层松解，表皮内裂隙或水疱，疱液内有棘层松解细胞。寻常型棘层松解位于基底层上方，落叶型和红斑型位于棘层上部或颗粒层。

◎ 直接免疫荧光：表皮细胞间IgG、C3呈网格状沉积。

◎ 鉴别诊断：大疱性类天疱疮、重症多形红斑、大疱性表皮松解症等。

◎ 治疗

• 支持治疗，高蛋白、高纤维素饮食，维持水、电解质平衡，预防感染。

• 系统治疗

  ○ 糖皮质激素：首选，起始剂量：轻度每日0.5 mg/kg、中度每日1 mg/kg、重度每日1.5 mg/kg，病情控制后逐渐减量。

  ○ 免疫抑制剂：中重度早期应用，可与糖皮质激素联用，如甲氨蝶呤、硫唑嘌呤、环磷酰胺、环孢素、吗替麦考酚酯等。

  ○ 生物制剂：CD20单抗。

○ 丙种免疫球蛋白：每日 400 mg/kg，连用 3 ~ 5 天。

○ 其他：血浆置换、免疫吸附等。

• 局部治疗：保持创面清洁，防止继发感染；红斑损害可外用糖皮质激素。

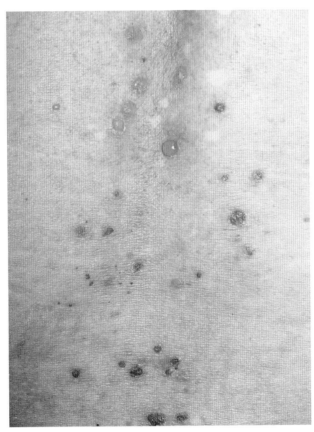

寻常型天疱疮：躯干部水疱、糜烂

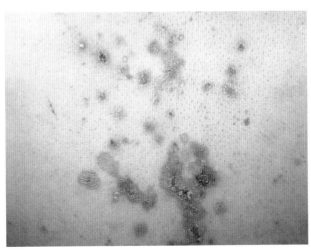

寻常型天疱疮：水疱破裂后形成浅表糜烂

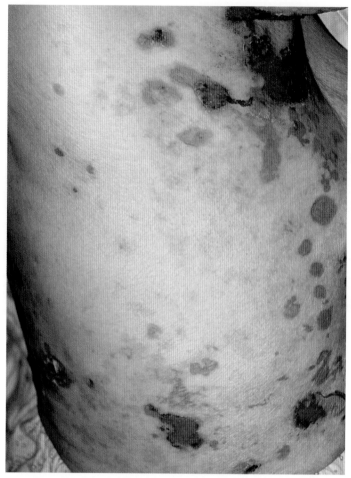

寻常型天疱疮：水疱破裂后形成浅表糜烂

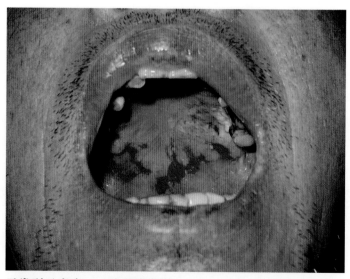

寻常型天疱疮：口腔黏膜糜烂

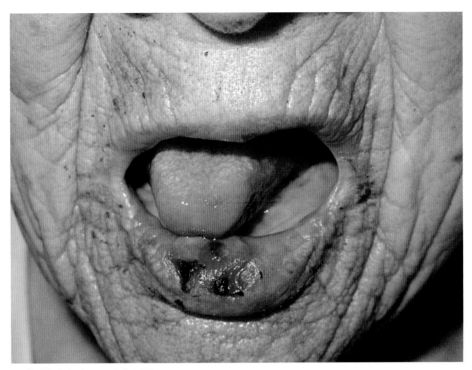

寻常型天疱疮：口唇糜烂

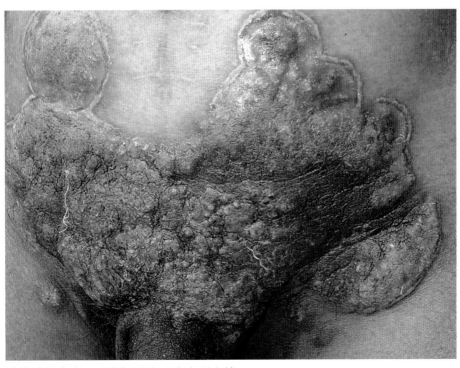

增殖型天疱疮：下腹部及腹股沟出现斑块

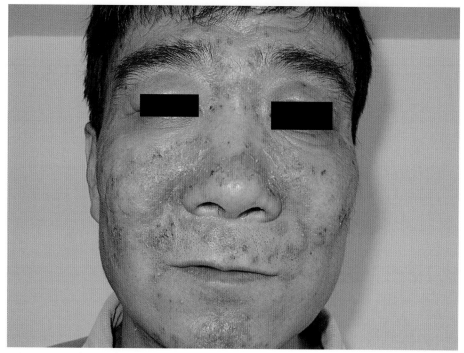

红斑型天疱疮：面部红斑、糜烂

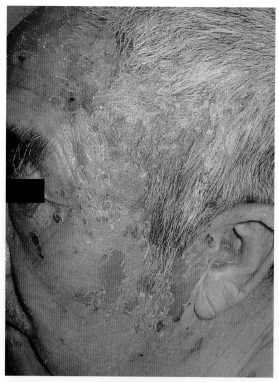

红斑型天疱疮：面部红斑、糜烂

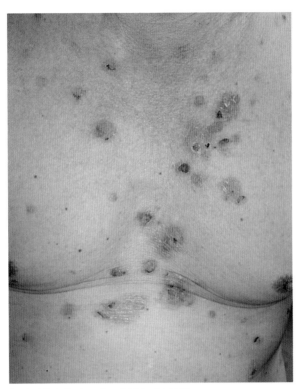

红斑型天疱疮：躯干部红斑糜烂

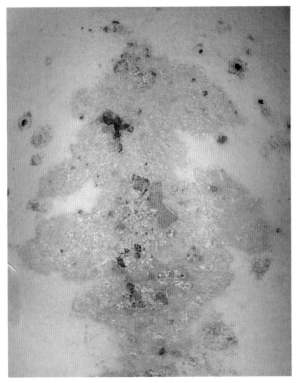

红斑型天疱疮：躯干部红斑糜烂

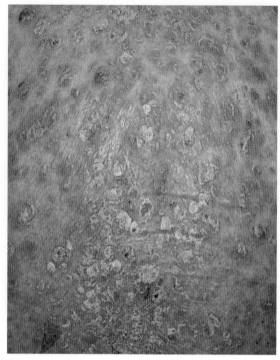

落叶型天疱疮：躯干部红斑、糜烂、脱屑

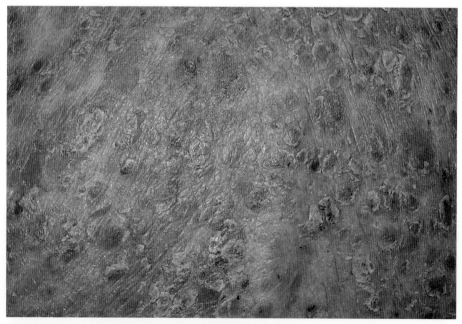

落叶型天疱疮：躯干部红斑、糜烂、脱屑

（李 博）

83 | 疱疹样天疱疮 —————— Herpetiform pemphigus

◎ 是天疱疮的一种亚型或变型，病因不明。

◎ 多见于中老年，男女发病率相等。

◎ 好发于胸部、腹部、背部及四肢近端。

◎ 临床表现：表现为环形或多环形红斑，可在红斑基础上出现针头至绿豆大小水疱，疱壁紧张，尼氏征阴性；偶有大疱和丘疹。

◎ 自觉剧烈瘙痒。

◎ 偶有黏膜损害。

◎ 病理表现：表皮棘层中部有水疱形成，周围有细胞间水肿构成的海绵形成，其中有嗜酸性粒细胞浸润，甚至形成嗜酸性粒细胞小脓肿，疱腔内偶见棘层松解细胞。

◎ 直接免疫荧光检查：表皮细胞间有 IgG 和 C3 沉积。

◎ 间接免疫荧光检查：血清中有低滴度的循环抗表皮细胞间物质自身抗体。

◎ 鉴别诊断：泛发性湿疹、疱疹样皮炎、线状 IgA 大疱性皮病等。

◎ 治疗

- 系统治疗
  - 氨苯砜：轻症可单独应用。
  - 泼尼松：与氨苯砜合用效果好，病情较重时选用。
  - 环磷酰胺：可与泼尼松合用。
  - 硫唑嘌呤：可与泼尼松合用。

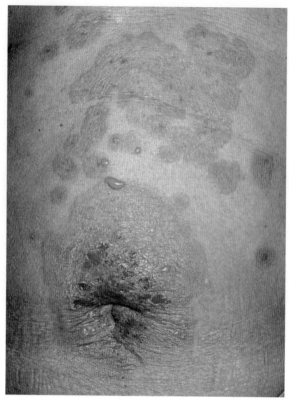

疱疹样天疱疮： 皮损呈环状，边缘可见水疱

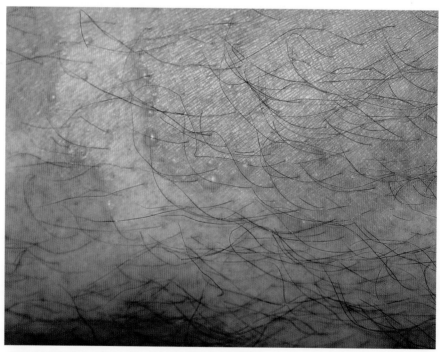

疱疹样天疱疮： 环形红斑边缘可见小的水疱

（杨欣雨）

84 | 副肿瘤性天疱疮 ——— Paraneoplastic pemphigus

◎ 天疱疮的特殊类型。

◎ 发病机制不明确，与伴发的肿瘤有关。

◎ 可发生于任何年龄。

◎ 临床表现：疼痛性口腔炎和多形性皮损为特点，伴多器官损害。

- 皮肤黏膜损害：口腔及口唇黏膜糜烂、溃疡、出血、表面结焦黑色厚痂，有时口腔损害为本病唯一临床表现；皮损多形，可有红斑、水疱、糜烂、结痂、丘疹鳞屑性损害、多形红斑样损害及扁平苔藓样损害。

- 系统受累：闭塞性细支气管炎，病情较重，多为致死原因；神经系统也可受累。

- 伴发肿瘤：淋巴细胞增生性肿瘤为主，主要为非霍奇金淋巴瘤、慢性淋巴细胞白血病、Castleman 肿瘤、胸腺瘤、霍奇金淋巴瘤等。

◎ 病理表现：棘层松解发生于基底层上方，表皮内散在坏死的角质形成细胞，基底细胞空泡变性，真皮浅层以淋巴细胞为主的致密炎症细胞浸润。

◎ 直接免疫荧光：表皮细胞间 IgG 和 C3 沉积，有时基底膜带有 IgG 和 C3 沉积。

◎ 间接免疫荧光：以大鼠膀胱为底物行间接免疫荧光检查可见鼠膀胱上皮棘细胞间荧光。

◎ 鉴别诊断：寻常型天疱疮、重症多形红斑、扁平苔藓等。

◎ 治疗

- 对潜在肿瘤的治疗
  - 良性肿瘤或包裹性肿瘤：手术切除。
  - 恶性肿瘤：根据情况选择合适的治疗方案。
- 对自身免疫反应的治疗
  - 术前、术后使用糖皮质激素、免疫抑制剂。
  - 血浆置换。
  - CD20 单抗。
- 支持治疗：加强营养，维持水电解质平衡、纠正低蛋白血症、预防感染等。

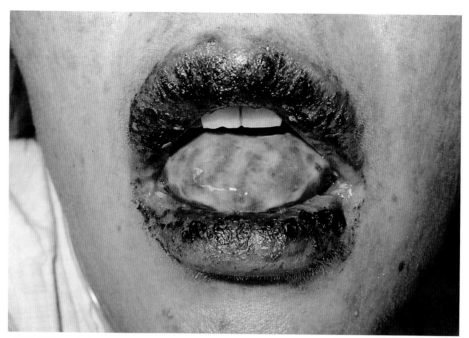

副肿瘤性天疱疮：口唇糜烂、结痂

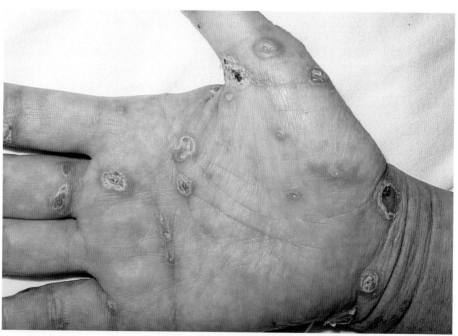

副肿瘤性天疱疮：手掌出现丘疹、丘疱疹，上有鳞屑

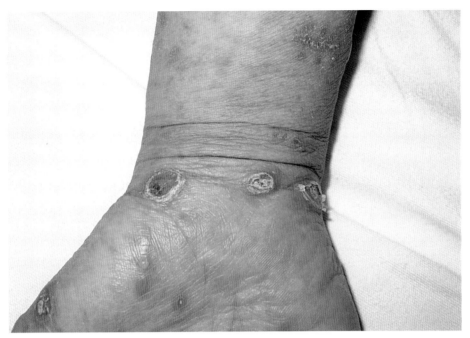

副肿瘤性天疱疮： 出现扁平苔藓样皮损

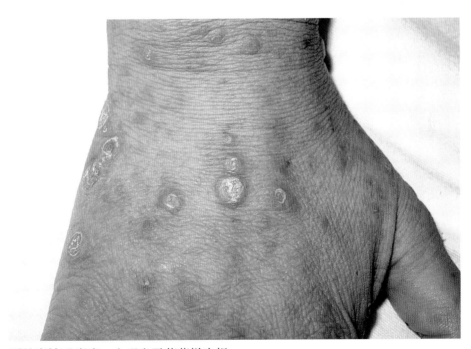

副肿瘤性天疱疮： 出现扁平苔藓样皮损

（李　博）

先天及角化异常性皮肤病

85 | 家族性良性慢性天疱疮 —— Familial benign chronic pemphigus

◎ 又称 Hailey-Hailey 病。

◎ 常染色体显性遗传，编码钙离子泵的 *ATP2C1* 基因突变导致。

◎ 多在 20 ~ 30 岁发病。

◎ 好发于间擦部位，如腹股沟、腋窝、肛周，黏膜受累少见。

◎ 临床表现：红斑或正常皮肤表面出现松弛性水疱，壁薄易破，易形成浸渍、糜烂或结痂，周围扩展形成有痂皮和水疱的环状边缘，可伴腥臭。

◎ 常伴瘙痒，有时疼痛。

◎ 病理表现：基底层上裂隙形成，表皮内可见棘层松解细胞呈倒塌的砖墙样外观，偶见角化不良细胞。

◎ 直接免疫荧光检查阴性。

◎ 鉴别诊断：毛囊角化病、增殖型天疱疮、间擦疹等。

◎ 治疗

• 避免诱发和加重因素，避免摩擦和出汗。

• 局部和（或）系统应用糖皮质激素。

• 合并感染者予局部和（或）系统抗感染治疗。

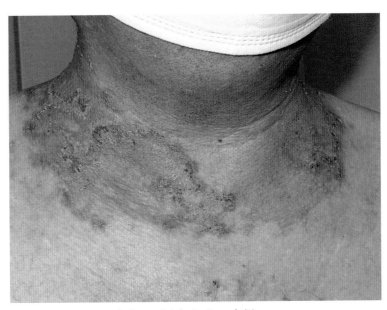

家族性良性慢性天疱疮：颈胸部红斑、糜烂

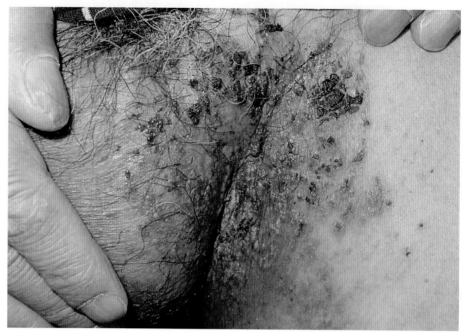

家族性良性慢性天疱疮： 腹股沟红斑、糜烂、水疱、结痂

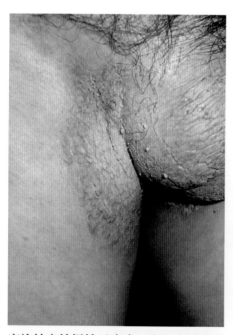

家族性良性慢性天疱疮： 腹股沟浸渍、
结痂

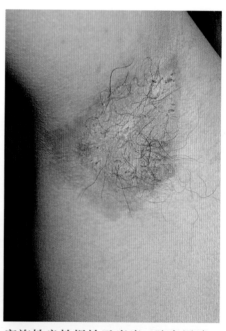

家族性良性慢性天疱疮： 腋窝浸渍、
糜烂

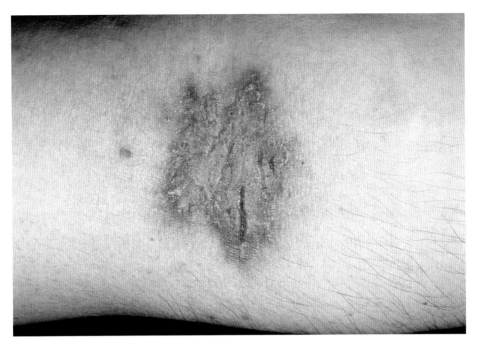

家族性良性慢性天疱疮：肘窝红斑、糜烂

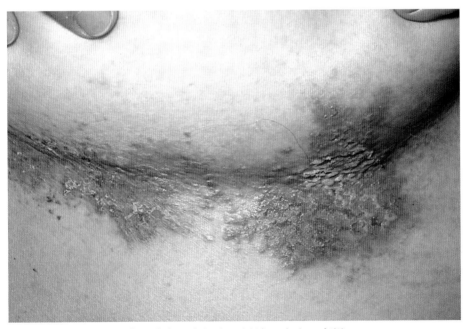

家族性良性慢性天疱疮：乳房下方红斑、浸渍、水疱、糜烂

（李　博）

86 | 毛囊角化病 ——————————————

Keratosis follicularis

◎ 又名达里埃病（Darier's disease）。

◎ 常染色体显性遗传，钙泵基因 *ATP2A2* 突变引起。

◎ 多于 10 ~ 20 岁发病，成年期加重，男女无差异。

◎ 好发于皮脂溢出部位。

◎ 夏季加重，日晒诱发，冬季缓解。

◎ 临床表现：早期为细小、坚实的肤色丘疹，逐渐变为毛囊性疣状丘疹，部分融合成斑块，伴油腻性、棕黄色、黏着性痂及鳞屑。

◎ 可伴黏膜受累及甲异常。

◎ 病理表现：表皮角化过度、角化不全，棘层肥厚，基底层上方棘层松解伴裂隙形成，可见角化不良细胞；真皮乳头不规则增生，形成绒毛状，真皮浅层血管周围淋巴细胞浸润。

◎ 鉴别诊断：融合性网状乳头瘤病、暂时性棘层松解性皮病、疣状角化不良瘤等。

◎ 治疗

- 润肤、保持清洁、避免日晒，轻者无需治疗。
- 系统治疗
  - 阿维 A：每日 0.5 ~ 1 mg/kg，维持阶段减量。
  - 维生素 A：每日 5 万 ~ 10 万 U，也可用至每日 30 万 ~ 100 万 U。
- 局部治疗：维 A 酸类、糖皮质激素、水杨酸等。

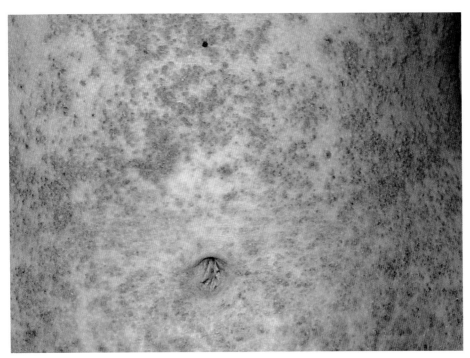

毛囊角化病: 胸腹部褐色丘疹

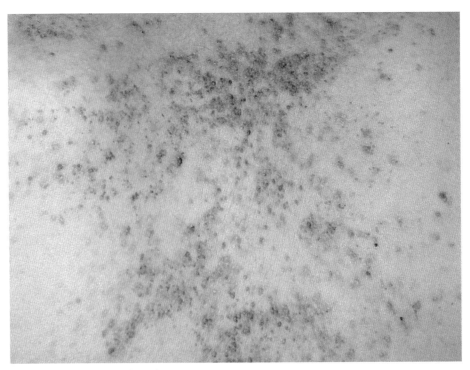

毛囊角化病: 背部褐色丘疹

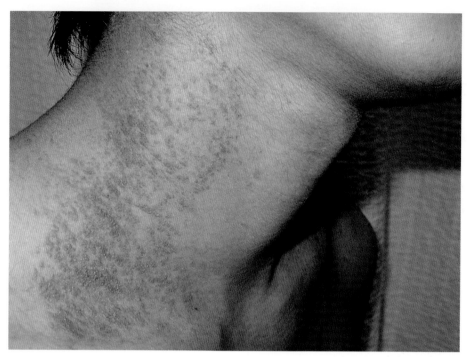

毛囊角化病：颈部红褐色丘疹

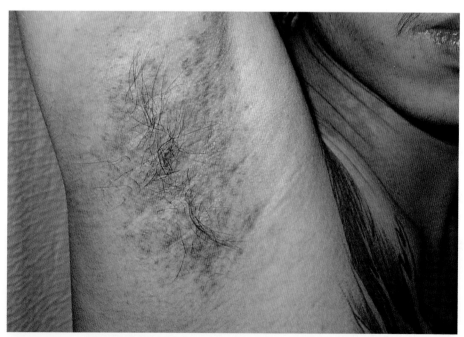

毛囊角化病：腋窝红褐色丘疹

（邵雅昆）

87 | 结节性硬化症 ——————— Tuberous sclerosis

◎ 常染色体显性遗传，与 *TSC1*、*TSC2* 肿瘤抑制基因异常相关，涉及三胚层来源器官异常。

◎ 多于 5 岁前发病，少数可呈隐性状态。

◎ 临床表现：以面部血管纤维瘤、柳叶状色素减退斑、甲周纤维瘤、鲨鱼皮样斑、癫痫、智力障碍等表现为特征。

- 皮肤损害：90% 患者存在以下 1~4 种特征性皮肤损害。
  - 色素减退斑：见于 90% 患者，出生时及婴儿期出现，躯干及臀部好发，形似柳树叶，多 ≥4 处，随年龄增长可能消失。
  - 血管纤维瘤：见于 75%~90% 患者，好发于面部，自两侧鼻唇沟延伸至双颊、下颌、头皮及颈部，表现为坚实、散在的黄红色毛细血管扩张性丘疹，直径 1~10 mm。
  - 甲周纤维瘤：见于 15%~80% 患者，多于 10 岁后出现，表现为甲周红色赘生性损害，表面光滑，可造成甲床及甲板破坏，直径 5~10 mm。
  - 鲨鱼皮样斑：见于 20%~50% 患者，青春期后出现，不规则增厚并稍隆起的斑块，皮色或淡黄色，可呈橘皮样，以腰骶部多见，1~10 cm 不等。
- 皮肤外表现
  - 神经系统：癫痫（70%~90%）及智力障碍（60%~70%），常发生于婴儿及儿童期。
  - 眼部病变：40%~80% 患者伴发视网膜星状细胞错构瘤，无临床症状，具有诊断意义。
  - 肾脏、肺部、心脏、消化道、甲状腺、睾丸等多系统均可受累。

◎ 病理表现：血管纤维瘤皮损内可见大量成纤维细胞及胶原纤维增生；色素减退斑处黑素细胞数目正常，但黑素小体数目减少，黑素化异常；鲨鱼皮样斑处胶原纤维增生、硬化，弹力纤维减少或消失。

◎ 鉴别诊断：面部血管纤维瘤需与酒渣鼻、毛发上皮瘤、痤疮等鉴别；色素减退斑需与白癜风、脱色素痣、贫血痣等鉴别；鲨鱼皮样斑需与软纤维瘤、黄色肉芽肿等鉴别；甲周纤维瘤需与软纤维瘤、皮肤纤维瘤、神经纤维瘤等鉴别；满足 1~4 处特征性皮损及系统受累者，需进行系统筛查。

◎ 治疗
- 无特效治疗方法，对症处理。
- 面部血管纤维瘤及甲周纤维瘤可采用皮肤磨削术、激光等治疗方式。
- 系统受累者需筛查病因后对症处理。

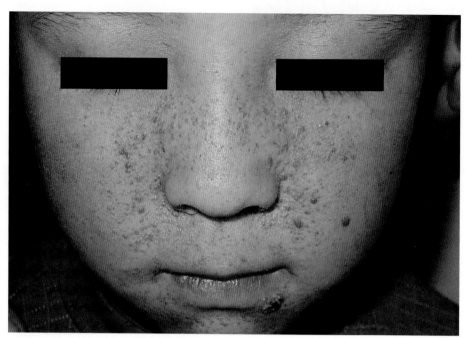

结节性硬化症：面部血管纤维瘤

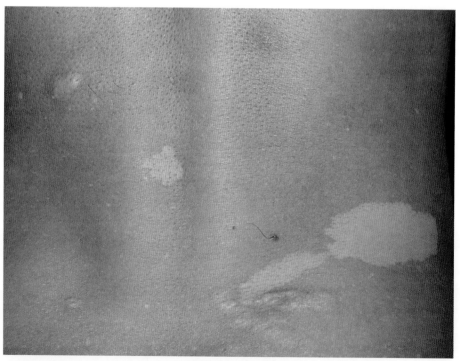

结节性硬化症：躯干部柳叶状白斑及鲨鱼皮样斑

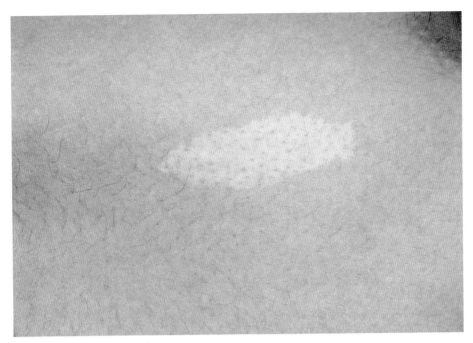

结节性硬化症：柳叶状白斑

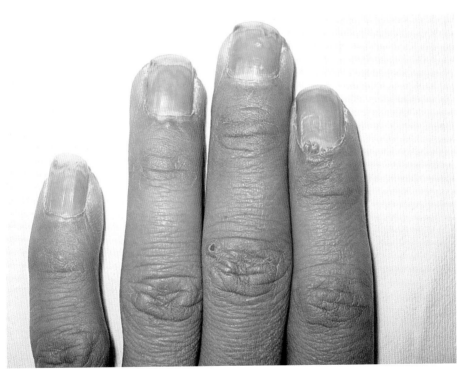

结节性硬化症：甲周（示指）纤维瘤

（邵雅昆）

88 | 神经纤维瘤病 ———————— Neurofibromatosis, NF

◎ 常染色体显性遗传，致病基因为 *NF1*、*NF2*。

◎ 临床分为 NF1 和 NF2，NF1 为经典型神经纤维瘤病，出现多发神经纤维瘤、多发性咖啡斑，很少或无中枢神经系统损害；NF2 又称中枢神经纤维瘤病或听神经纤维瘤病，出现双侧听神经瘤。

◎ 临床表现

- 皮肤损害

  ○ 神经纤维瘤：表面平坦或突出，半球状或有蒂，触之柔软，数个至 1000 个以上；分为皮肤型、皮下型、丛状型。

  ○ 咖啡斑：色素均匀一致的淡褐色斑，不规则圆形或卵圆形，大小不等，常多发，出生即有，逐渐增多。

  ○ Crowe 征：腋窝或腹股沟处雀斑样色素沉着，直径小于 5 mm，为 NF1 特征性改变。

- 神经病变：智力发育迟缓、痴呆、癫痫等。

- 口腔损害：口腔肿瘤、巨舌症。

- 眼部病变：虹膜黑素细胞错构瘤；双侧视神经萎缩、青光眼。

- 骨骼损害：蝶骨发育不良、长骨皮质变薄等。

- 内分泌异常：肢端肥大症、黏液性水肿等。

- 恶变：可发生神经纤维肉瘤或称恶性神经鞘瘤，不常见。

◎ 病理表现：神经纤维瘤处表现为境界清楚但无包膜的真皮或皮下肿瘤，瘤体染色较浅，内含多数呈 S 形和梭形核的细胞，排列杂乱，可见散在分布的肥大细胞；咖啡斑处表现为功能活跃的黑素细胞数量增多，伴黑素颗粒增多。

◎ 诊断标准

- 经典神经纤维瘤病（满足 2 条及以上）

  ○ 6 个或 6 个以上的咖啡斑，青春期前直径大于 5 mm，成人直径大于 15 mm。

  ○ 2 个或多个任何类型的神经纤维瘤或丛状神经纤维瘤。

  ○ 腋窝或腹股沟的雀斑。

  ○ 视神经胶质瘤。

  ○ 2 个或多个 Lisch 结节。

  ○ 骨损害，如伴发或不伴发假性骨关节病的蝶骨发育不良和长骨皮质变薄。

  ○ 一级亲属患本病。

- 中枢神经纤维瘤病（具备任 1 条）
  - CT 或 MRI 证实有双侧听神经肿瘤。
  - 一级亲属中患 NF2 或以下肿瘤如单侧听神经瘤或以下肿瘤（神经纤维瘤、脑膜瘤、神经胶质瘤、神经鞘瘤或幼年性后囊晶状体浑浊）中的 2 个。

◎ 鉴别诊断：结节性硬化症、Bloom 综合征、毛细血管扩张 – 共济失调综合征等。

◎ 治疗

- 对症治疗，如严重影响美观、影响功能、伴有疼痛、怀疑恶变时可手术切除。
- 咖啡斑可激光治疗。
- 控制癫痫发作。

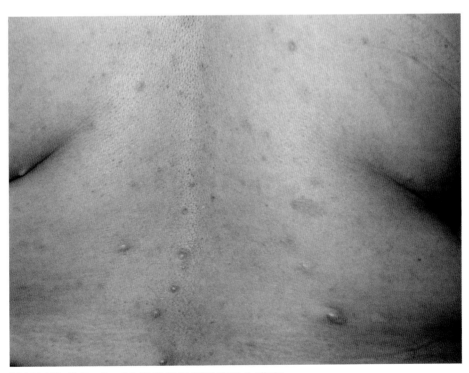

神经纤维瘤病：躯干多发的神经纤维瘤及咖啡斑

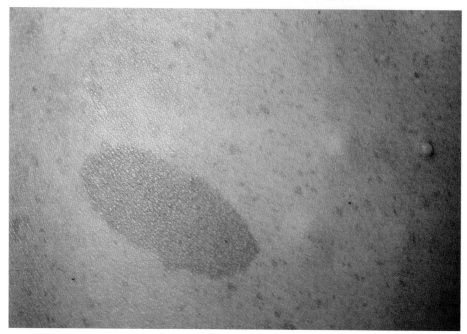

神经纤维瘤病：躯干多发的神经纤维瘤及咖啡斑

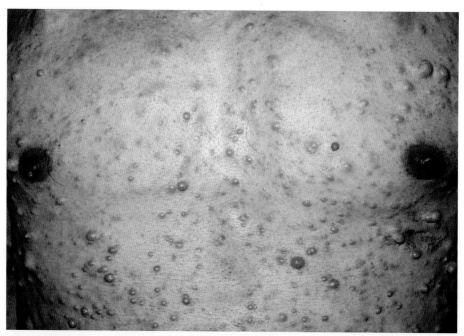

神经纤维瘤病：躯干多发的神经纤维瘤及咖啡斑

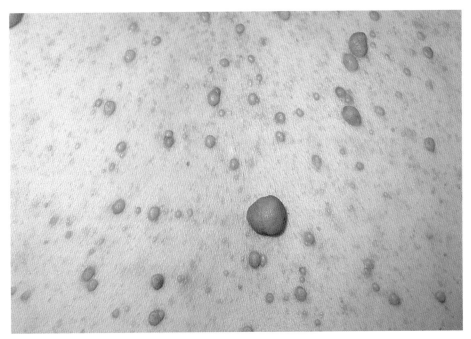

神经纤维瘤病：躯干多发的神经纤维瘤及咖啡斑

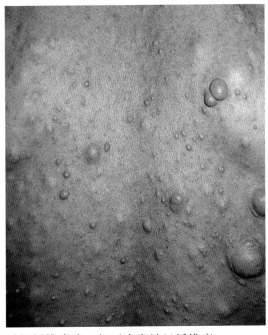

神经纤维瘤病：躯干多发神经纤维瘤

（何月希）

89 | 汗孔角化症 ———————————
Porokeratosis

◎ 多为常染色体显性遗传。

◎ 包括 Mibelli 经典型汗孔角化症、播散性浅表性光线性汗孔角化症、浅表播散型汗孔角化症、线状汗孔角化症、点状汗孔角化症、播散性掌跖汗孔角化症等。

◎ 不同分型好发年龄及好发部位不同。

◎ 临床表现：不同分型可有不同临床表现，典型损害为角化性丘疹，逐渐扩大呈环状、匐行性或不规则斑片或斑块，边界清楚，边缘隆起，呈棕灰色，中央光滑、萎缩。

◎ 多无自觉症状，部分伴有瘙痒。

◎ 病理表现：角化过度，表皮内可见与长轴呈 45° 的板层状角化不全柱，下方表皮萎缩，颗粒层消失，可见角化不良细胞，真皮浅层可见淋巴细胞为主的炎症细胞浸润及散在噬色素细胞。

◎ 鉴别诊断：不同亚型需与不同疾病鉴别，包括扁平苔藓、病毒疣、鲍恩病等。

◎ 治疗
 • 早诊断、早治疗、定期随访，以防治恶变。
 • 系统治疗：维 A 酸类。
 • 局部治疗：水杨酸、维 A 酸、维生素 D_3 衍生物、氟尿嘧啶、咪喹莫特等。
 • 物理治疗：局限性小皮损可选择二氧化碳激光、冷冻、手术切除等。

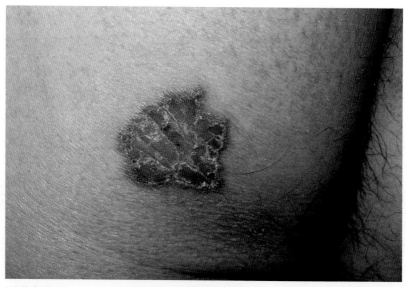

汗孔角化症：Mibelli 经典型，左臀部皮损

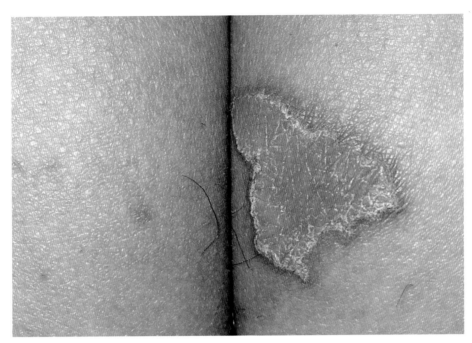

汗孔角化症： Mibelli 经典型，右臀部皮损

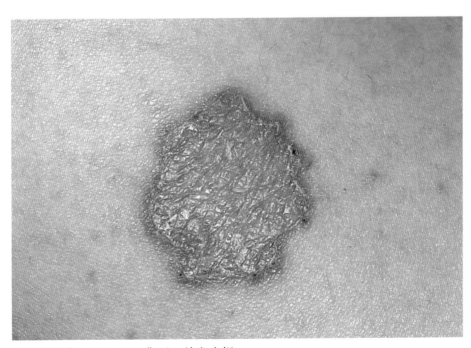

汗孔角化症： Mibelli 经典型，单发皮损

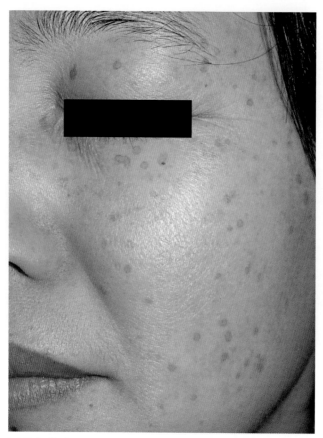

汗孔角化症：浅表播散型，多发皮损

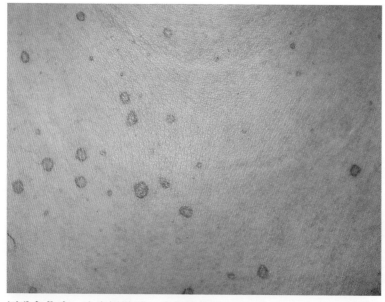

汗孔角化症：浅表播散型，多发皮损

（邵雅昆）

营养及代谢性疾病

90 | 烟酸缺乏症

Niacin deficiency

◎ 又称陪拉格病（pellagra）、糙皮病，由于缺乏烟酸类维生素（维生素 PP 或维生素 B_3）导致。

◎ 长期酗酒、烟酸吸收不良或供给不足、需要量增加、合成减少、长期服用某些药物如异烟肼、磺胺等均可导致。

◎ 良好的烟酸来源包括酵母、肉类、谷类、菜豆类。

◎ 男性多于女性。

◎ 好发于暴露部位，呈对称分布。

◎ 临床表现

• 典型三联征：又称 3D 征，皮炎（dermatitis）、腹泻（diarrhea）和痴呆（dementia）。

• 早期皮损呈晒伤样，严重者可出现大疱、糜烂；后期出现鳞屑及色素沉着。

• 典型表现为四肢红棕色或棕黑色"焦痂"样红斑脱屑，四肢末端呈手套袜套样；面颈部红斑；可出现口腔黏膜异常。

• 精神症状：轻者神经衰弱，重者精神异常及运动失调。

◎ 病理表现：角化过度伴轻度角化不全，颗粒层变薄，棘层最上层角质形成细胞呈带状苍白和空泡变性；真皮血管周围有慢性炎症细胞浸润。

◎ 实验室检查：测定血清中 2- 吡啶酮值、尿中 2- 吡啶酮 /N- 甲基烟酰胺（NMN）比值、红细胞中烟酰胺腺嘌呤二核苷酸（辅酶 I，NAD）/辅酶 II（NADP）比值。

◎ 鉴别诊断：日光性皮炎、迟发型皮肤卟啉症、接触性皮炎等。

◎ 治疗

• 积极寻找并消除诱因，加强营养，避免日晒。

• 系统治疗

  ◦ 烟酰胺：每日 100～300 mg。

  ◦ 补充 B 族维生素、蛋白质、铁剂。

• 局部对症治疗。

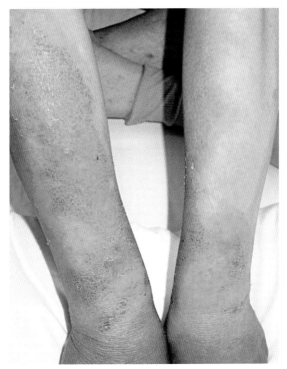

烟酸缺乏症：双上肢曝光部位出现红斑，边界清楚

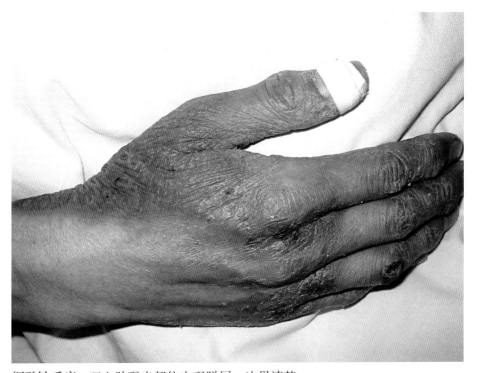

烟酸缺乏症：双上肢曝光部位出现脱屑，边界清楚

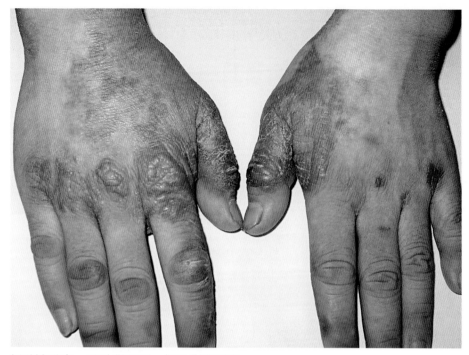

烟酸缺乏症：双手背红斑，似烫伤样损害

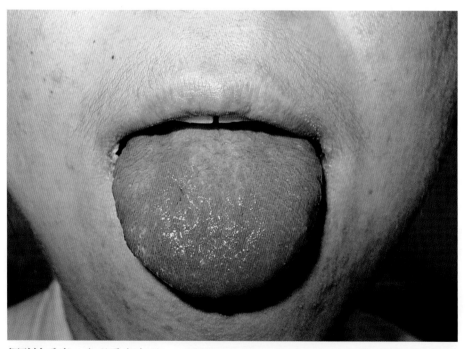

烟酸缺乏症：出现舌炎表现

（杨　坤）

91 | 胫前黏液水肿 ———————

Pretibial Myxedema

◎ 胫前黏液水肿是 Graves 病的少见皮肤表现，桥本甲状腺炎和特发性甲状腺功能减退症患者也可发生。

◎ 目前认为促甲状腺激素抗体、多种细胞因子共同刺激成纤维细胞分泌大量糖胺聚糖、透明质酸和硫酸化的黏多糖在真皮及皮下组织沉积，进而引发非凹陷性水肿。

◎ 中老年多见；多发生于 Graves 病诊断后的 1~3 年内。

◎ 甲状腺功能亢进症（甲亢）患者亦可出现，发病与甲状腺功能是否亢进无明显关系。

◎ 皮损常见于双侧胫前区域和足部，极少数情况可累及面部、上肢、胸腹部，尤其是手术创伤后或瘢痕位置。

◎ 临床表现：红色、皮色或紫色的硬质非凹陷性结节或斑块，呈特征性的橘皮样外观，偶伴轻度瘙痒或疼痛，皮损处常伴有多毛及多汗。根据临床表型可分为以下类型：

• 弥漫型：胫前和足部弥漫性非凹陷性水肿，可伴紫褐色色素沉着。

• 结节斑块型：在非可凹性水肿基础上出现斑块或结节样改变，边界清晰。

• 象皮腿型：双下肢粗大畸形，皮肤增厚硬化，弥漫性水肿样改变，呈瘤样结节外观。

◎ 病理表现：真皮中下层胶原纤维间隙增宽，大量淡蓝染线状或颗粒状黏蛋白沉积，阿申蓝染色可更好地显示黏蛋白，可见星状成纤维细胞。

◎ 鉴别诊断：与淋巴水肿、肥胖相关性淋巴水肿等疾病鉴别。

◎ 治疗

• 戒烟、控制体重，改善甲状腺功能。

• 可外用中强效糖皮质激素制剂封包，或曲安奈德（10~40 mg/ml）病灶内局部封闭治疗。

• 重度或难治性胫前黏液水肿可考虑口服糖皮质激素、血浆置换、静注免疫球蛋白等系统性治疗，部分研究报道利妥昔单抗、己酮可可碱、替妥木单抗对难治性胫前黏液水肿可能有效。

• 在上述治疗基础上辅助使用压力绷带或弹力袜，可改善下肢水肿。

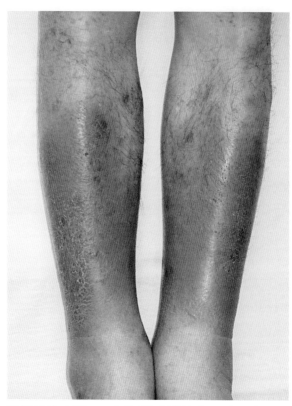

胫前黏液水肿： 双侧胫前弥漫性非凹陷性水肿，皮肤表面红斑、脱屑

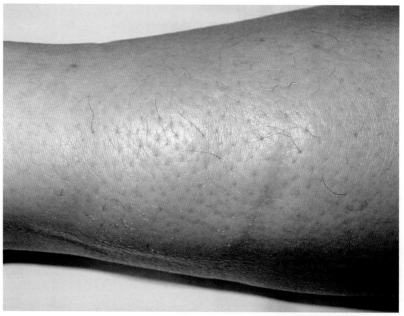

胫前黏液水肿： 表面呈橘皮样外观

（高田敬）

92 | 原发性皮肤淀粉样变病 ——Primary cutaneous amyloidosis

◎ 发病原因尚不清楚，可能与长期摩擦、遗传、病毒感染（如EB病毒）和环境因素等有关。

◎ 临床表现：可分为苔藓样、斑状、结节型、皮肤异色病样等多种类型。

- 苔藓样淀粉样变病：好发于双侧胫前，表现为针头大小褐色斑疹逐渐形成直径2 mm半球形质硬丘疹，表面光滑发亮，可沿皮纹排列，伴瘙痒。

- 斑状淀粉样变病：好发于背部肩胛区，表现为群集的直径1~3 mm褐色斑疹，融合成网状或波纹状，伴轻度瘙痒。

- 结节型淀粉样变病：少见，可发生于面部、躯干、四肢及外生殖器，可单发或多发，表现为坚实的结节或斑块，表面淡红或黄褐色，有时表面可萎缩或呈大疱样，部分患者可转变成典型的系统性淀粉样变病。

◎ 病理表现：真皮乳头增宽，可见均一红染的团块状淀粉样蛋白沉积，上方表皮角化过度，棘层可见散在坏死角质形成细胞；真皮浅层血管周围稀疏淋巴细胞浸润，可见噬黑素细胞。

◎ 特殊染色：甲基紫或刚果红染色（+），淀粉样蛋白呈紫红色。

◎ 鉴别诊断：慢性单纯性苔藓、肥厚性扁平苔藓、结节性痒疹等。

◎ 治疗

- 系统治疗：阿维A、沙利度胺对部分患者有效。

- 局部治疗：糖皮质激素、钙调磷酸酶抑制剂、维A酸乳膏。

- 物理治疗：光疗（UVB或PUVA）。

- 手术切除：用于结节型。

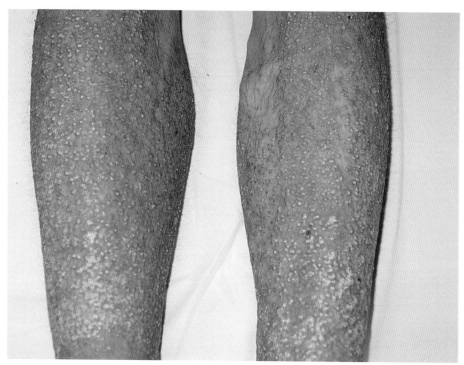

原发性皮肤淀粉样变病：苔藓样，表现为双小腿伸侧多发的质硬丘疹

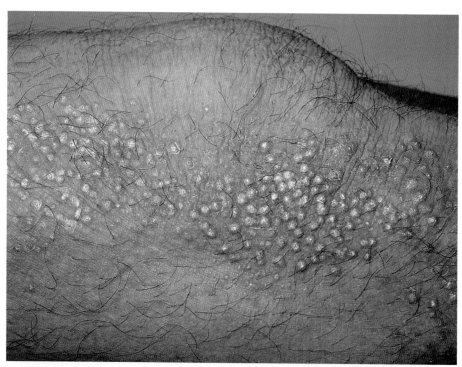

原发性皮肤淀粉样变病：苔藓样，表现为双小腿伸侧多发的质硬丘疹

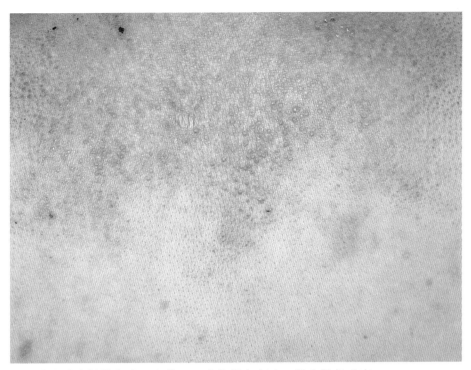

原发性皮肤淀粉样变病：斑状，上背部褐色斑疹，散在褐色丘疹

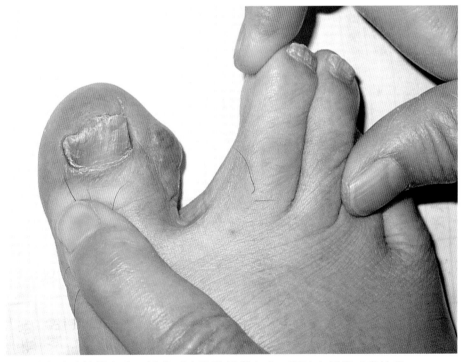

原发性皮肤淀粉样变病：结节型皮肤淀粉样变病，踇趾内侧缘丘疹结节

（杨　坤）

93 | 黄瘤病

Xanthomatosis

◎ 含脂质的组织细胞在真皮、皮下组织及肌腱中聚集形成。

◎ 可能与血浆脂质过高，组织中脂质沉积，介导组织细胞吞噬过程相关。

◎ 临床表现

- 睑黄瘤：最常见，多见于中年女性，双上眼睑、内眦旁对称分布的柔软、橙黄色丘疹或斑块；常见于高脂蛋白血症、肝胆疾病（阻塞性肝病）患者。

- 结节性黄瘤：好发于关节伸面，为扁平或突起的圆形结节，早期皮损显淡黄色，晚期形成纤维化后颜色变淡。

- 腱黄瘤：好发于肌腱处，进展缓慢的皮下结节，与表皮不粘连。

- 发疹性黄瘤：好发于臀、肩、手、膝的伸侧，为黄色丘疹，急性期炎症明显，皮损周围有红晕，偶有瘙痒或疼痛，可有同形反应，数周后红晕消退，最后丘疹消退，留有色素性瘢痕。

- 播散性黄瘤病：可能与尿崩症相关。

- 其他类型：结节性发疹性黄瘤病、扁平黄瘤等。

◎ 病理表现：真皮、肌腱内可见大量泡沫细胞，成群或呈结节状分布于胶原束间，可见 Touton 多核巨细胞，伴淋巴细胞浸润；发疹性黄瘤炎症较明显，可有中性粒细胞浸润。

◎ 鉴别诊断：幼年黄色肉芽肿、朗格汉斯细胞组织细胞增生症等。

◎ 治疗

- 低脂、高蛋白饮食，定期监测血脂。

- 系统治疗：伴高脂血症者使用降脂药物，如他汀类、贝特类降脂药物及普罗布考等。

- 物理治疗：适用于睑黄瘤及较小黄瘤，如电凝、冷冻、激光等。

- 手术切除：适用于较大黄瘤。

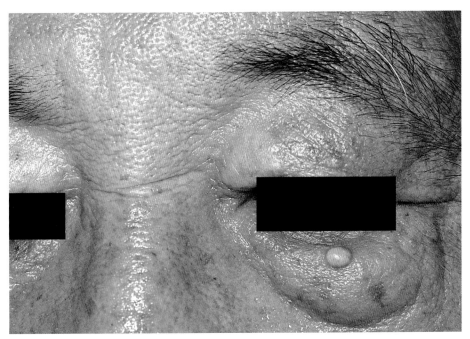

黄瘤病：睑黄瘤，表现为双上眼睑橙黄色斑块及左眼下方丘疹

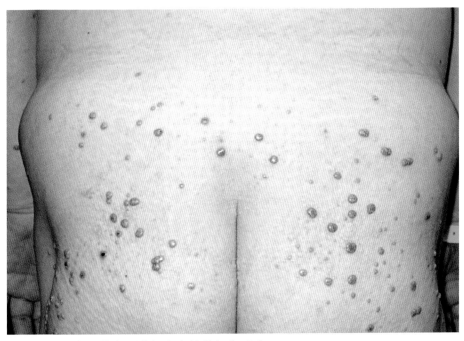

黄瘤病：发疹型黄瘤，臀部多发的黄红色丘疹

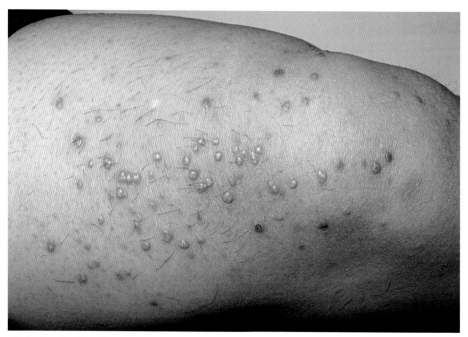

黄瘤病：发疹型黄瘤，下肢多发的黄红色丘疹

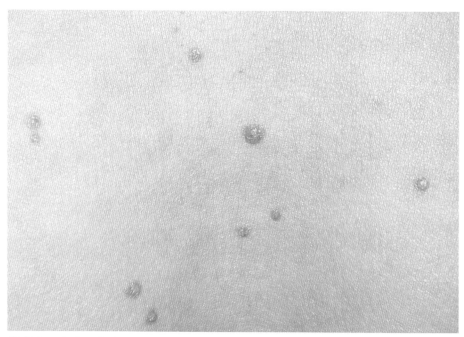

黄瘤病：发疹型黄瘤，表现为多发的黄色丘疹

（胡　强）

色素性皮肤病

94 | 白癜风

◎ 黑素细胞被破坏导致的色素脱失性皮肤病。

◎ 发病机制包括自身免疫学说、遗传学说、黑素细胞自身破坏学说、细胞因子缺乏学说、神经化学学说、氧化应激学说等。

◎ 任何部位均可发生，好发于暴露及摩擦部位。

◎ 多数患者春夏两季好发。

◎ 临床表现：色素减退性斑片，大小不一，皮损区毛发可变白。

◎ 一般无自觉症状，少数发病前可有瘙痒。

◎ 分为节段型、非节段型或寻常型、未定类型。

- 节段型：沿某一皮神经节段分布，单侧的不对称白斑。
- 非节段型或寻常型：又可分为局限型、黏膜型、肢端型、散发型、泛发型（面积 >50%）、混合型（寻常型中有节段型）。

◎ 分为进展期和稳定期，进展期可有同形反应。

◎ 病理表现：皮损内黑素细胞减少或消失，真皮浅层有淋巴细胞浸润。

◎ 鉴别诊断：无色素痣、贫血痣、特发性点状白斑等。

◎ 治疗

- 根据分型、分期、白斑面积、部位等综合考虑制订治疗方案。
- 进展期
  - 快速进展时可系统应用糖皮质激素。
  - 外用糖皮质激素或钙调磷酸酶抑制剂。
- 稳定期
  - 光敏药物：补骨脂、卡力孜然酊等。
  - 308 nm 准分子激光、窄谱 UVB、PUVA 等。
  - 皮损稳定 6 个月以上可行自体表皮移植及黑素细胞移植。

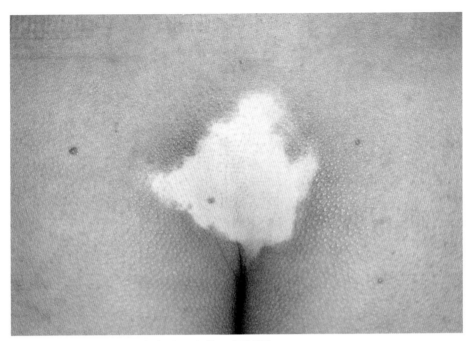

白癜风：局限型，单发色素减退斑位于腰骶部

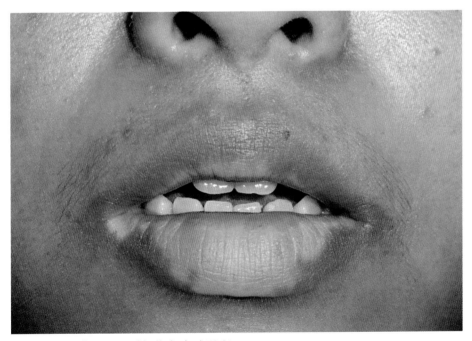

白癜风：黏膜型，口唇部位色素减退斑

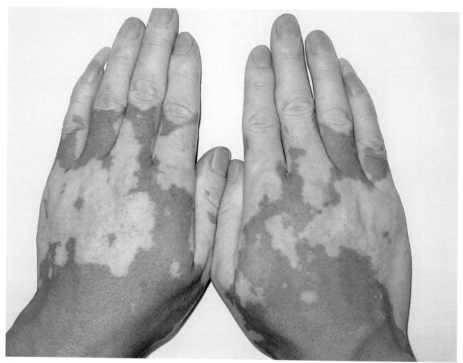

白癜风：肢端型，白斑位于手背、手指伸侧及甲周

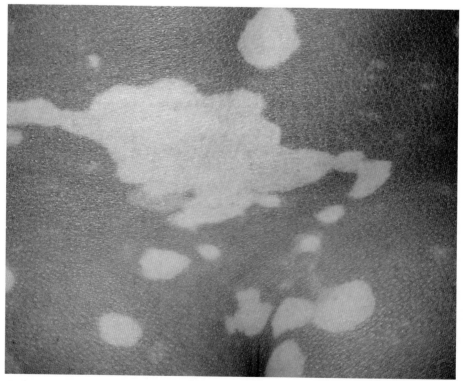

白癜风：散发型，腰骶部散在白斑

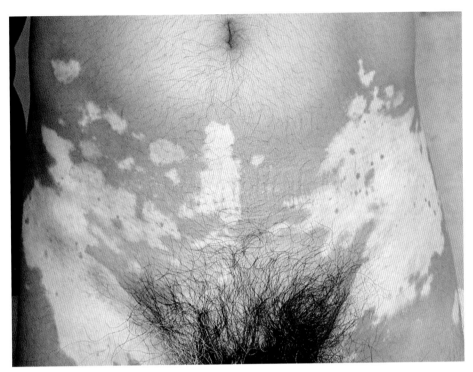

白癜风：散发型，下腹部多发白斑

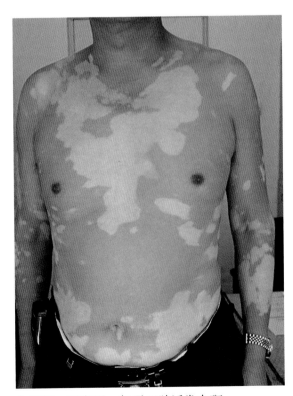

白癜风：泛发型，躯干四肢泛发白斑

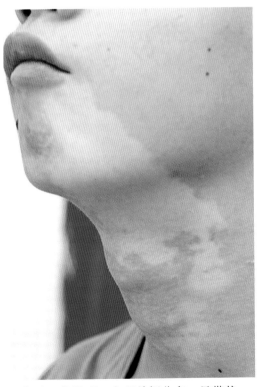

白癜风：节段型，白斑单侧分布，呈带状

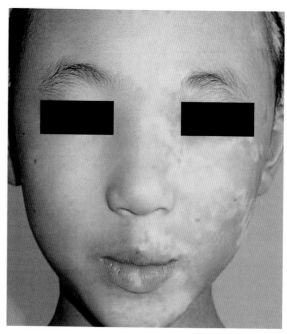

白癜风：节段型，左面部单侧分布白斑

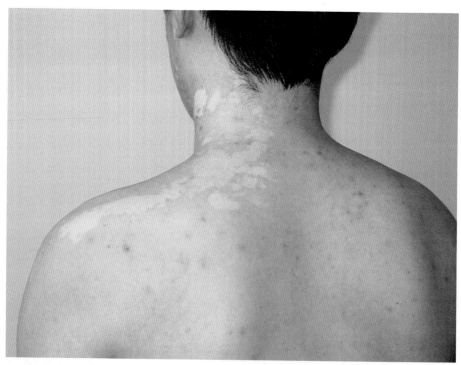

白癜风：节段型，左颈、肩部单侧分布白斑

（杨　坤）

95 | 晕痣

◎ 目前认为是白癜风的一个类型。

◎ 可能由于某些因素引起机体的免疫反应，使痣细胞及表皮内的黑素细胞遭到破坏从而引起痣周围出现白斑。

◎ 好发于儿童和青少年。

◎ 临床表现

- 以皮肤肿瘤（主要是色素痣）为中心周围出现色素减退斑。
- 皮肤肿瘤绝大多数是良性痣细胞痣，但也可以是蓝痣、恶性黑素瘤。
- 白斑通常呈离心性向外扩展，中心痣可出现色素减退或无变化。
- 背部是最为常见的部位。
- 多为单个发生，约25%～50%的患者有多个晕痣，可同时出现，也可先后发生。
- 有报道约有半数的白癜风患者发生晕痣，也有报道约半数的晕痣患者发生白癜风。
- 晕痣可在白癜风白斑之前发生，也可与白癜风同时或在白癜风出现白斑之后发生。

◎ 病理特征：位于晕痣中心的色素痣多为混合痣，也可为交界痣或皮内痣。在晕痣的早期，痣细胞巢包埋于致密的炎症细胞之中，浸润的炎症细胞主要为淋巴细胞，常可见噬黑素细胞。痣周围表皮与真皮交界处黑素细胞及黑素颗粒常常减少或消失。

◎ 治疗：处于发展期的晕痣，首先应该控制白斑的发展，如外用糖皮质类固醇激素软膏，阻止白斑的进展，促进白斑复色；处于稳定期的晕痣，可以考虑手术切除晕痣。

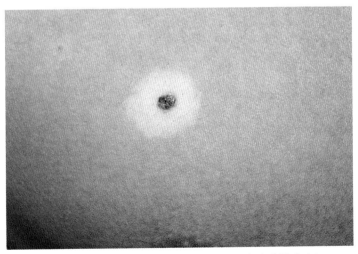

晕痣：中央为色素痣，呈黑褐色，外周为椭圆形的白斑

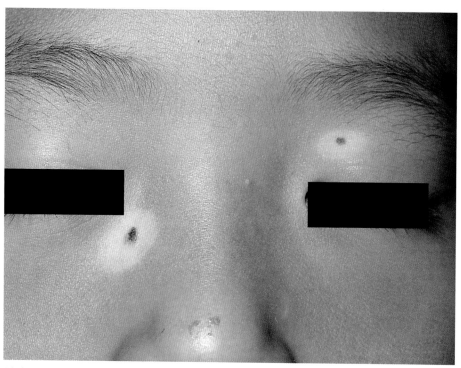

晕痣：面部 2 个色素痣周围出现色素减退，呈椭圆形

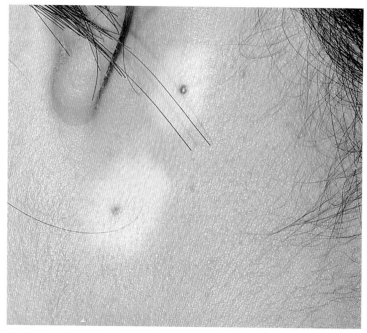

晕痣：颈部 2 个晕痣，中央为色素痣呈粉红色，外周的白斑呈椭圆形

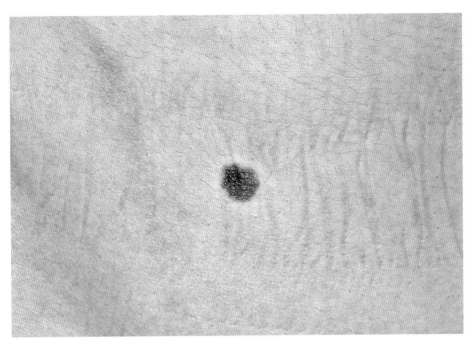

晕痣：发育不良痣周围出现色素减退

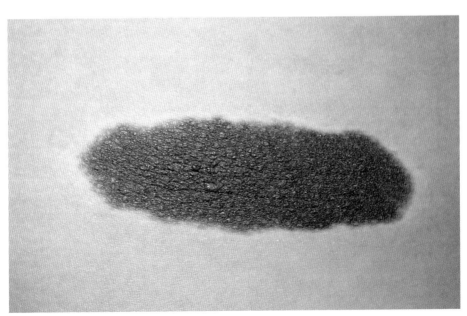

晕痣：先天大的色素痣周围出现色素减退

（常建民）

96 | 无色素痣

◎ 又称脱色素痣（nevus depigmentosus）。

◎ 可能与黑素小体的合成及转运异常相关。

◎ 多数患者于 3 岁前发病，少数于成年后出现。

◎ 好发于后背及臀部，其次为胸部、下腹部和四肢近端。

◎ 可沿神经节段或 Blaschko 线分布。

◎ 临床表现：局限性、均匀一致的不完全性色素减退斑，大小不一，形状不规则，边缘可呈锯齿状。

◎ 临床上可分为三型

 • 局限型：最常见，可发生于任何部位，呈单发、局限、圆形或不规则形。

 • 节段型：沿神经节段或 Blaschko 线分布，多为单侧，呈带状或条纹状。

 • 系统型或漩涡型：单侧肢体受累，呈不规则、漩涡状或条纹样分布。

◎ 脱色区内毛发色素可减退。

◎ 随身体发育而呈等比例增大，形态和分布终身稳定不变，色素不再生。

◎ 可合并雀斑样痣、黑素痣、癫痫、特应性皮炎及智力低下等。

◎ 病理表现：黑素细胞数量正常，基底层黑素减少，真皮可有轻度炎症反应，可见噬黑素细胞。

◎ 鉴别诊断：白癜风、贫血痣等。

◎ 治疗

 • 一般不需要治疗，无有效药物。

 • 如有美容需求，小面积皮损可以选择遮盖剂。

 • 面积较大者可考虑自体表皮移植治疗。

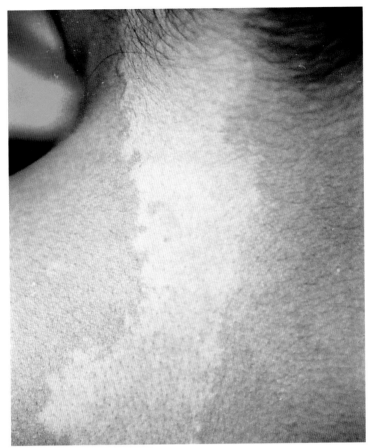

无色素痣： 左侧颈背部带状分布的色素减退斑，边缘呈锯齿状

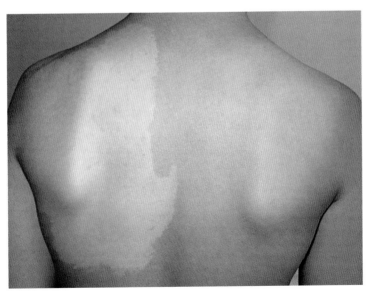

无色素痣： 左侧背部带状分布的色素减退斑

（谢志宏）

97 | 特发性点状白斑 —— Idiopathic guttate leukoderma

◎ 又称老年性白斑。

◎ 一种老年性退化现象，由于皮肤中 DOPA 阳性黑素细胞数目减少所致。

◎ 多见于中老年人。

◎ 好发于躯干、四肢。

◎ 临床表现：表现为境界清楚、散在分布的米粒至绿豆大小的圆形或椭圆形白斑，白斑处皮肤稍凹陷，边缘无色素增多现象，数个至数百个不等，可融合。

◎ 无自觉症状。

◎ 皮损内毛发不变白，不累及黏膜。

◎ 病理表现：角质形成细胞不同程度的黑素细胞颗粒脱失，有时伴表皮萎缩、表皮突变平和正性角化过度如网篮状角化。

◎ 鉴别诊断：白癜风等。

◎ 治疗：一般不需要治疗。

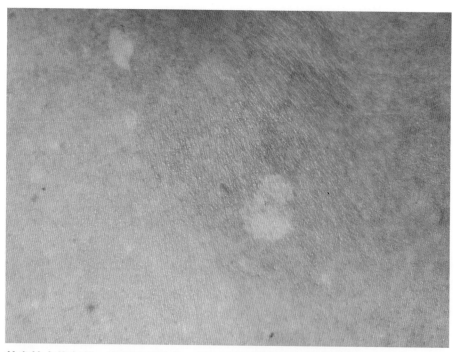

特发性点状白斑：胸部境界清楚、散在分布圆形或椭圆形白斑

特发性点状白斑：背部境界清楚、散在分布的米粒大小的圆形白斑，白斑处皮肤稍凹陷

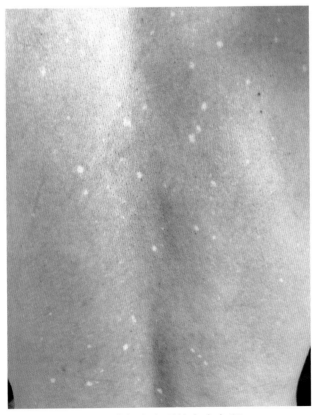

特发性点状白斑：背部多发粟粒大小白斑

（杨欣雨）

98 | 贫血痣 ————————————————

Nevus anemicus

◎ 血管发育及功能异常导致的先天性、局限性皮肤色素减退。

◎ 血管发育异常，管壁对儿茶酚胺的敏感性增强，或对血管舒张剂反应性降低，局部血管处于持续收缩状态，导致皮肤缺血，从而出现局限性色素减退。

◎ 出生时或儿童期发病，偶有晚发者。

◎ 女性多于男性。

◎ 好发于躯干，以胸背部多见，亦可见于面部及四肢，单发或多发。

◎ 临床表现：局限性、颜色不均的浅白色斑，大小不一，形状不规则，边界清楚。

◎ 多数呈单侧分布，也可呈线状排列，随身体发育等比例增大，终身不退。

◎ 局部感觉正常，摩擦皮损处，周围皮肤充血潮红，白斑处不红，使浅白斑更明显是本病的特征性表现。

◎ 可与神经纤维瘤病、结节性硬化症、色素血管性斑痣错构瘤、鲜红斑痣、白癜风等并发。

◎ 病理表现：无明显异常，黑素细胞和血管结构均正常。

◎ 鉴别诊断：白癜风、无色素痣、单纯糠疹等。

◎ 治疗

　• 无须治疗，尚无有效的治疗药物。

　• 如有美容需求，可以选择遮盖剂治疗或整容治疗。

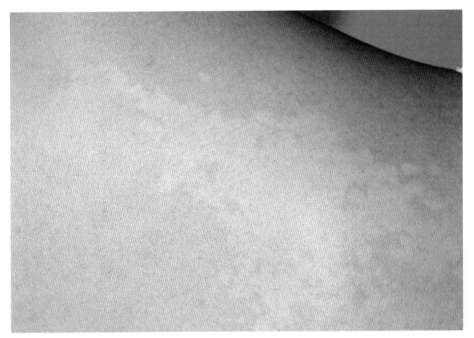

贫血痣：右背部浅白色斑，形状不规则

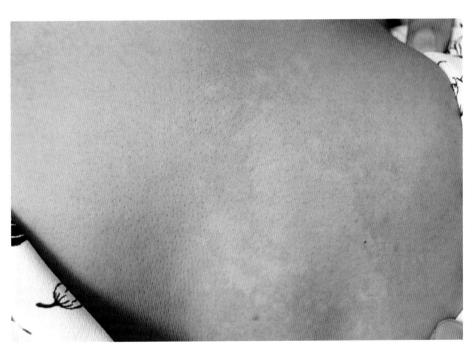

贫血痣：右背部浅白色斑，形状不规则

（谢志宏）

99 | 雀斑

◎ 为常染色体显性遗传。

◎ 3～5 岁发病，随年龄增长逐渐增多，女性多见。

◎ 常见于面部，以颧部及鼻部多见，手背、肩及颈背部日晒区域亦可发生。

◎ 临床表现：针尖到粟粒大小的淡褐色至黑色色素沉着斑，形状及大小不一，数量不定，不融合，无自觉症状。

◎ 春夏日晒后加重，秋冬颜色淡。

◎ 病理表现：黑素细胞功能活跃，表皮基底层黑素含量增多，黑素细胞数目无增多。

◎ 鉴别诊断：黄褐斑、黑子等。

◎ 治疗

- 属遗传性疾病，无根治方法。

- 防晒。

- 局部治疗：氢醌霜、维 A 酸制剂等。

- 物理治疗

  ○ 液氮冷冻、酚剥脱等。

  ○ 激光治疗：520 nm 染料脉冲激光可破坏黑素颗粒；755 nm 或 532 nm 调 Q 激光治疗。

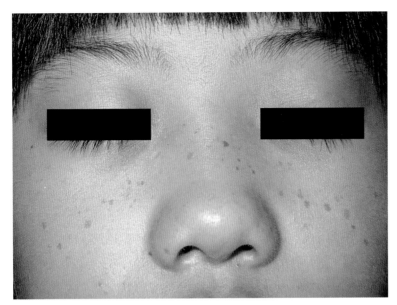

雀斑：面部粟粒大小的褐色斑疹

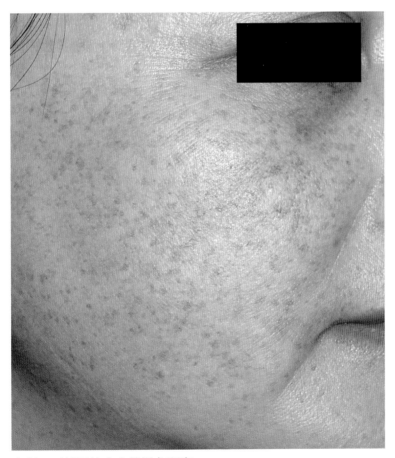

雀斑：面部粟粒大小的褐色斑疹

（张春玲）

100 | 黄褐斑

Melasma

◎ 可能与紫外线、化妆品使用不当、焦虑、劳累、遗传、药物、甲状腺功能异常等因素相关。

◎ 与雌激素代谢有关，妊娠期及口服避孕药后加重。

◎ 好发于中青年女性。

◎ 面部好发，以前额及颧骨突起处多见，对称分布。

◎ 临床表现：散在或融合的淡褐色至淡黑色斑，深浅不一，形状不规则，无炎症及鳞屑；无自觉症状。

◎ 根据分布模式分为面中央型、面颧部型及下颌型三类。

◎ 病理表现：基底层色素增加，无黑素细胞增加，真皮浅层可见较多的噬黑素细胞，血管和毛囊周围有少量淋巴细胞浸润。

◎ 鉴别诊断：雀斑、黑子等。

◎ 治疗

- 防晒，治疗伴随疾病，避免使用性激素及不当使用化妆品等刺激因素，修复皮肤屏障功能。

- 活动期避免光电治疗及化学剥脱。

- 系统治疗
  ○ 维生素：维生素 C、维生素 E。
  ○ 氨甲环酸。
  ○ 中医中药辨证治疗：如逍遥丸、血府逐瘀胶囊。

- 局部治疗
  ○ 3% 氢醌霜、0.05% ~ 0.1% 维 A 酸乳膏、氨甲环酸霜、15% ~ 20% 壬二酸乳膏。
  ○ 稳定期可联合化学剥脱术。

- 光电治疗：适用于稳定期，包括 Q 开关激光、皮秒激光、非剥脱点阵激光、射频及强脉冲光等。

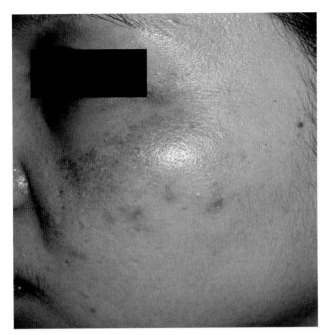

黄褐斑： 面颊部黄褐色斑

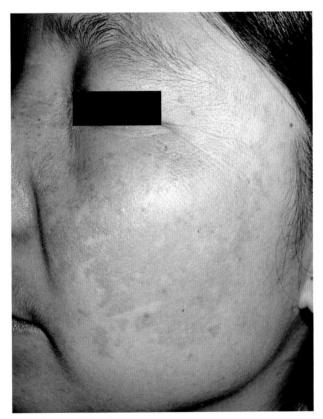

黄褐斑： 面颊部黄褐色斑

（张春玲）

101 | 黑变病

Melanosis

◎ 又称瑞尔（Riehl）黑变病。

◎ 发病前常有劣质化妆品接触史，可能是一种光敏性炎症反应。

◎ 好发于面、颈部，尤其是额部、颞、颧部、耳后、颈两侧等暴露部位。

◎ 临床表现：起病初期局部潮红，随后出现色素沉着，为淡褐色至紫褐色斑，网点状排列，逐渐融合为斑片，上覆微细粉状鳞屑，呈特征性粉尘样外观。

◎ 早期可伴瘙痒或灼热感。

◎ 病理表现：基底细胞液化变性；真皮血管周围炎症细胞浸润，可见噬黑素细胞。

◎ 鉴别诊断：炎症后色素沉着、面部皮炎等。

◎ 治疗

- 避免接触可疑致敏物，减少日光照晒。
- 系统治疗：维生素 C、维生素 E。
- 局部治疗
    ◦ 维 A 酸类药物。
    ◦ 皮肤脱色剂。
    ◦ 糖皮质激素：早期酌情使用。

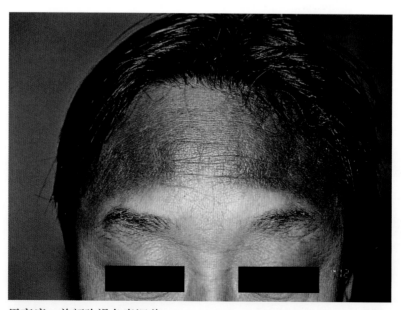

黑变病：前额弥漫色素沉着

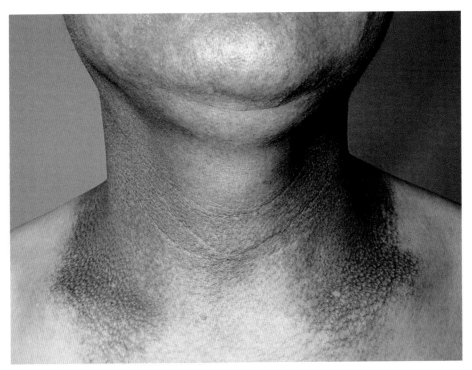

黑变病：面颈部弥漫色素沉着

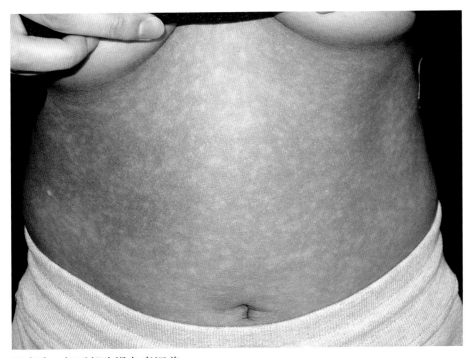

黑变病：躯干部弥漫色素沉着

（杨　坤）

102 | 假性黑棘皮病 —————— Pseudoacanthosis nigricans

◎ 与肥胖相关，又称为良性获得性黑棘皮病、肥胖性黑棘皮病。

◎ 好发于腋下、颈部、腹股沟等褶皱部位。

◎ 临床表现：为皮肤绒毛状或乳头状增生、色素沉着、角化过度。

◎ 体重恢复正常后绒毛状或乳头状增生可消退，但色素沉着可持续存在。

◎ 病理表现：角化过度，表皮乳头瘤样增生，乳头间棘层肥厚，并充满角质，基底层色素可轻度增加。

◎ 鉴别诊断：真性良性黑棘皮病、恶性黑棘皮病、融合性网状乳头瘤病等。

◎ 治疗

• 减重后皮损可逐渐好转。

• 系统治疗：部分患者口服异维A酸有效，停用可复发。

• 局部治疗：维A酸乳膏、3%氢醌霜。

• 物理治疗：长脉冲激光、连续波长 CO_2 激光、皮肤磨削术、高频电刀表浅烧灼或电灼治疗。

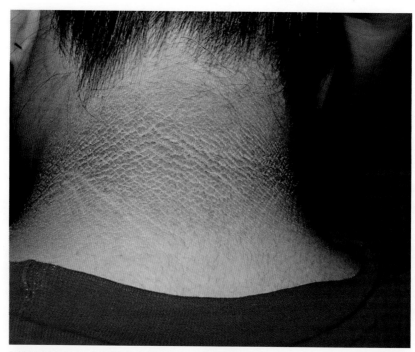

假性黑棘皮病：颈部色素增加，皮纹加深

312

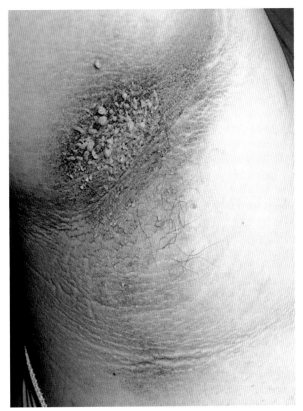

假性黑棘皮病：腋窝色素增加及绒毛状增生

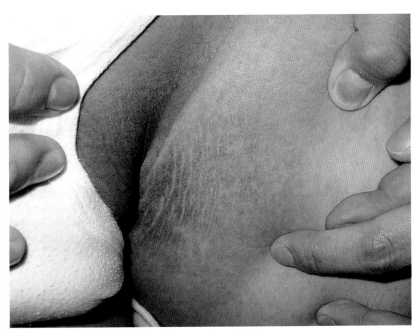

假性黑棘皮病：腹股沟色素增加及绒毛状增生

（杨　坤）

103 | 太田痣 ——————————— Nevus of Ota

◎ 又称眼上颚部褐青色痣。

◎ 可能与遗传有关，呈常染色体显性遗传。

◎ 被认为是一种真皮内黑素细胞错构瘤。

◎ 出生时或青春期出现，女性多发。

◎ 临床表现

- 损害多发生于一侧面部，好发于三叉神经第一、二支分布的区域（眶周、颞、前额、颧部和鼻翼）。

- 主要表现为灰蓝色、蓝黑色或灰褐色斑片，呈斑点状或网状。

- 多数患者仅累及单侧，部分患者同侧鼓膜、眼、口腔、鼻腔等黏膜部位也可累及，少数患者皮损呈双侧性。

- 可合并青光眼、雀斑样痣、白癜风、伊藤痣、先天性血管样疾病或神经系统发育异常等表现。

◎ 病理表现：真皮中上部胶原纤维间可见充满黑素颗粒的黑素细胞，呈纺锤形或树枝状，长轴与表皮平行。

◎ 鉴别诊断：需要与咖啡斑、蒙古斑、伊藤痣、蓝痣、斑痣等鉴别。

◎ 治疗：本病影响美观，目前以激光治疗为主。

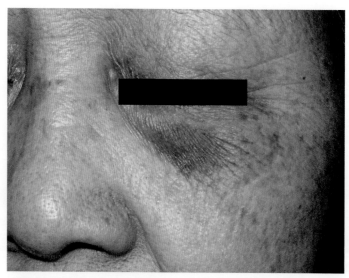

太田痣：左眼下方青褐色斑

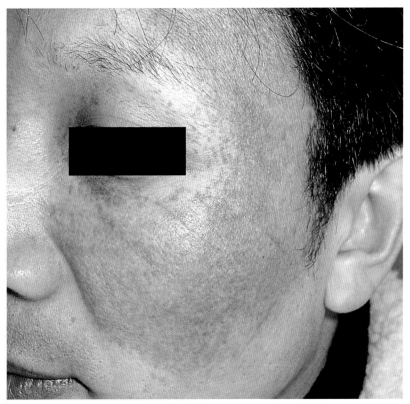

太田痣：左面部的青褐色斑

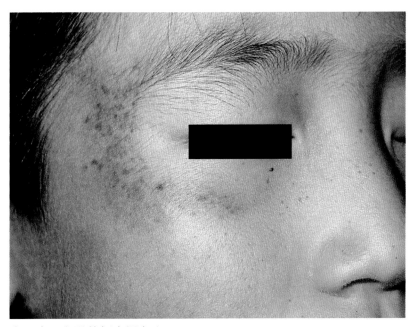

太田痣：右眼外侧青褐色斑

（刘　腾）

104 | 黑素细胞痣 ———————————— Melanocytic nevus

◎ 黑素细胞的良性肿瘤，包括先天性和获得性。

◎ 黑素细胞痣的发生与遗传及环境因素有关，紫外线是获得性色素痣的重要病因。

◎ 随年龄增长数目增加。

◎ 临床表现：一般为直径小于 6 mm 的斑疹、丘疹、结节等，多为圆形，界限清楚，边缘规则，色泽均匀，可有短而粗的黑毛。

- 交界痣：直径 1～6 mm，平滑，无毛，扁平或略高出皮面，多见于掌跖及生殖器。
- 皮内痣：呈半球形隆起的丘疹或结节，数毫米至数厘米，表面光滑或呈乳头状，或有蒂，可含毛发。
- 混合痣：类似交界痣，但更高起。

◎ 若皮损突然增大、色深、炎症、破溃出血，伴有疼痛、灼热或刺痒时应警惕交界痣恶变。

◎ 病理表现

- 交界痣：痣细胞巢位于表皮真皮交界处，表皮突延长，末端有痣细胞巢，真皮浅层及角质层可见色素颗粒。
- 皮内痣：痣细胞巢位于真皮内，位置越深细胞体积越小、色素越少，可伴血管和脂肪细胞增生。
- 混合痣：具有交界痣和皮内痣的双重特点。

◎ 鉴别诊断：雀斑、黑子、恶性黑素瘤、脂溢性角化病、皮肤纤维瘤等。

◎ 治疗

- 减少摩擦等外来因素损伤痣体，除美容需要，一般不需要治疗。
- 先天性黑素细胞痣有发生黑素瘤可能；后天性色素痣突然增大、破溃、出血，特别是颜色不均匀、直径≥1.5 cm 的损害；发生在掌跖等易摩擦部位的色素痣。若为以上情况，应考虑手术切除。

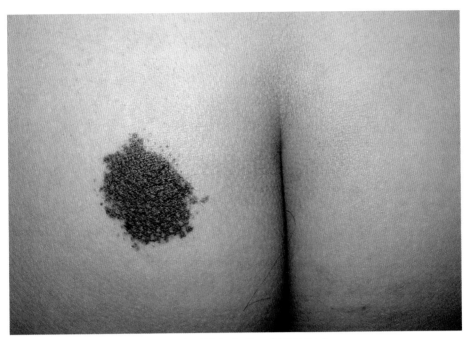

色素痣：交界痣，位于臀部，为黑褐色斑片，颜色不均匀

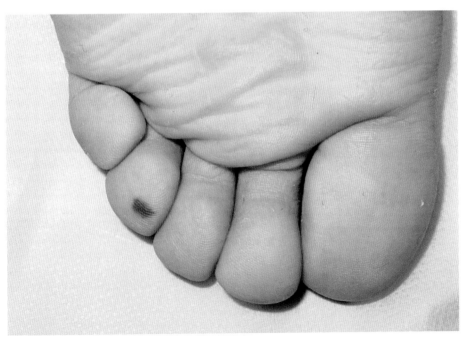

色素痣：交界痣，获得性，位于足趾，为褐色斑疹

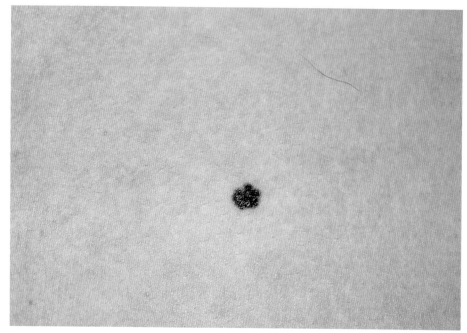

色素痣：混合痣，位于躯干，为褐色扁平丘疹，表面颜色不均匀

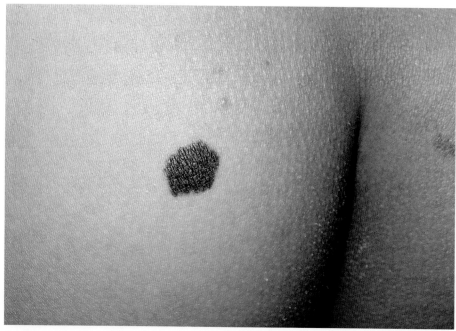

色素痣：混合痣，黑褐色扁平丘疹，颜色不均匀

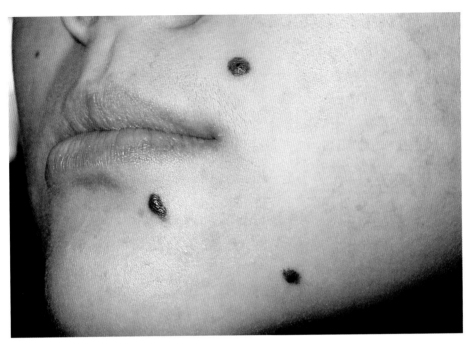

色素痣：皮内痣，面部多发黑褐色丘疹

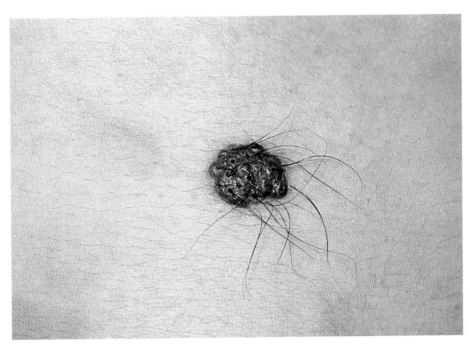

色素痣：皮内痣，可见毛发

（黄羽航）

105 | 普通型蓝痣 ———————————

Common blue nevus

◎ 真皮黑素细胞局限性增生所形成的良性肿瘤。

◎ 多出生时即有或儿童期起病，也可成人发病。

◎ 女性多见。

◎ 临床表现

　•好发于手背、足部，四肢、腰臀等部位也可发生。

　•皮损多单发，直径常不超过 1 cm，呈扁平或稍隆起的天蓝色或青黑色丘疹或结节，表面光滑，境界清楚，一般不恶变，终身不退。

◎ 病理表现：表皮正常，真皮胶原纤维可见大量梭形细胞，呈束状或弥漫分布，细胞长轴与表皮平行排列，细胞质内可见大量色素颗粒。

◎ 鉴别诊断：色素痣、Spitz 痣、黑素瘤、文身等。

◎ 治疗：手术切除，必要时组织病理检查。

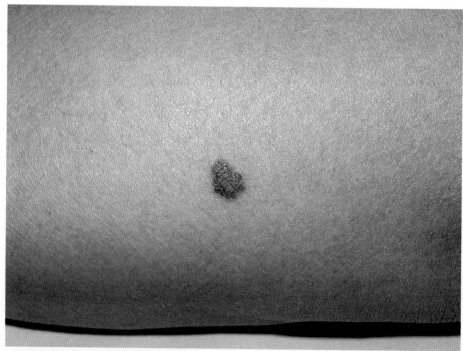

普通型蓝痣：上肢蓝黑色扁平丘疹

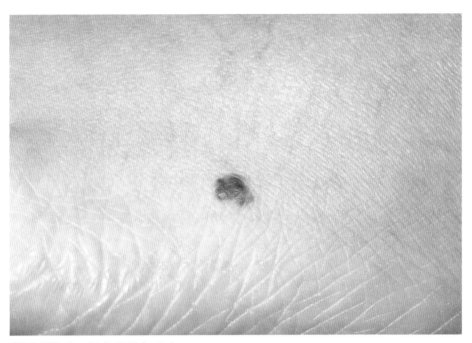

普通型蓝痣：足背蓝黑色丘疹

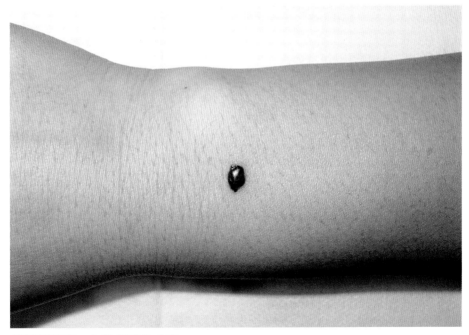

普通型蓝痣：上肢蓝黑色丘疹

（刘　腾）

106 | 斑痣

◎ 又称斑点状黑子样痣（speckled lentiginous nevus）。

◎ 多数发生于出生时或婴儿期。

◎ 以躯干及下肢最常见。

◎ 临床表现

- 咖啡斑样斑片基础上出现颜色更深的斑疹、斑片、丘疹、结节或斑块，大小不等，形状各异。

- 斑痣可单独出现，或合并蓝痣、晕痣、太田痣、先天性血管性疾病等，部分患者可能出现神经系统或骨骼等受累的表现。

◎ 病理表现：咖啡斑样皮损处表现为表皮基底层黑素细胞及黑素增加；有时真皮血管及附属器周围可见痣细胞或痣细胞巢；斑疹、丘疹、结节等表现为交界痣、皮内痣、复合痣、蓝痣、Spitz 痣等。

◎ 鉴别诊断：根据典型皮损不难鉴别，有时需与咖啡斑鉴别。

◎ 治疗：观察随诊，必要时予以激光治疗或手术切除。

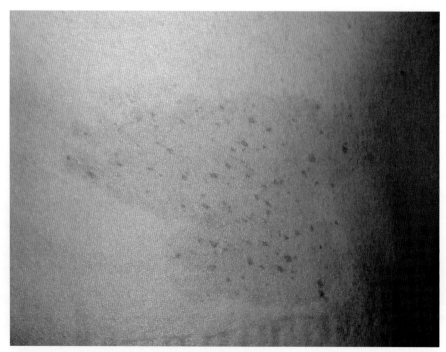

斑痣：褐色斑基础上出现较多的黑褐色的斑疹

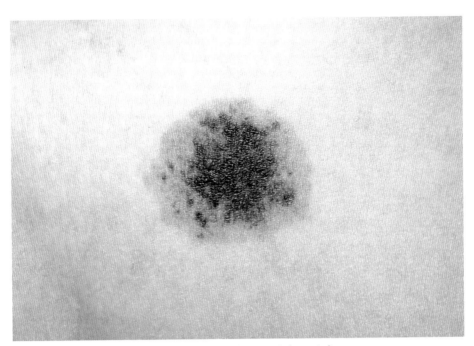

斑痣：褐色斑的基础上出现黑褐色的斑疹、斑丘疹、丘疹

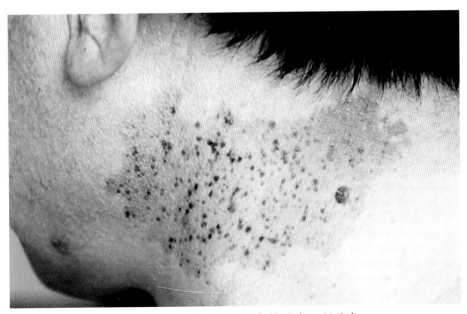

斑痣：颈部褐色斑的基础上出现较多的黑褐色的丘疹、斑丘疹

（刘　腾）

107 | 黑素瘤

◎ 与多因素相关，家族性黑素瘤相关的易感基因为 *CDKN2A*，慢性刺激可能使良性色素痣恶变。

◎ 多见于浅肤色人种，男性好发。

◎ 临床上分为四型。

- 恶性雀斑痣样黑素瘤
  ○ 常见于老年慢性日光暴露部位。
  ○ 表现为慢性增长的不对称斑疹，不均匀的灰色或黑色，边界不规则。
  ○ 约 1/3 进展为侵袭性黑素瘤，但发生转移较晚。

- 浅表扩散性恶性黑素瘤
  ○ 好发于浅肤色人种，中年患者多见，最常见于男性躯干、女性腿部。
  ○ 可单独发生或由色素痣恶变。
  ○ 初发为棕褐色至黑色斑片或斑块，逐渐发展为侵袭性生长的蓝黑色结节，色调多变且不一致，边缘呈扇贝形，易出现浸润、结节、溃疡、出血。

- 肢端黑素瘤
  ○ 黑人和亚洲人中最常见的类型，50～60 岁好发。
  ○ 常见于手指、足趾及负重部位，足底最为好发。
  ○ 初发为边缘不规则、界限不清的斑块，进展后为蓝色或黑色结节，可有溃疡，较快进入侵袭性生长，可水平和垂直生长。
  ○ 甲下黑素瘤表现为纵行色素带及甲周色素沉着。

- 结节性黑素瘤
  ○ 常见于 50～60 岁人群。
  ○ 好发于头、颈、躯干部的暴露部位。
  ○ 初发为隆起的黑色或青黑色的斑块、结节，生长迅速，可发展为菜花样，易发生溃疡、出血。
  ○ 较早发生转移。

◎ 黑素瘤的 ABCDE 表现：不对称（Asymmetry）、边界不规则（Border irregularity）、颜色不均匀（Color variegation）、直径（Diameter）大于 5 mm、进展（Evolving）。

◎ 病理表现：基底层内可见大小、形态不一的异型性黑素瘤细胞巢和单个黑素瘤细胞；可向表皮各层生长，或穿越基底层达真皮、皮下，瘤细胞具有非典型性，核丝分裂象多见。

◎ 鉴别诊断：色素痣、色素型基底细胞癌、脂溢性角化病等。

◎ 治疗：本病恶性程度高、易转移、预后差，早期诊断、及时治疗尤为重要。

- 手术治疗
  - Mohs 手术及一般外科手术。
  - 淋巴结受累需行淋巴结清扫。
- 免疫治疗
  - 非特异性免疫治疗：如干扰素皮下注射。
  - 特异性免疫治疗：主动免疫（疫苗治疗）、被动免疫（抗体治疗）、免疫哨点单抗药物（抗 PD-1 抗体、抗 CTLA-4 抗体）。
- 化疗、放疗：效果不佳，用于已转移的晚期患者。

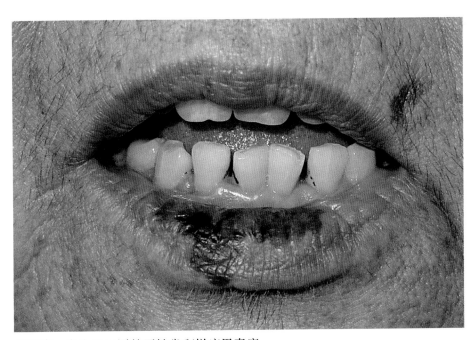

黑素瘤：发生于口唇的恶性雀斑样痣黑素瘤

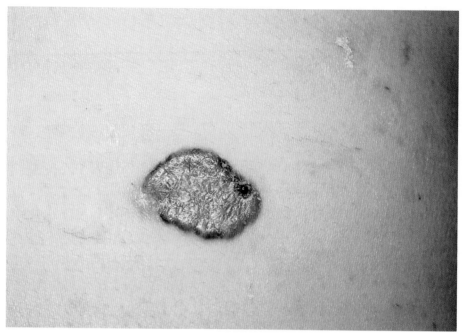

黑素瘤：发生于躯干的浅表扩散性恶性黑素瘤

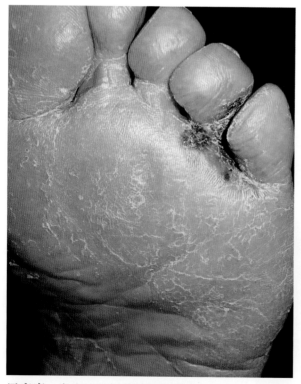

黑素瘤：发生于趾间的肢端黑素瘤

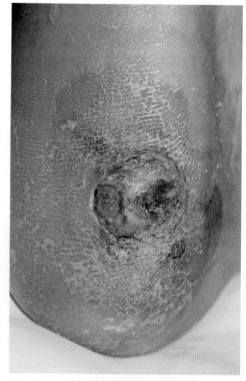

黑素瘤：发生于足底的肢端黑素瘤

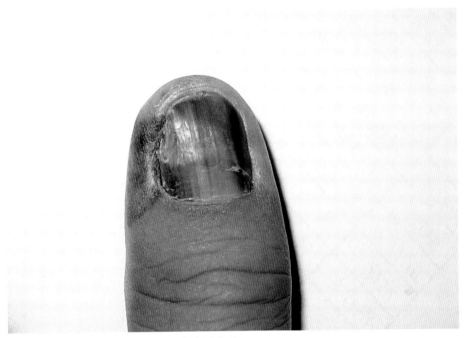

黑素瘤：发生于甲下及甲周的肢端黑素瘤

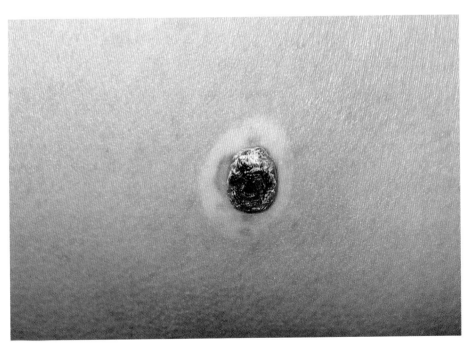

黑素瘤：发生于躯干的结节性黑素瘤，瘤体周围出现色素减退

（杨　坤）

皮肤附属器疾病

108 | 斑秃 ———————————— Alopecia Areata

◎ 呈局限或弥漫分布的非瘢痕性脱发，发病率约为 0.1%～0.2%。

◎ 可能与自身免疫异常、遗传、情绪紧张等因素有关。

◎ 可发生于任何年龄，以青壮年多见。

◎ 临床表现：突然出现的圆形或椭圆形脱发斑，大小不一，数目不等，边界清晰，脱发处皮肤光滑，无炎症、鳞屑及瘢痕形成。

◎ 无自觉症状。

◎ 根据时期可分为进展期、静止期及恢复期。

◎ 根据毛发受累范围可以分为局限性斑状斑秃、全秃（全部头发脱落）及普秃（全身毛发脱落）。

◎ 匍行性斑秃：少见，表现为沿颞部和枕部头皮边缘的条带状脱发。

◎ 少数患者伴甲受累，表现为指（趾）甲凹凸不平、粗糙或脱落，儿童常见。

◎ 病理表现：毛囊周围及下部淋巴细胞浸润，部分炎症细胞可侵入毛囊上皮。晚期毛囊、毛球及其真皮乳头均缩小，位置上移，周围基质明显缩小，结缔组织血管变性，血栓形成。

◎ 辅助检查

• 拉发试验：患者 5 天内不洗头，用拇指和示指轻轻拉起一束头发，约 50～60 根，轻轻用力顺毛干向发梢方向滑动，计算拔下的毛发数量，掉发多于 6 根为阳性，表示有活动性脱发。

• 皮肤镜检查：脱发区可见黄点征、黑点征、断发、感叹号样发、营养不良发及短毳毛样发。

◎ 鉴别诊断：假性斑秃、头癣、拔毛癖等。

◎ 治疗

• 多数斑秃有自然痊愈倾向，少数病例反复发生，顽固难治。

• 注意休息，保持良好情绪。

• 系统治疗

　◦ 糖皮质激素：适用于进展迅速、脱发广泛的进展期斑秃，控制脱发的同时，可促进毛发再生。

　◦ 免疫抑制剂类药物：环孢素、甲氨蝶呤等。

• 局部治疗

　◦ 米诺地尔：2%～5% 米诺地尔霜或溶剂，每日涂 1 或 2 次。

○接触致敏剂：以二苯环丙烯酮最常用。

○糖皮质激素：局部外用或注射治疗。

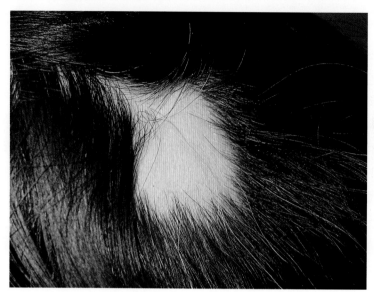

斑秃：头部单一局限性脱发区

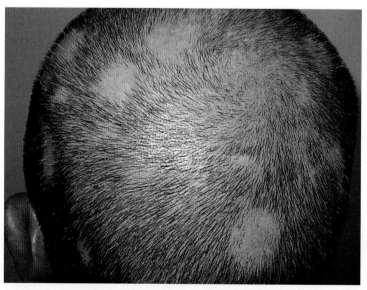

斑秃：头部多发的脱发区，面积大小不一

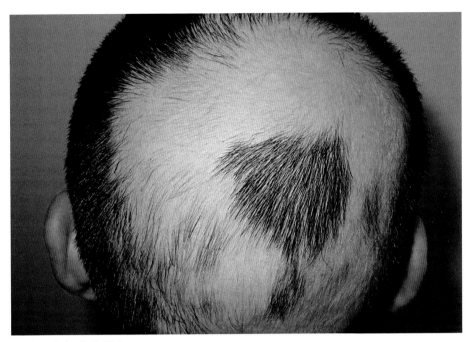

斑秃：头部片状脱发

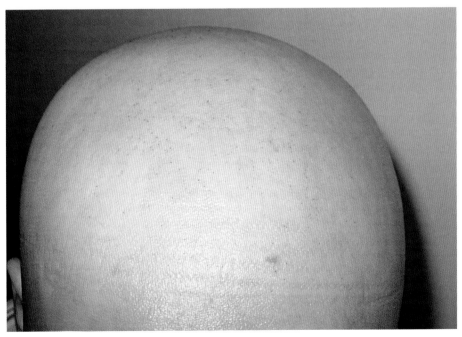

斑秃：全秃，头部毛发全部脱落

（鲍迎秋）

109 | 雄激素性秃发 —————————
Androgenic alopecia

◎ 曾被称为脂溢性脱发、男性型秃发等，是一种常见的进行性、永久性脱发。

◎ 病因及机制：遗传及雄激素共同作用。

- 有遗传易感性的毛囊在雄激素作用下出现进行性减少，由终毛样毛囊转变为毳毛样毛囊，毛囊生长期缩短，出现毛囊微型化改变。

- 二氢睾酮（dihydrotestosterone，DHT）是强效睾酮代谢物，与雄激素受体的亲和力远高于睾酮，诱导和促进男性雄激素源性脱发发生。

◎ 男性患者多在青少年及青年发病，女性患者发病率随年龄增大而增高。

◎ 男性以前额发际线及头顶脱发为主，女性以头顶中央区受累多见。

◎ 临床表现：头发细软，终毛从头皮脱落，范围逐渐扩大，头皮可正常，或伴有头皮脂溢性皮炎样改变。

◎ 病理表现：真皮层内可见不同比例的终毛囊、毫毛囊和毫毛样毛囊。

◎ 鉴别诊断：斑秃、休止期脱发等。

◎ 治疗

- 无法彻底治愈，以阻止疾病进展为目标。

- 系统治疗

  ○ 非那雄胺：每日 1 mg 口服，可竞争性抑制 II 型 5-α 还原酶，从而抑制睾酮转化为双氢睾酮。持续 12 个月以评价效果。

- 局部治疗

  ○ 米诺地尔：2% ~ 5% 米诺地尔可促进毛发生长，增加毛发生长期持续时间，缩短休止期，促使缩小的毛囊增大。

- 外科治疗：毛囊单位移植术（follicular unit transplantation，FUT）等。

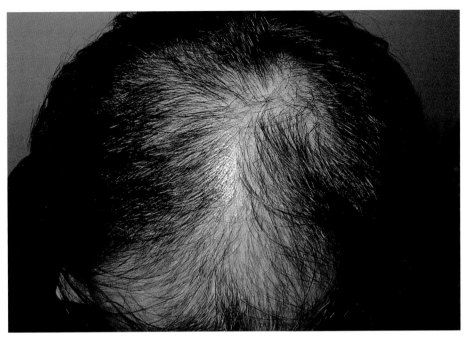

雄激素性秃发：男性型秃发，表现为头顶部及前额脱发，伴有皮脂分泌增多

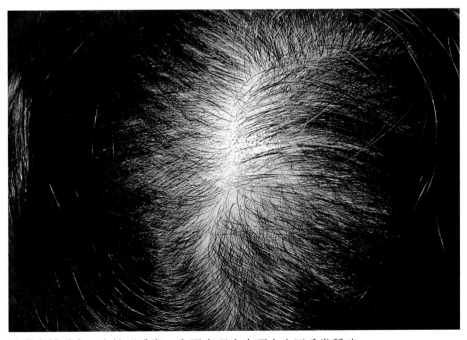

雄激素性秃发：女性型秃发，主要表现为头顶中央区毛发稀疏

（鲍迎秋）

110 | 痤疮

Acne

◎ 毛囊皮脂腺慢性炎症性皮肤病。

◎ 与遗传、雄激素过多、皮脂分泌增多、毛囊皮脂腺导管角化异常、痤疮丙酸杆菌感染、免疫及内分泌异常等多种因素有关，亦与饮食习惯、情绪及精神因素相关。

◎ 好发于青少年，亦可见于成人。

◎ 以面颊、额部、下颌多见，其次是胸背部。

◎ 临床表现：与毛囊开口一致的闭合性粉刺（白头粉刺）或开放性粉刺（黑头粉刺）、炎性丘疹、脓疱、囊肿、结节及瘢痕等，多呈对称分布。

◎ 无症状或伴疼痛。

◎ 特殊类型痤疮

- 聚合性痤疮（acne conglobata）：严重囊肿、结节及窦道形成，伴瘢痕增生。

- 暴发性痤疮（acne fulminant）：皮疹突然加重，伴发热、关节痛等全身症状。

- 药物性痤疮（drug-induced acne）：可由雄激素、糖皮质激素及卤素引起。

- 职业性痤疮（occupational acne）：可因接触石油、焦油等物质引起。

- 其他类型：婴儿痤疮、月经前痤疮及化妆品介导的痤疮等。

◎ Pillsbury 分级法

- I级（轻度）：黑头粉刺，散发或多发，伴散在炎症性丘疹。

- II级（轻至中度）：炎症性丘疹多，伴浅在性脓疱，限于面部。

- III级（中度）：深在性炎症性丘疹，可发生于面、颈及胸背部。

- IV级（重度）：囊肿、结节，易形成瘢痕，发生于上半身。

◎ 鉴别诊断：玫瑰痤疮、脂溢性皮炎、接触性皮炎等。

◎ 治疗

- 清洁，控油保湿，避免使用油性化妆品，避免挤压、搔抓，避免接触含有溴、碘的制剂，避免过多摄入辛辣刺激食物、酒精、脂肪及糖类。

- 系统治疗

  ○ 抗生素：适用于中重度痤疮，米诺环素 50 mg bid 或阿奇霉素 250 mg qd，疗程 6 ~ 12 周。

  ○ 异维 A 酸：异维 A 酸胶囊起始剂量每日 0.5 mg/kg，逐渐加量，累积剂量达 60 ~ 75 mg/kg，需监测肝肾功能，并严格避孕。

  ○ 抗雄激素药物：包括口服避孕药和螺内酯，适用于伴高雄激素表现的女性患者。

    ◦糖皮质激素：每日泼尼松 30 mg，适用于暴发性痤疮患者。

- 局部治疗
    - 抗生素类：如氯霉素甲硝唑、红霉素、林可霉素制剂。
    - 维 A 酸类：0.05% ~ 0.1% 维 A 酸类药物。
    - 2.5% ~ 10% 过氧化苯甲酰制剂。
    - 糖皮质激素制剂封闭治疗，适用于囊肿及结节类皮损。
    - 硫黄洗剂、二硫化硒洗剂等。
- 物理治疗
    - 粉刺可选择针清治疗。
    - 大的囊肿需切开引流，注意避免瘢痕形成。
- 化学剥脱治疗：如水杨酸、果酸、复合酸。
- 光疗
    - 红光或蓝光、强脉冲激光等用于炎症性皮损。
    - 重者可用光动力治疗。
    - 点阵激光可治疗瘢痕。

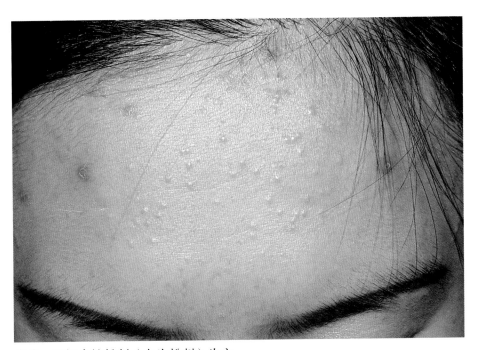

痤疮：以闭合性粉刺（白头粉刺）为主

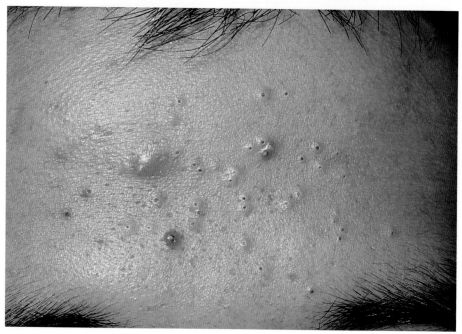

痤疮：以开放性粉刺（黑头粉刺）为主

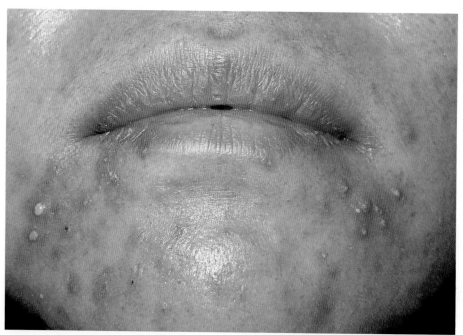

痤疮：以炎症性丘疹、脓疱为主

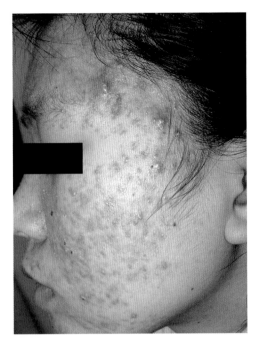

痤疮：以炎症性丘疹、脓疱为主

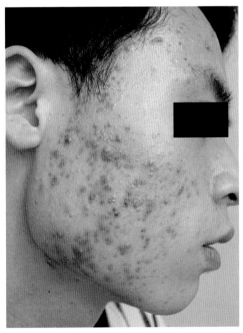

痤疮：以炎症性丘疹、脓疱为主

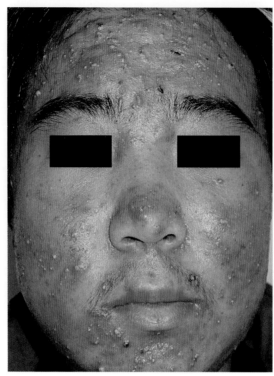

痤疮：以炎症性丘疹、脓疱为主

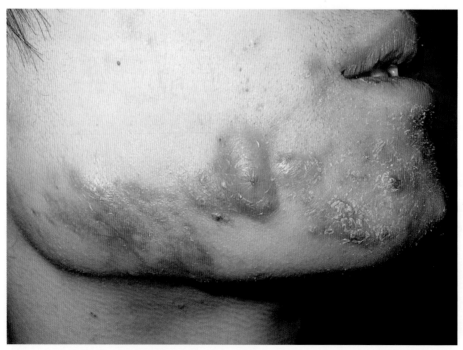

痤疮：以囊肿为主

（吴意平）

111 | 玫瑰痤疮 —————————

◎ 又称酒渣鼻（rosacea）。

◎ 与局部血管舒缩功能异常、毛囊虫感染等因素相关。

◎ 饮酒、刺激性食物、日晒、运动、情绪等因素诱发或加重。

◎ 以持久性红斑和毛细血管扩张为主要特征，晚期形成赘生性改变。

◎ 多见于中年女性，但男性患者症状更重。

◎ 面中部及鼻周多见。

◎ 临床表现：根据病程经过，可分为三期。

- 红斑 – 毛细血管扩张期：早期表现为一过性、对称性红斑，逐渐转变为持续性红斑，伴树枝状毛细血管扩张，毛囊孔扩大、皮脂分泌增多，出现皮肤灼热、刺痛或干燥感。

- 丘疹脓疱期：红斑及毛细血管扩张基础上，出现丘疹、丘疱疹及脓疱，偶有炎症性结节、囊肿形成，毛孔扩大，油脂分泌旺盛。

- 鼻赘期：长期充血、反复感染导致的结缔组织增生、纤维化及皮脂腺增生，鼻尖处肥大形成隆起性结节，呈橘皮样外观，挤压扩大的毛孔可见皮脂溢出，多见于40岁以上男性。

◎ 眼部受累，为一特殊类型，可与其他分期同时出现。表现为眼睑炎、结膜炎等，可出现眼干、异物感、流泪、畏光等症状。

◎ 鉴别诊断：痤疮、脂溢性皮炎等。

◎ 治疗

- 温和清洁，控油保湿，避免使用油性化妆品，修复皮肤屏障。

- 防晒，避免环境温度过冷或过热刺激，减少酒精、辛辣刺激性食物摄入，避免精神紧张，合理饮食，调节消化系统及内分泌功能。

- 系统治疗
  ○ 抗生素类：炎症明显者予米诺环素 50 mg bid，毛囊虫感染予甲硝唑片 0.2 g tid 等，也可选择多西环素、阿奇霉素等。
  ○ 维 A 酸类：抗生素无效者可选用，不与四环素类药物合用。

- 局部治疗
  ○ 抗生素类：红霉素、氯霉素、甲硝唑、新霉素或夫西地酸等。
  ○ 低浓度维 A 酸类、硫黄制剂、过氧化苯甲酰等。

- 光疗：红光、强脉冲光、1064 nm Nd：YAG 激光及光动力治疗等，染料激光适用于红斑和毛细血管扩张，二氧化碳激光可用于增生型皮损。

- 注射治疗：A 型肉毒毒素可减轻红斑、阵发性潮红等症状。
- 手术治疗：对于严重的鼻赘型可选用。

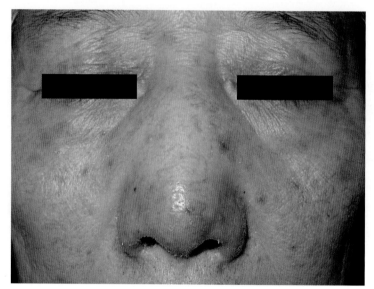

酒渣鼻：红斑 – 毛细血管扩张期

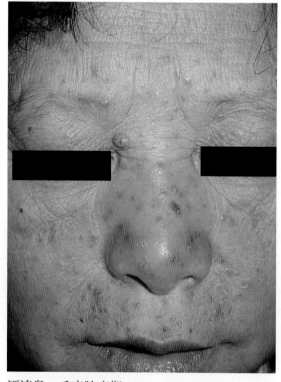

酒渣鼻：丘疹脓疱期

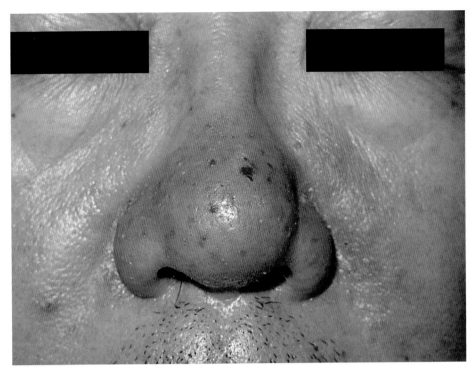

酒渣鼻：丘疹脓疱期

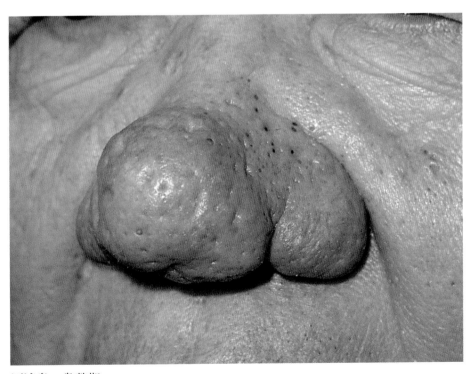

酒渣鼻：鼻赘期

（吴意平）

112 | 痱子

◎ 亦称粟粒疹、汗疹。

◎ 由于气温高、湿度大导致汗液蒸发受阻，角质层浸渍肿胀，汗管堵塞，局部压力增高，汗管破裂，汗液外渗。

◎ 分四型

• 白痱：又称晶形粟粒疹，常见于长期卧床、大量出汗者，以躯干及间擦部位多见，为成批出现的针头大小浅表性透明水疱，无红晕，易破，1~2天消退，遗留细小鳞屑，无自觉症状。

• 红痱：又称红色粟粒疹，最常见，好发于幼儿及高温作业者，以腋窝、肘窝、乳房下等皱褶部位及前额、躯干等多见，为成批出现的针尖大小丘疹、丘疱疹，伴红晕，消退后有轻度脱屑，伴灼热和刺痒感。

• 脓痱：又称脓疱性粟粒疹，多由红痱发展而来，好发于皱褶部位及小儿头颈部，表现为密集的丘疱疹。

• 深痱：又称深部粟粒疹，可由反复红痱导致，好发于热带地区，可累及颈部及躯干等部位，皮损为密集的非炎症性丘疱疹，与汗孔一致，出汗时增大，不出汗时缩小，不伴瘙痒，泛发者可出现发热、头痛等症状。

◎ 病理表现：无特异性，多依据临床表现诊断。白痱者汗液在角质层内或角质层下溢出；红痱及脓痱者汗液在棘层处溢出；深痱者汗液阻塞在真皮内。

◎ 鉴别诊断：水痘、夏季皮炎、湿疹等。

◎ 治疗

• 通风散热，衣着宽松透气，保持皮肤清洁干燥。

• 系统治疗

  ○ 抗组胺药：用于瘙痒明显者。

  ○ 清热解毒利湿的中药制剂。

• 局部治疗：清凉、收敛、止痒为原则，可外用炉甘石洗剂和痱子粉等。

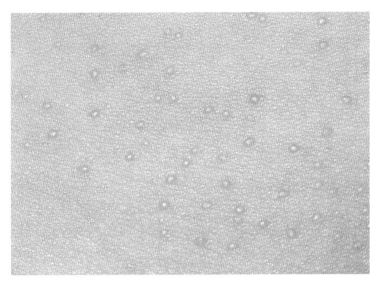

痱子：白痱，浅表性透明水疱

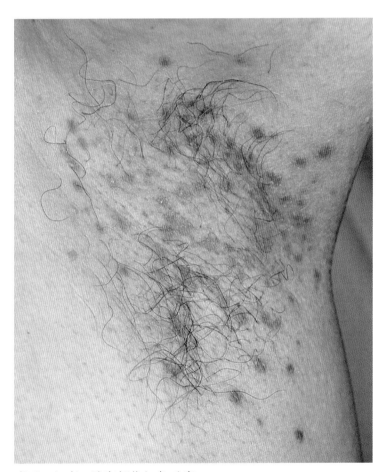

痱子：红痱，腋窝部位红色丘疹

（黄羽航）

皮肤肿瘤

113 | 脂溢性角化病 —————— Seborrheic keratosis

◎ 又名老年疣，角质形成细胞成熟异常导致的表皮良性肿瘤。

◎ 有一定遗传倾向，泛发者可能与常染色体显性遗传相关。

◎ 与年龄、性别、慢性紫外线照射及皮肤老化等因素相关。

◎ 好发于中老年人，以男性多见。

◎ 单发或多发，面部、头皮、上肢及躯干好发。

◎ 曝光部位多见，不累及掌跖。

◎ 临床表现：边界清楚的扁平丘疹、结节或斑块，表面光滑或呈轻度乳头瘤样增生，伴局部色素增加，缓慢增大，颜色加深，表面粗糙，可有油腻性鳞屑附着。

◎ 可有轻度瘙痒。

◎ 短期内快速出现大量脂溢性角化病者，需要除外伴发恶性肿瘤可能，称为莱泽 – 特雷拉特征（Leser-Trélat sign）。

◎ 病理表现：角化过度、棘层肥厚，呈乳头瘤样增生，可见角囊肿，病变下缘与正常皮肤基底层处于同一水平。可分为角化过度型、棘层肥厚型、腺样型、克隆型等。

◎ 鉴别诊断：色素痣、基底细胞癌等。

◎ 治疗
   • 观察、随访。
   • 物理治疗：冷冻、CO_2 激光等。
   • 手术切除。

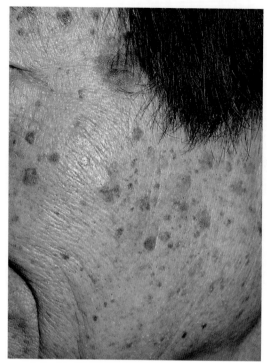

脂溢性角化病： 面部多发褐色丘疹、斑块

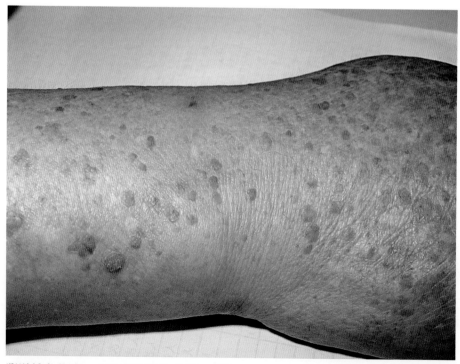

脂溢性角化病： 上肢多发褐色丘疹、斑块

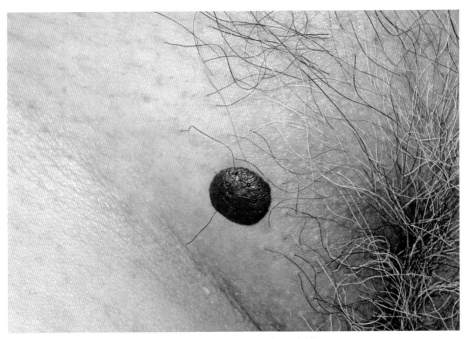

脂溢性角化病： 单发皮损，呈褐色扁平结节，表面光滑

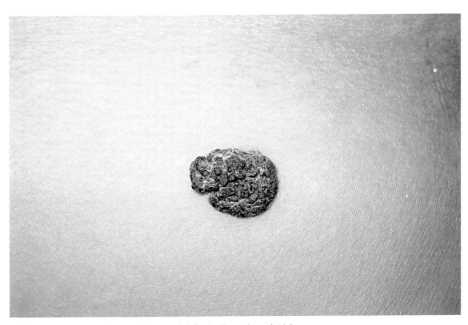

脂溢性角化病： 单发皮损，呈褐色斑块，表面粗糙

（陈　红）

114 | 皮角 ——————————————————

◎ 多在某些皮肤病的基础上发生。

◎ 常见的原发病有：寻常疣、脂溢性角化病、光线性角化、早期鳞状细胞癌、角化棘皮瘤、汗孔角化症、外毛根鞘瘤、倒置性毛囊角化病等。

◎ 多见于经常日晒的老年人，男性多于女性。

◎ 好发于面部、头皮、颈、前臂、手背曝光处及眼睑、躯干、龟头等处。

◎ 临床表现：表现为单发或多发隆起皮面的圆锥形、圆柱形、弧状或鹿角状的增生性损害，表面光滑或粗糙，基底较宽且硬；若基底部出现潮红、充血，考虑恶变的先兆。

◎ 病程缓慢，常无自觉症状。

◎ 病理表现：高度角化过度，间有角化不全，表皮呈山峰状隆起，可见良性表皮增生，也可见恶变。

◎ 治疗

• 局部手术或二氧化碳激光切除。

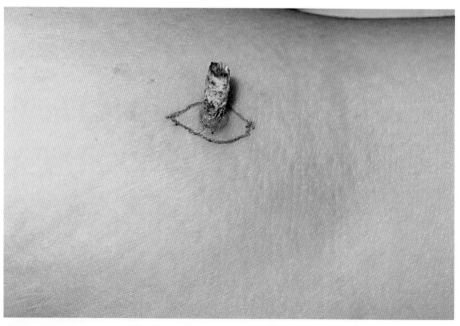

皮角： 发生在上肢，继发于寻常疣

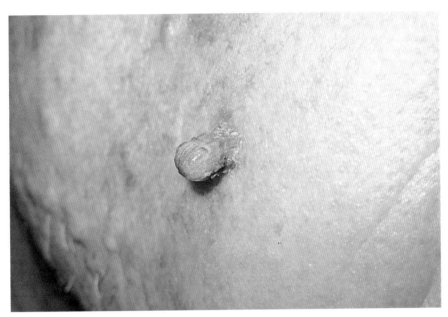

皮角：发生于面部，表面角化明显

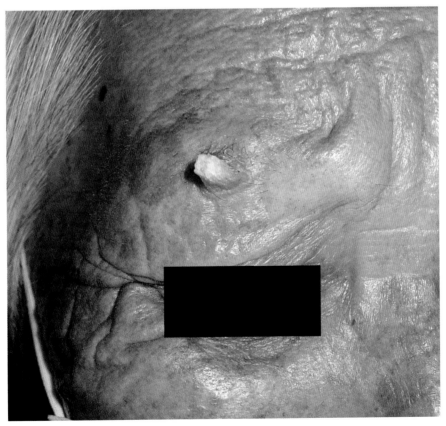

皮角：发生于前额

（杨欣雨）

115 | 光线性角化病 —————— Actinic keratosis, AK

◎ 是一种癌前病变，与紫外线照射、遗传易感性有关。

◎ 多见于中老年、肤色较浅、慢性日光暴露者。

◎ 好发于曝光部位如面部、手背、耳部、前臂等。

◎ 临床表现：为角化性红斑，表面附有黏着性鳞屑，可出现糜烂；晚期损害增生明显，高出皮面，可形成皮角。

◎ 可伴瘙痒或轻度疼痛。

◎ 病理表现：角化过度，角化不全，棘层增厚或萎缩，棘层下部、基底层细胞排列紊乱，可见细胞异型性及核丝分裂象，局部呈芽蕾状伸入真皮；真皮浅层显著日光弹力纤维变性，真皮乳头及血管周围不同程度淋巴细胞浸润。

◎ 鉴别诊断：脂溢性角化病、鲍恩病、盘状红斑狼疮等。

◎ 治疗

• 系统治疗：多发性、角化明显者可口服维 A 酸类药物。

• 局部治疗：氟尿嘧啶、维 A 酸类、咪喹莫特等。

• 物理治疗：激光、冷冻、光动力治疗等。

• 手术切除。

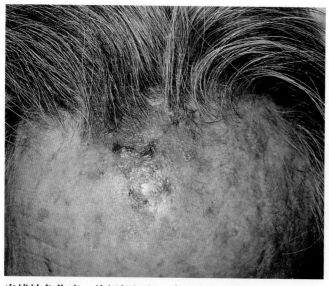

光线性角化病：前额部红斑，表面有轻度糜烂

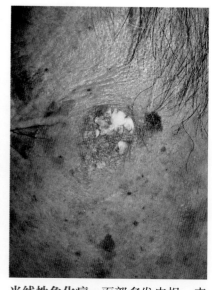

光线性角化病：面部多发皮损，表面可出现明显角化

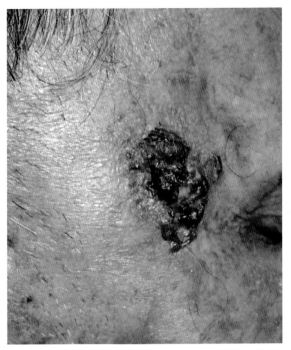

光线性角化病：面部皮损，表面出现糜烂、结痂

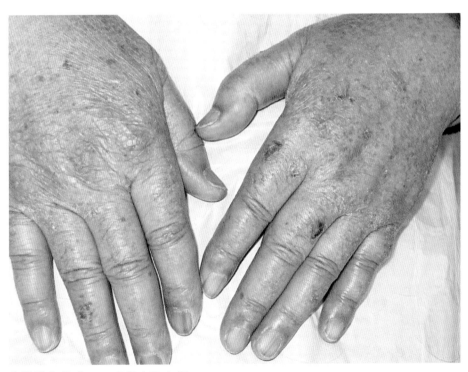

光线性角化病：双手背多发皮损

（杨　坤）

116 | 鲍恩病 ——————————————

◎ 表皮内鳞状细胞癌，故又称为皮肤原位鳞癌、表皮内鳞癌。

◎ 可能与砷接触史、病毒感染、反复刺激、皮肤损伤、日光照射、遗传等因素相关。

◎ 好发于中老年人。

◎ 头面部、躯干、四肢皮肤黏膜均可受累。

◎ **临床表现**：早期为红色丘疹或斑片，伴少量鳞屑及结痂，逐渐扩大、融合，边界清楚，剥除结痂可见潮红糜烂面及高低不平的肉芽组织；晚期皮损可隆起或呈结节状增生，可有溃疡形成。

◎ **病理表现**：表皮全层细胞排列紊乱，可见异型细胞和角化不良细胞，未突破基底膜；真皮浅层可见淋巴细胞为主的炎症细胞浸润。

◎ **鉴别诊断**：光线性角化病、佩吉特病、鲍恩样丘疹病等。

◎ **治疗**

• 首选手术切除。

• 物理治疗：冷冻、光动力治疗等。

• 放射治疗。

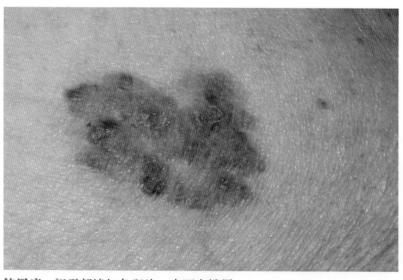

鲍恩病：躯干部淡红色斑片，表面有鳞屑

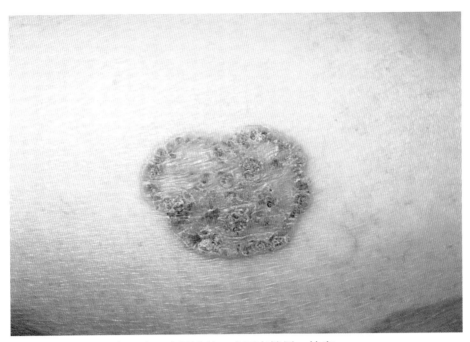

鲍恩病：上肢淡红色斑片，边界清楚，表面有鳞屑、结痂

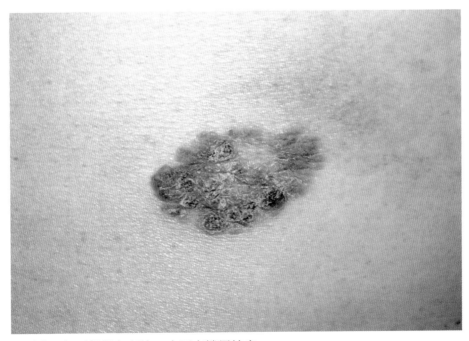

鲍恩病：躯干部褐色斑块，表面有鳞屑结痂

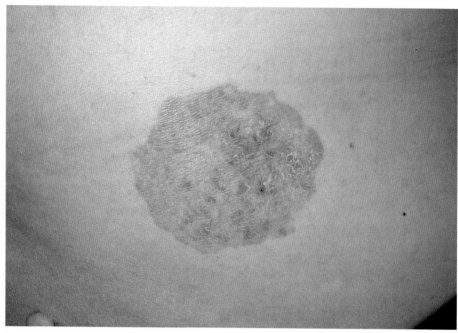

鲍恩病：下腹部边界清楚的淡红色斑片，表面有鳞屑

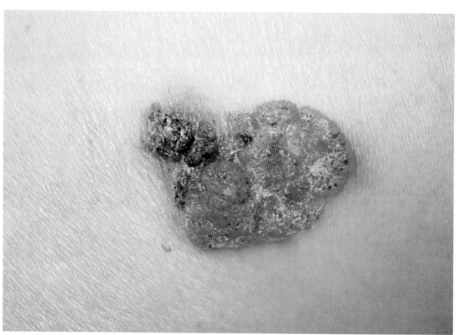

鲍恩病：下肢淡红色斑块，表面有结节状增生

（陈　红）

117 | 鳞状细胞癌 ——————— Squamous cell carcinoma

◎ 是起源于表皮或附属器角质形成细胞的恶性肿瘤。

◎ 与紫外线照射、砷剂及焦油类物质接触史有关，与光线性角化病、砷角化病、放射性皮炎、硬化性苔藓等皮肤病变相关，也可发生于烧伤瘢痕、红斑狼疮、慢性溃疡等基础皮肤损害之上。

◎ 好发于老年人，男性多于女性。

◎ 以面、颈、手背等暴露部位多见。

◎ 临床表现：浸润性斑块或结节样损害，生长迅速，可呈菜花样，可伴溃疡形成。

◎ 可发生淋巴结转移。

◎ 病理表现：鳞状细胞组成的肿瘤团块向真皮内呈侵袭性生长，多与表皮相连，细胞异型性明显，可见角化不良细胞及角珠，不同分化程度可呈不同形态。

◎ 鉴别诊断：基底细胞癌、角化棘皮瘤等。

◎ 治疗
  • 首选扩大性手术切除治疗。
  • 放射治疗：适用于有手术禁忌的患者。

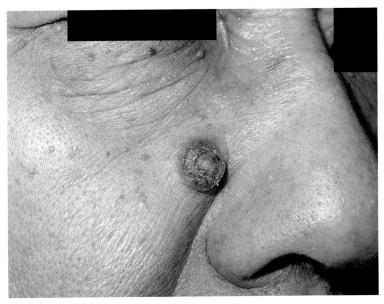

鳞状细胞癌：面部红色结节

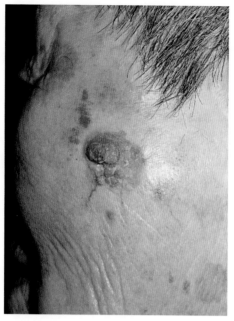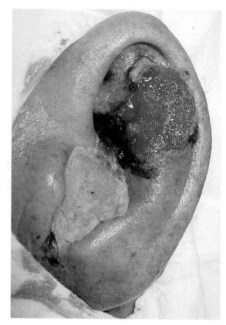

鳞状细胞癌：面部肿物，表面出现结节，在光线性角化病基础上发生

鳞状细胞癌：耳廓肿物，表面糜烂

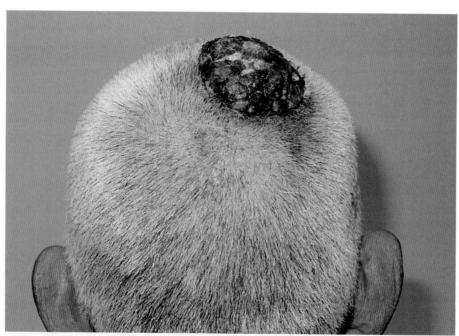

鳞状细胞癌：头部肿物，呈结节状，表面糜烂

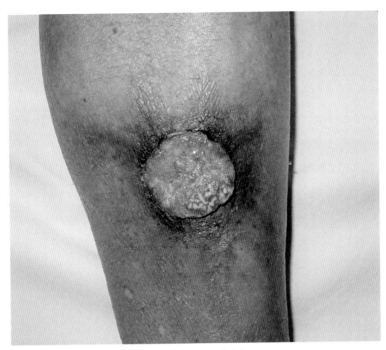

鳞状细胞癌： 下肢外生性肿物，表面糜烂

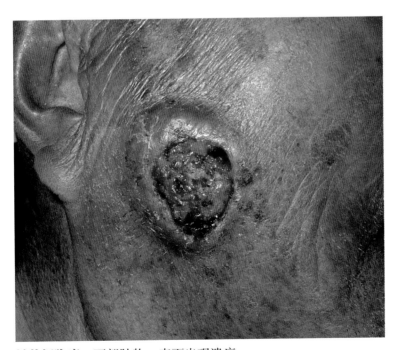

鳞状细胞癌： 面部肿物，表面出现溃疡

（陈　红）

118 | 角化棘皮瘤 —————————— Keratoacanthoma

◎ 具有自愈倾向的皮肤肿瘤，临床及病理表现均与鳞状细胞癌相似。

◎ 可能与病毒感染、日晒、外伤及焦油接触史等因素相关。

◎ 分为单发型、多发型及发疹型三类，多发者可能与遗传相关。

◎ 临床表现

- 单发型：最多见，老年人面部好发，也可见于手腕、前臂等部位，初为肤色或红色小丘疹，迅速增大为直径 1～2 cm 或更大的坚实性圆顶状结节，表面光滑，基底无浸润，结节中央可见充满角质的火山口样凹陷。

- 多发型：少见，好发于 20～30 岁男性，可有家族史，呈常染色体显性遗传，全身各部位皮肤及黏膜均可受累，形态与单发型相似，一般≤10 个。

- 发疹型：罕见，广泛分布，数量多，单一皮损直径多＜2 cm。

◎ 分为生长期、静止期、消退期三个阶段。

◎ 皮疹增至最大直径 2～8 周后，可自行消退，遗留轻度凹陷性瘢痕。

◎ 病理表现：肿瘤呈半球形隆起于皮肤，中心呈火山口样凹陷，其内充满角质；肿瘤底部向真皮内增生，可见异型细胞；肿瘤团块两侧表皮突不规则延伸，包绕肿瘤组织；真皮浅层可见炎症细胞浸润。

◎ 鉴别诊断：鳞状细胞癌、病毒疣、鲍恩病等。

◎ 治疗

- 单发型：首选手术切除。

- 多发型或肿瘤较大者：甲氨蝶呤治疗可能有效。

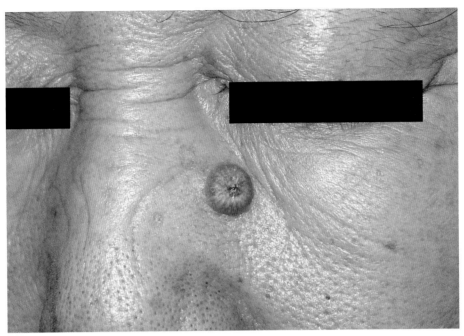

角化棘皮瘤：发生在面部单发结节，中央呈火山口样

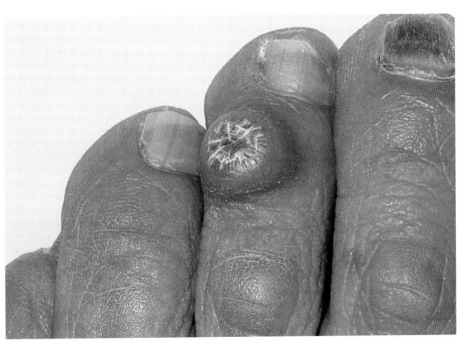

角化棘皮瘤：发生在足趾伸侧的单发结节，中央呈火山口样

（陈 红）

119 | 基底细胞癌

Basal cell carcinoma

◎ 又名基底细胞上皮瘤。

◎ 与慢性日光照射、放射性皮炎及砷接触史等因素相关，也可发生于烧伤瘢痕、皮脂腺痣、疣状表皮痣等基础皮肤病变之上。

◎ 50 岁以上中老年人多见。

◎ 好发于头面部等暴露部位。

◎ 临床表现：分为浅表型、结节 / 结节溃疡型、色素型、硬斑病样型、纤维上皮瘤型等。

　• 结节 / 结节溃疡型：多单发，以面部多见，表现为缓慢增大的结节性损害，中央凹陷，可伴溃疡形成，覆盖有分泌物及血痂。

　• 色素型：色素分布不均，周边深，中央呈点状或网状分布。

　• 浅表型：好发于非曝光部位，以背部多见。表现为边界清楚的鳞屑性红斑伴珍珠样边缘，可见糜烂及结痂，单发或多发。

◎ 病理表现：真皮内基底样细胞肿瘤团块，多与表皮相连，肿瘤周边细胞呈栅栏状排列，与周围组织间形成收缩间隙，有丝分裂象少见。分为结节型、结节囊性型、浅表型、硬化型及腺样型等。

◎ 鉴别诊断：色素痣、鲍恩病、鳞状细胞癌等。

◎ 治疗

　• 首选手术切除。

　• 必要时行放射治疗等。

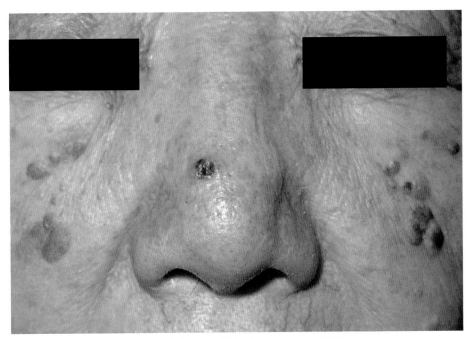

基底细胞癌：结节型，位于鼻部，为褐色丘疹，表面有糜烂

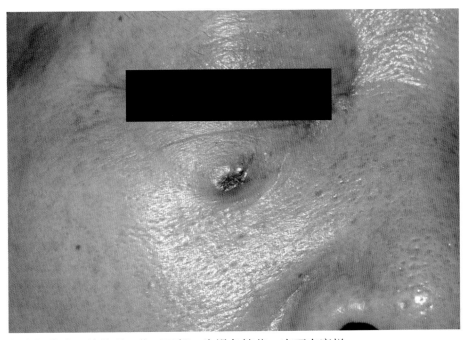

基底细胞癌：结节型，位于面部，为褐色结节，表面有糜烂

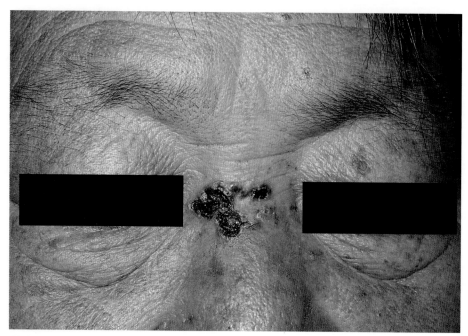

基底细胞癌：结节溃疡型，位于鼻部，为褐色斑块，表面有糜烂、溃疡

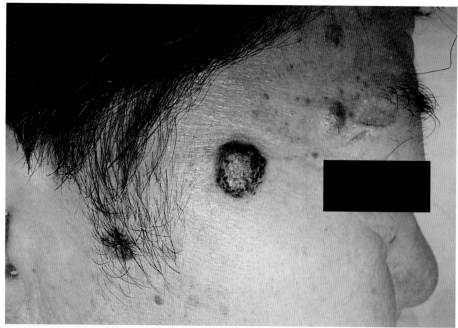

基底细胞癌：色素型，位于面部，为黑色结节

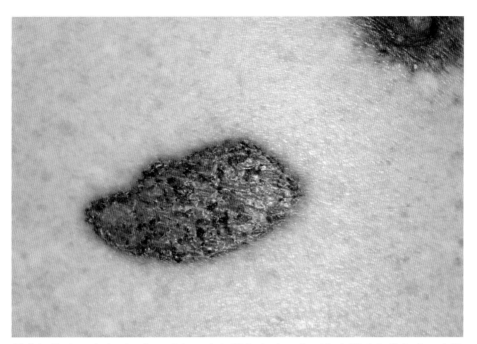

基底细胞癌：浅表型，位于胸部，为红褐色斑片，表面有糜烂及点状色素，边缘隆起，边界清楚

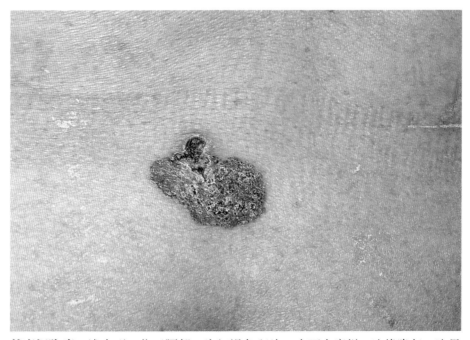

基底细胞癌：浅表型，位于腰部，为红褐色斑片，表面有糜烂，边缘隆起，边界清楚

（陈　红）

120 | 佩吉特病 ———————————— Paget's disease

◎ 又称湿疹样癌，乳腺导管或顶泌汗腺导管来源的恶性肿瘤。

◎ 分为乳房佩吉特病和乳房外佩吉特病。

◎ 乳房佩吉特病好发于 40 岁以上女性的单侧乳头及其周围皮肤。

◎ 乳房外佩吉特病好发于 50 岁以上男性，以外生殖器、肛周、腋窝等顶泌汗腺丰富部位多见。

◎ **临床表现：** 呈湿疹样外观，表现为境界清楚的红色至暗红色斑片或斑块，伴渗出、结痂、糜烂、溃疡等改变，逐渐扩大，浸润感明显。

◎ 可有不同程度瘙痒。

◎ 乳房佩吉特病晚期可出现乳头破溃、下陷甚至脱落，可见血性乳头溢液。

◎ **病理表现：** 角化过度，角化不全，表皮内可见单个或成巢状分布的佩吉特细胞，体积大，胞质淡染，圆形或椭圆形，早期位于基底层，逐渐向上扩展，可累及表皮全层，甚至角质层；毛囊及外泌汗腺导管可受累，可侵入真皮。

◎ **免疫组化：** CK7、EMA、CEA（＋），原发性乳房外佩吉特病 GCDFP-15（＋），继发性乳房外佩吉特病 CK20（＋）。

◎ **鉴别诊断：** 湿疹、家族性良性慢性天疱疮、鲍恩病等。

◎ **治疗**

• 首选手术切除。

• 并发乳腺癌及其他内脏肿瘤者需及时行根治术，或可联合放疗、化疗。

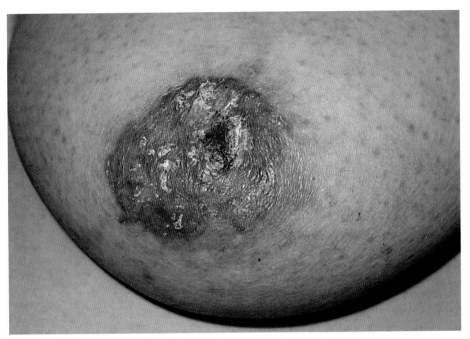

佩吉特病：乳房佩吉特病，乳头部位及周围红斑、糜烂、结痂

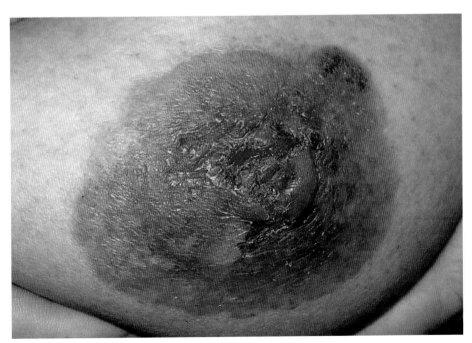

佩吉特病：乳房佩吉特病，乳头部位及周围红斑、糜烂、结痂

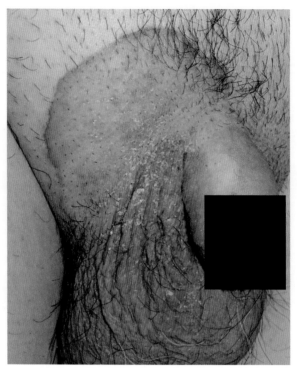

佩吉特病：乳房外佩吉特病，男性阴囊及阴阜红斑脱屑

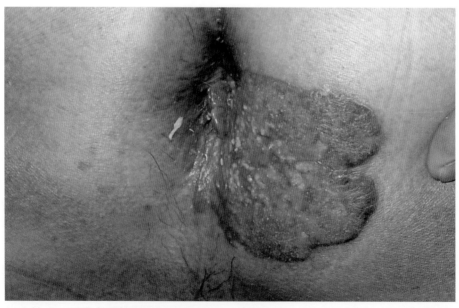

佩吉特病：乳房外佩吉特病，肛周斑块，表面糜烂

（陈　红）

121 | 汗管瘤 ——————————— Syringoma

◎ 向末端汗管分化的良性小汗腺肿瘤，部分有家族史。

◎ 好发于青年女性，青春期加重，少数患者于妊娠期、月经前期加重。

◎ 临床表现：肤色至褐黄色半球形或扁平小丘疹，直径 1 ~ 3 mm，密集不融合，表面可有蜡样光泽。

◎ 分为三型

• 眼睑型：最常见，女性多，以下眼睑为著。

• 发疹型：青少年男性多见，躯干前侧及上臂屈侧成批出现。

• 局限型：任何小汗腺分布部位均可发生，位于外阴者称为生殖器汗管瘤，位于手指伸侧者称为肢端汗管瘤。

◎ 多无自觉症状。

◎ 炎热、出汗或日晒后偶有烧灼感及痒感，发生于女阴时可伴瘙痒。

◎ 病理表现：真皮上部可见嗜碱性细胞构成的条索、导管及囊腔样结构，呈蝌蚪状或逗点状，囊壁由两层立方形扁平细胞组成。

◎ 鉴别诊断：粟丘疹、扁平疣等。

◎ 治疗

• 无需特殊治疗。

• 具有美观要求或出现不适症状者，可采用激光、局部切除术、电解法等治疗。

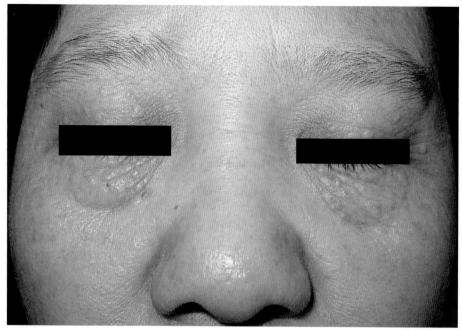

汗管瘤：眼睑型，眼周多发肤色扁平丘疹

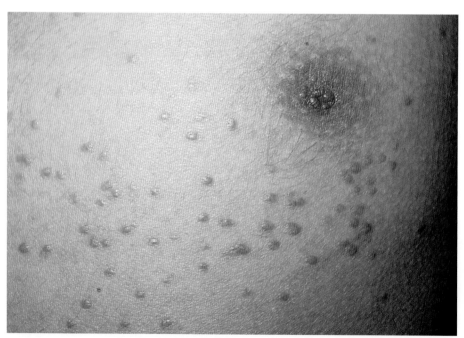

汗管瘤：发疹型，躯干多发褐色扁平丘疹

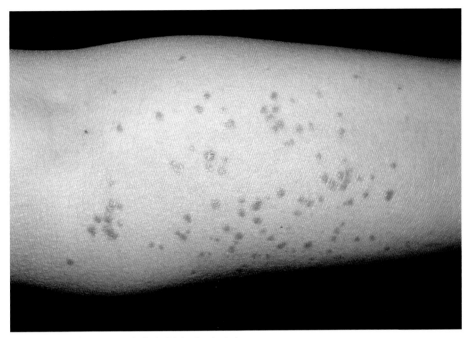

汗管瘤：发疹型，上肢多发褐色扁平丘疹

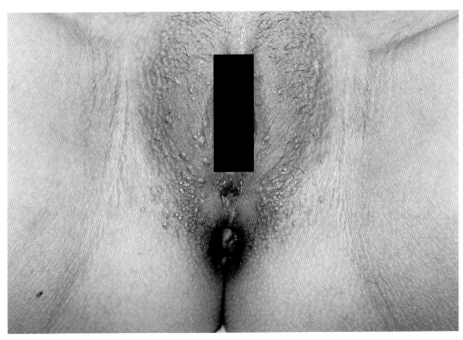

汗管瘤：局限型，女性外阴多发丘疹

（殷　玥）

122 | 汗孔瘤 ——————————————

◎ 汗腺来源良性肿瘤的一种，起源于汗腺导管。

◎ 大多发病于 40 岁左右成人，男女发病率接近。

◎ 一般单发，好发于掌跖，尤其是足跖侧缘。

◎ 临床表现：典型皮疹表现为圆顶状隆起性结节，可有蒂，呈皮色、紫红色或红色，一般表面光滑，或稍分叶状，无压痛或自发痛。

◎ 病理表现：表皮肿瘤，可向下进入真皮，肿瘤与正常表皮边界清晰，肿瘤细胞呈小立方形，细胞核呈圆形，且嗜碱性深染，肿瘤细胞大小形态常一致，肿瘤细胞与周围间质界线清楚，可形成宽阔的索带，互相吻合；肿瘤细胞团块内可以见到狭窄的管腔、囊腔，类似汗腺导管腔。

◎ 鉴别诊断：化脓性肉芽肿、皮肤纤维瘤等。

◎ 治疗

　•手术切除。

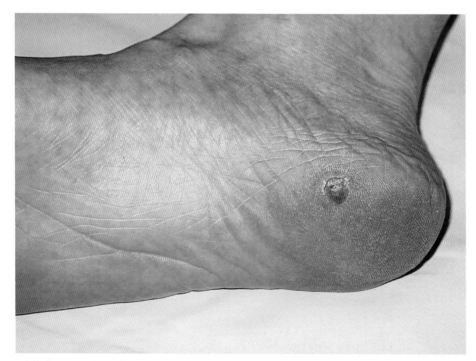

汗孔瘤：足跟部红色结节

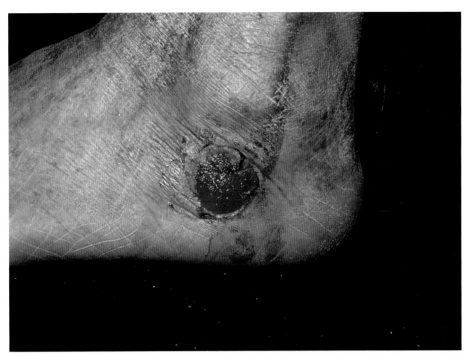

汗孔瘤：左足外侧结节，表面糜烂

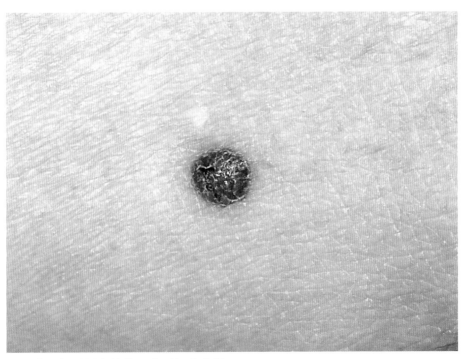

汗孔瘤：躯干褐色结节，表面轻度糜烂

（李佳欣）

123 | 毛发上皮瘤 ——————————— Trichoepithelioma

◎ 分为单发型与多发型两型。

◎ 单发型

- 无家族史。
- 各年龄段均可发生。
- 好发于面部。
- 临床表现：为肤色质硬的半球形肿物，直径约 5 mm。
- 无自觉症状。

◎ 多发型

- 为常染色体显性遗传。
- 常发生于 20 岁前，女性多见。
- 多沿鼻唇沟对称分布，也可发生于额部、眼睑、上唇、颈部。
- 皮损多发，小皮损融合成大结节，似狮面。

◎ 病理表现：肿瘤位于真皮内，界限清楚，肿瘤团块由基底样细胞组成，边缘细胞可呈栅栏状排列，可见原始毛乳头结构及角囊肿，肿瘤团块周围间质丰富。

◎ 鉴别诊断：基底细胞癌、皮脂腺瘤、皮肤混合瘤等。

◎ 治疗

- 单发型：手术切除。
- 多发型：无满意治疗方法，较小损害可试用电干燥或电凝治疗。

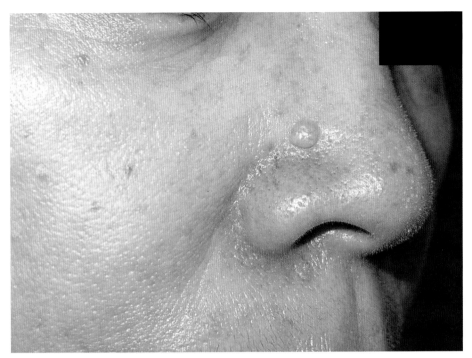

毛发上皮瘤：鼻部单发肤色肿物

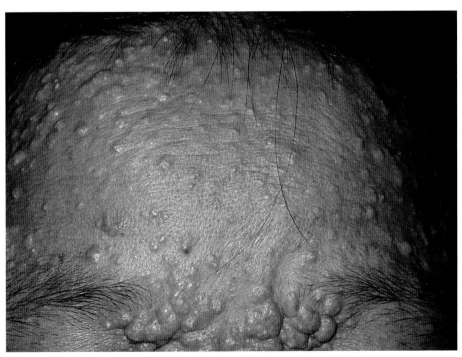

毛发上皮瘤：面部多发丘疹、结节，部分融合成斑块

（杨　坤）

124 | 多发性脂囊瘤 —— Steatocystoma multiplex

◎ 属常染色体显性遗传病，常有家族史，可伴先天性厚甲病。

◎ 多见于青少年及青年男性，少数可于出生时或生后不久发病。

◎ 前胸中下部多见，可累及头面、手臂、躯干及大腿等。

◎ 临床表现：初为圆顶状半透明至黄色的丘疹或小结节，与表皮不粘连，缓慢增大为黄色结节，表面可有凹陷，质地较软。

◎ 内含皮脂样内容物，切开后可见油样液体，透亮或呈奶酪样。

◎ 数个至数百个不等。

◎ 无自觉症状。

◎ 病理表现：真皮内囊肿，囊壁由数层鳞状上皮细胞构成，无颗粒层，厚薄不一，常有折叠，囊壁内侧为嗜伊红角质层，外侧可见皮脂腺小叶附着。

◎ 鉴别诊断：粟丘疹、表皮样囊肿等。

◎ 治疗
  • 一般无需治疗。
  • 手术切除适用于单发皮损。
  • 异维 A 酸口服治疗多发性皮损可能有效。

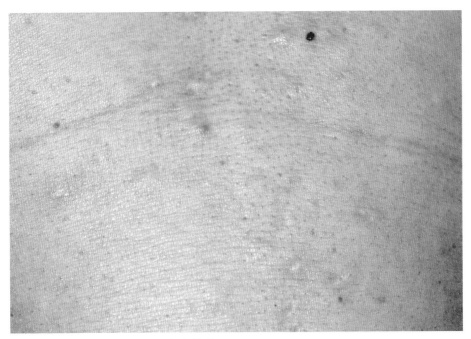

多发性脂囊瘤：胸部多发皮色小结节

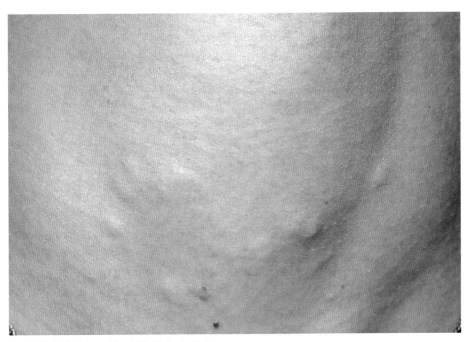

多发性脂囊瘤：颈部多发黄色小结节

（殷　玥）

125 | 皮肤纤维瘤 ———————————— Dermatofibroma

◎ 是常见的成纤维细胞及组织细胞灶性增生所致的真皮内的良性肿瘤。

◎ 多外伤后引起。

◎ 中青年好发。

◎ 四肢伸侧多见。

◎ 临床表现：肤色、黄褐色或黑褐色卵圆形丘疹或结节，直径<2 cm，质地坚实，表面光滑，基底可推动，与表皮相连。

◎ 多无自觉症状，偶有瘙痒。

◎ 生长缓慢，少数皮损可自行消退。

◎ 病理表现：表皮显著增生，棘层肥厚，皮突延长；真皮内肿瘤团块，无包膜，病变境界不清，由多少不等的成纤维细胞及胶原组成。

◎ 根据肿瘤成分的多少，可分为纤维型及细胞型两类。

◎ 鉴别诊断：瘢痕疙瘩、神经纤维瘤、隆凸性皮肤纤维肉瘤等。

◎ 治疗

• 本病为良性病变，一般不需要治疗。

• 必要时可手术切除。

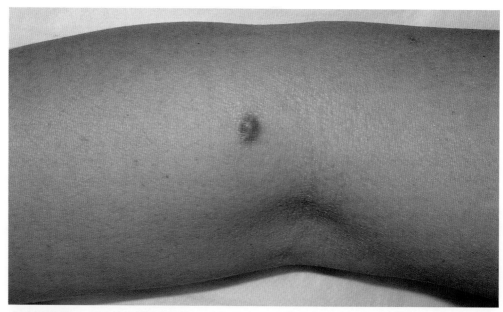

皮肤纤维瘤：上肢单发褐色结节

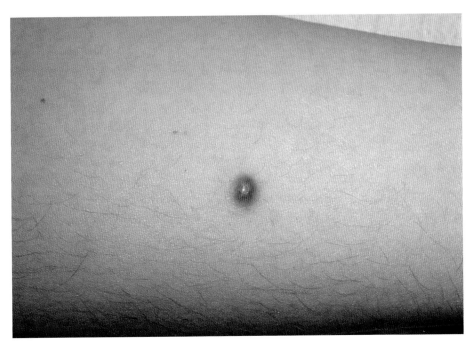

皮肤纤维瘤：单发褐红色丘疹

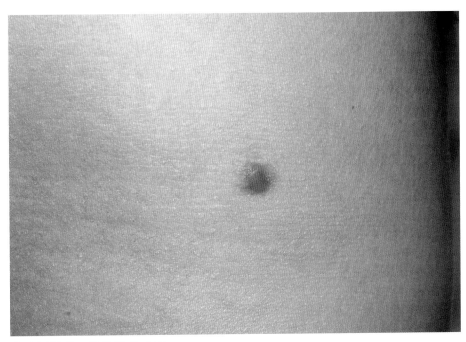

皮肤纤维瘤：单发褐色丘疹

（胡　强）

126 | 瘢痕疙瘩 —————————————————————

◎ 结缔组织过度增生所引起的良性皮肤肿瘤。

◎ 常继发于皮肤损伤或炎症反应，部分患者有家族史。

◎ 好发于胸前或肩后。

◎ 临床表现：起初为红色丘疹，逐渐增大形成境界清楚的斑块，表面毛细血管扩张，橡皮样硬度，持续性生长呈不规则外观，有时如蟹足状。

◎ 伴瘙痒或刺痛，饮酒或进食辛辣等刺激性食物后症状可加重。

◎ 病理表现：真皮可见多数杂乱排列的粗大、均一嗜酸性红染的胶原束及与之平行的肥大成纤维细胞，胶原束间含黏蛋白，皮肤附属器减少。

◎ 鉴别诊断：肥厚性瘢痕、皮肤纤维瘤、隆凸性皮肤纤维肉瘤等。

◎ 治疗

　•糖皮质激素皮损内注射。

　•手术切除联合放射治疗。

　•加压治疗。

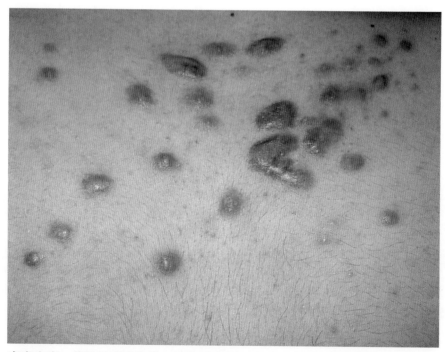

瘢痕疙瘩：前胸的瘢痕疙瘩，继发于痤疮

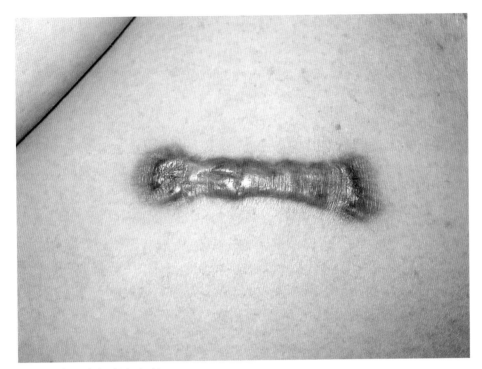

瘢痕疙瘩: 胸部瘢痕疙瘩

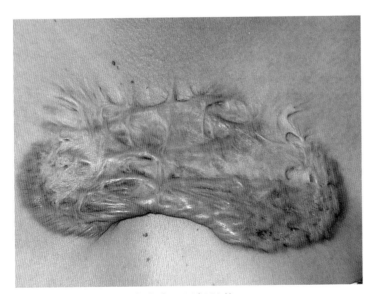

瘢痕疙瘩: 胸前的瘢痕疙瘩, 呈蟹足状

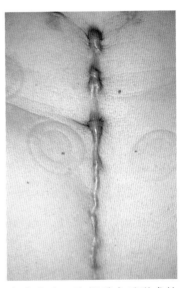

瘢痕疙瘩: 腹部手术后形成的瘢痕疙瘩

（李　博）

127 | 血管角皮瘤 —————————————— Angiokeratoma

◎ 血管角化增生性皮肤病。

◎ 分为肢端型（Mibelli 型）、阴囊型（Fordyce 型）、孤立型、局限型、泛发型。

◎ 肢端型呈常染色体显性遗传。

◎ 临床表现：直径 1 ~ 5 mm 的紫红色至红色圆形丘疹，表面粗糙伴角化过度，散在分布，单发或多发。

- 肢端型（Mibelli 型）：多见于儿童及青春期女性，可伴有肢端发绀，常有冻伤及冻疮病史，好发于指趾背侧、膝及肘关节伸侧、耳廓等。

- 阴囊型（Fordyce 型）：好发于中老年男性阴囊，偶见于女性阴唇。

- 孤立型：又称丘疹型或多发型，好发于青年人，与外伤可能相关，下肢多见。

- 局限型：又名角化型，出生时即有，好发于小腿及足部，偶见于背部及前臂，随年龄增长而增大，可呈囊状。

- 弥漫型：又称 Fabry 病或糖脂沉积症，皮损似紫癜样，可伴有毛发稀少、踝部水肿、麻痹、手足灼热感和少汗症，伴脏器糖脂沉积异常，通常因心肌病和肾功能不全死亡。

◎ 病理表现：角化过度，真皮乳头毛细血管扩张、充血，血管内皮细胞增生，有时可见血栓形成。

◎ 鉴别诊断：樱桃状血管瘤、化脓性肉芽肿等。

◎ 治疗

- CO_2 激光、手术切除治疗。

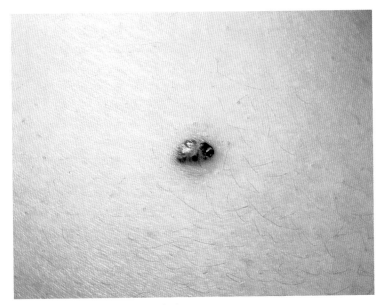

血管角皮瘤：孤立黑褐色结节

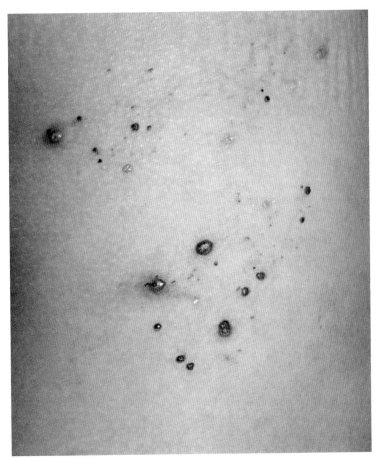

血管角皮瘤：多发红褐色丘疹

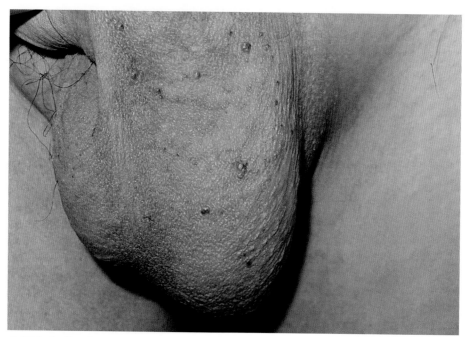

血管角皮瘤：发生于男性阴囊

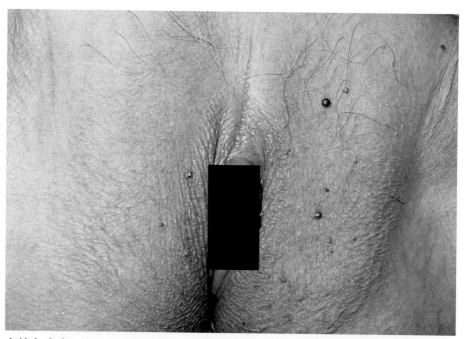

血管角皮瘤：发生于女性外阴

（殷 玥）

128 | 化脓性肉芽肿 ——————— Pyogenic granuloma

◎ 又称毛细血管扩张性肉芽肿，为良性增生性皮肤病，与感染无关。

◎ 多在皮肤外伤后，新生成的血管迅速增殖，形成息肉状损害。

◎ 可发生于任何年龄，常发生于面部、头皮、手指、足等部位，新生儿易发生在脐部。

◎ 临床表现：早期为鲜红或棕红色丘疹，缓慢或迅速增大，形成有蒂或无蒂小结节，直径 0.5~1 cm，表面光滑或呈疣状，质软，偶可见溃疡及结痂。

◎ 无自发性疼痛及压痛，外伤易出血，难以自行消失。

◎ 病理表现：表皮可出现糜烂、变薄，两侧表皮形成衣领样外观包绕肿瘤组织，真皮内血管内皮细胞增生，大量血管腔形成，瘤体内中性粒细胞、淋巴细胞浸润。

◎ 鉴别诊断：皮肤纤维瘤、病毒疣、基底细胞癌等。

◎ 治疗

　•手术切除。

　•物理治疗：激光、电凝治疗等。

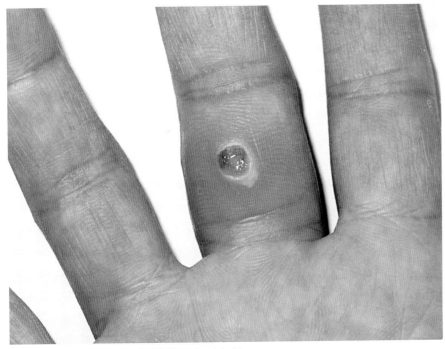

化脓性肉芽肿： 手指屈侧结节，表面糜烂

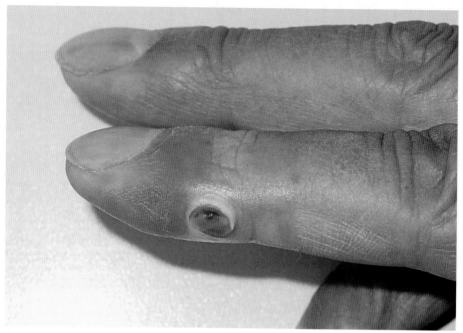

化脓性肉芽肿：手指侧缘结节，表面糜烂

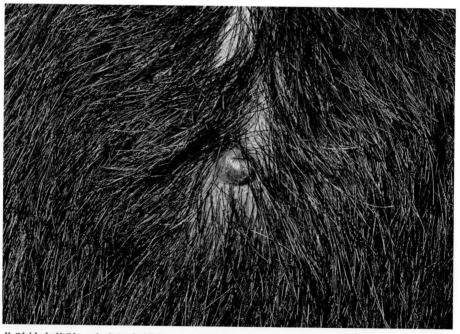

化脓性肉芽肿：头皮红色结节

（殷　玥）

129 | 樱桃状血管瘤 —————— Cherry hemangioma

◎ 最常见的后天性皮肤血管增生性疾病。

◎ 常发生于中老年人，随年龄增长而增多，可能与皮肤老化相关。

◎ 躯干和四肢近端多见。

◎ 临床表现：鲜红或紫色圆顶状丘疹，呈圆形或椭圆形，大小不一，直径从极小至数毫米不等。

◎ 无自觉症状。

◎ 病理表现：真皮乳头层和网状层上部扩张充血的毛细血管，病变中央表皮突消失，两侧表皮呈衣领状结构。

◎ 鉴别诊断：海绵状血管瘤、化脓性肉芽肿等。

◎ 治疗

• 常无需治疗。

• 必要时可行手术或激光等方式去除。

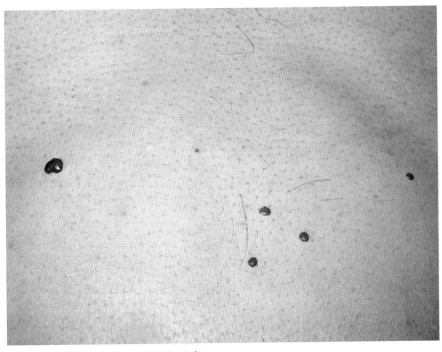

樱桃状血管瘤：躯干多发红色丘疹

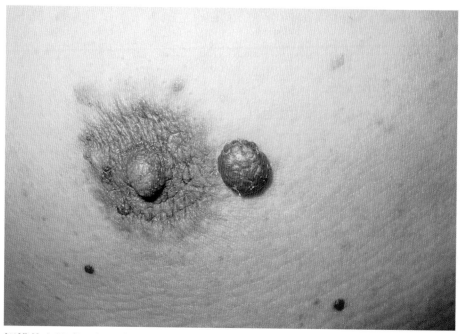

樱桃状血管瘤：躯干多发红色丘疹、结节，大小不一

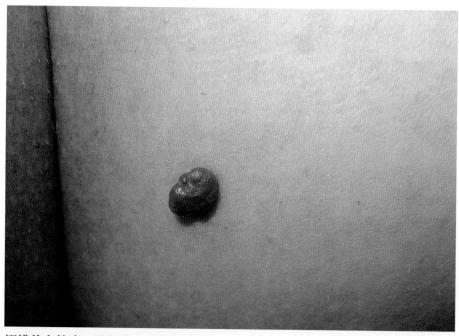

樱桃状血管瘤：臀部单发粉红色结节

（黄羽航）

130 | 淋巴管瘤 ——————— Lymphangioma

◎ 分为先天性和获得性，前者是浅表淋巴管的先天畸形，后者则是因深部淋巴管受损而引起的浅表淋巴管扩张，多继发于肿瘤、淋巴清扫术或淋巴管反复受损形成瘢痕等，使得淋巴引流受阻。

◎ 一般无自觉症状。

◎ 临床表现

• 先天性淋巴管瘤：常在出生时已存在或儿童期发病，皮损为针头至豌豆大小水疱样损害，表面光滑发亮，水疱可呈半透明、淡黄色或淡红色，多以线状排列或成群聚集，好发于腋窝、四肢近端和外阴等。

• 获得性淋巴管瘤：表现为局部的淋巴性水肿基础上，散在或成群分布的张力性水疱，疱壁薄，呈半透明。

◎ 病理表现：真皮内可见扩张的淋巴管，壁薄，内衬一层扁平的内皮细胞，腔内含淋巴液，有时会有红细胞，获得性淋巴管瘤常伴有真皮水肿。

◎ 鉴别诊断：汗管瘤、传染性软疣等。

◎ 治疗

• 先天性淋巴管瘤首选手术切除，注意术前 MRI 检查等辅助手段明确手术范围，彻底切除，避免复发。

• 获得性淋巴管瘤去除病因后可选择手术切除等治疗。

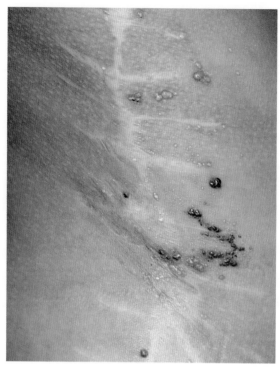

淋巴管瘤：先天性淋巴管瘤，右胸部多发水疱样及血疱样损害，自幼发生，多次行手术切除

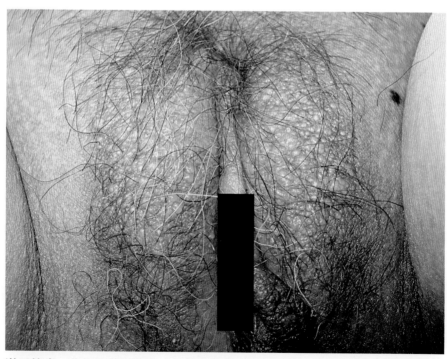

淋巴管瘤：获得性淋巴管瘤，双侧大阴唇水疱样损害，继发于盆腔肿瘤术后

（刘　琳）

131 | 老年头面部血管肉瘤 —— Senile craniofacial angiosarcoma

◎ 又称恶性血管内皮细胞瘤。

◎ 来源于血管内皮或淋巴管内皮的少见恶性肿瘤。

◎ 是血管肉瘤最常见的类型。

◎ 发生于老年人头面部，70 岁以后发病率高。

◎ 容易复发和转移，预后极差，5 年生存率<15%。

◎ 临床表现

- 典型皮损发生于额部、头皮、面部中央，起初表现为界限不清紫红色斑片，外观似撞伤样斑片，可伴有周边红斑或卫星样结节、面部肿胀和水肿。

- 进一步发展为多中心性的紫红色隆起结节和斑块，可形成溃疡或出血，肿瘤不对称性扩大。

◎ 病理表现：瘤体大，境界不清；肿瘤由异型内皮细胞组成，非典型性明显；瘤细胞形成不规则的管腔或团块。

◎ 鉴别诊断：血管瘤、化脓性肉芽肿、卡波西肉瘤等。

◎ 治疗：尽早手术切除；手术切除困难者可行放疗或靶向药物治疗。

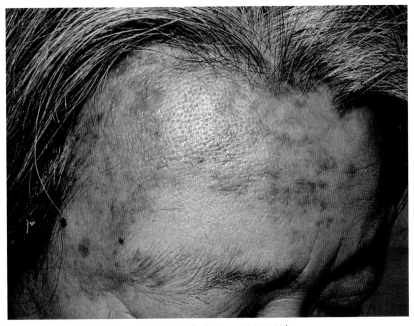

老年头面部血管肉瘤：前额紫红色斑片，边界不清

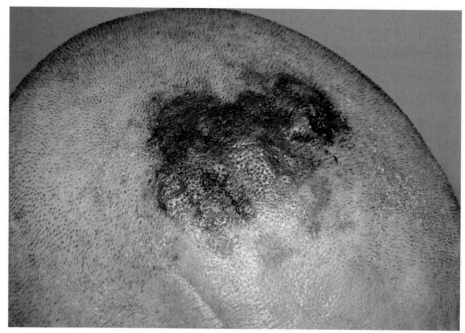

老年头面部血管肉瘤：头部紫红色斑片及斑块，表面破溃、结痂

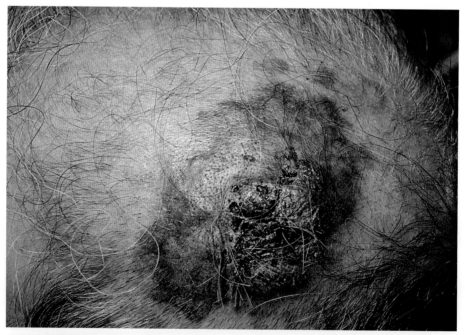

老年头面部血管肉瘤：头部紫红色斑片及斑块，表面破溃、结痂

（杨欣雨）

132 | 软纤维瘤 —————————— Soft fibroma

◎ 又称"皮赘"，属皮肤良性肿瘤。

◎ 好发于中老年女性及肥胖者。

◎ 常见于颈部、腋窝等处。

◎ 临床表现：隆起于皮面的带蒂肿物，单发或多发，质软，呈丝状或袋状，表面光滑，皮色或褐色。

◎ 病理表现：表皮轻度增生或萎缩变薄，外生性瘤体，瘤体内的真皮结缔组织疏松，可见较多扩张的毛细血管。

◎ 鉴别诊断：皮内痣、神经纤维瘤、浅表脂肪瘤样痣等。

◎ 治疗
  • 物理治疗：CO_2 激光、电灼等。
  • 手术治疗：适合皮损较大者。

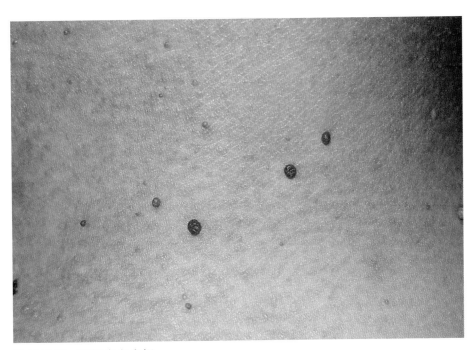

软纤维瘤：颈部多发皮损

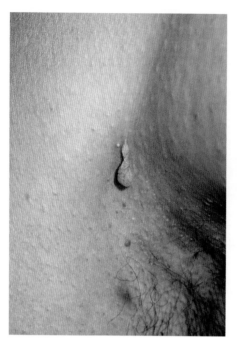

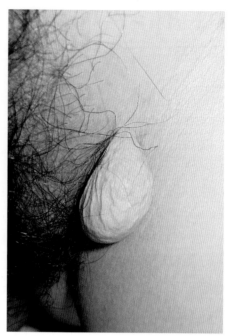

软纤维瘤：腋窝单发有蒂皮赘　　　**软纤维瘤：腹股沟单发有蒂皮赘**

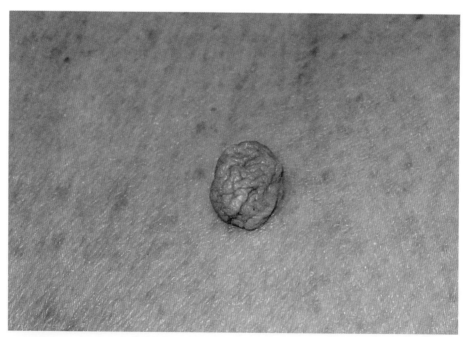

软纤维瘤：腹部单发柔软结节

（刘　琳）

133 | 神经纤维瘤 —————— Neurofibroma

◎ 属良性神经鞘肿瘤。

◎ 临床表现：肤色至棕褐色的丘疹或结节，直径<2 cm，质软，触之有疝囊感，部分皮损受压后可以回缩至皮内，松开后恢复原状，称为"纽扣孔"征。

◎ 无自觉症状。

◎ 病理表现：真皮内境界清楚的无包膜肿瘤团块，由细小的神经纤维和松散排列的梭形细胞组成，胞质淡染，细胞核呈长波浪形，分布在胶原间质内，伴散在的肥大细胞浸润，可见黏蛋白沉积。

◎ 鉴别诊断：皮肤纤维瘤、皮内痣等。

◎ 治疗
  • 多数无需治疗。
  • 因美观需要切除病变时，可采用手术切除。

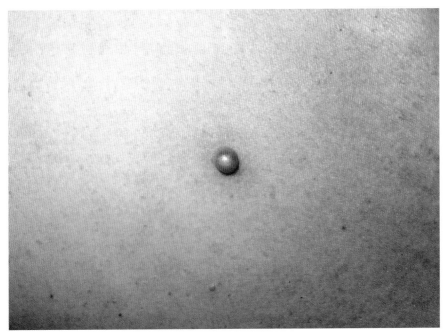

神经纤维瘤：淡红色的柔软结节，表面光滑

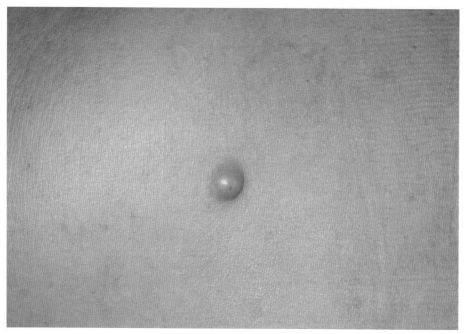

神经纤维瘤： 肤色柔软结节，表面光滑

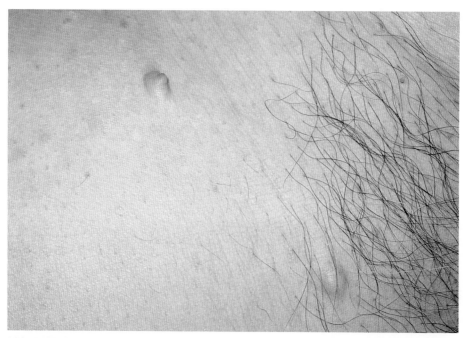

神经纤维瘤： 腋窝处多个柔软肤色结节

（胡　强）

134 | 浅表脂肪瘤样痣 ———Nevus lipomatosus superficialis

◎ 由异位脂肪细胞聚集于真皮内形成的错构瘤。

◎ 多在出生时即有，20 岁之前多见。

◎ 好发于臀部和下肢近端。

◎ 临床表现：黄色至皮色的丘疹、结节或斑块，质地柔软，境界清楚，表面光滑或有褶皱，成群分布，多数不过中线，可沿 Blaschko 线分布，也可单发。

◎ 无自觉症状。

◎ 病理表现：真皮内可见异位成熟脂肪细胞，可与或不与皮下组织相连，聚集成团或条索状，嵌于真皮胶原间。

◎ 鉴别诊断：皮内痣、软纤维瘤等。

◎ 治疗：通常无需特殊治疗，必要时可手术切除。

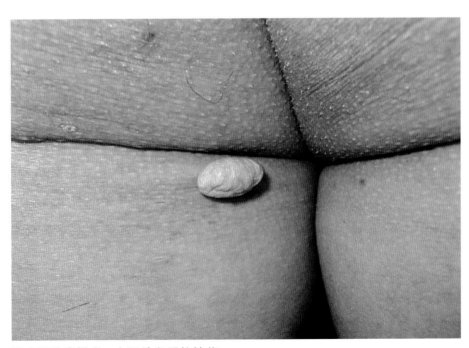

浅表脂肪瘤样痣：大腿单发柔软结节

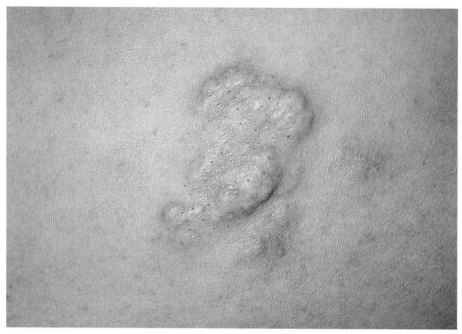

浅表脂肪瘤样痣：肤色的丘疹、结节及斑块

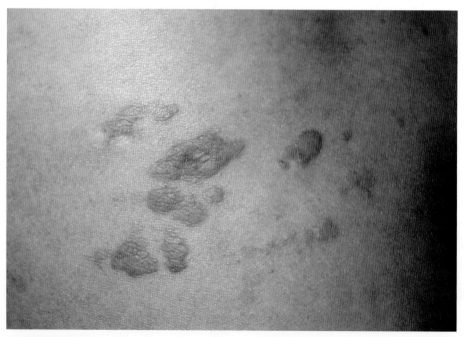

浅表脂肪瘤样痣：黄色丘疹、结节及斑块，单侧分布

（黄羽航）

135 | 蕈样肉芽肿 ——————

Mycosis fungoides

◎ 是原发性皮肤 T 细胞淋巴瘤中最常见的惰性类型。

◎ 可能与遗传、环境、免疫等因素有关。

◎ 好发于躯干部位。

◎ 临床表现：慢性病程，分为三期：

• 红斑期：为大小不等的红斑，伴脱屑，可出现萎缩、皮肤异色样改变，如斑点状色素异常、毛细血管扩张，可伴瘙痒，此期可持续数年。

• 斑块期：可由红斑期发展而来，也可直接发生于正常皮肤，呈暗红色、不规则隆起的斑块，可呈疣状或有渗出，有浸润感，可泛发或局限。

• 肿瘤期：在浸润斑块基础上逐渐出现肿瘤，呈蕈样或半球样，可破溃，形成深在溃疡，基底覆有灰色坏死物，边缘隆起。

◎ 其他特殊类型：色素减退型、毛囊型、掌跖型、肉芽肿型等。

◎ 病理表现：红斑期真皮浅层淋巴细胞呈苔藓样浸润，异型细胞（MF 细胞）数目少，细胞核呈脑回状，可见灶状亲表皮性；斑块期表皮内异型淋巴细胞成巢分布，形成 Pautrier 微脓肿，真皮内浸润明显，异型细胞增多；肿瘤期真皮内肿瘤细胞浸润蔓延至全层及皮下脂肪。

◎ 免疫组化：大多数肿瘤细胞 CD3（＋）、CD4（＋）、CD8（－）、CD20（－）；CD5、CD7 可表达缺失；可有 CD30（＋）大细胞转化。

◎ 鉴别诊断：银屑病、泛发性湿疹、浅部真菌病等。

◎ 治疗：以控制或减轻病情、提高生活质量、延长无病生存率及总体生存率为目标。

• 系统治疗

  ◦ 免疫调节剂：IFN-α。

  ◦ 维 A 酸类药物。

  ◦ 化疗：仅用于晚期患者。

• 局部治疗：超强效糖皮质激素、氮芥溶液或软膏、卡莫司汀、贝扎罗汀。

• 物理治疗

  ◦ PUVA。

  ◦ 窄谱 UVB。

  ◦ 全身皮肤电子束照射：适用于肿瘤期、全身广泛浸润以及大片斑块者。

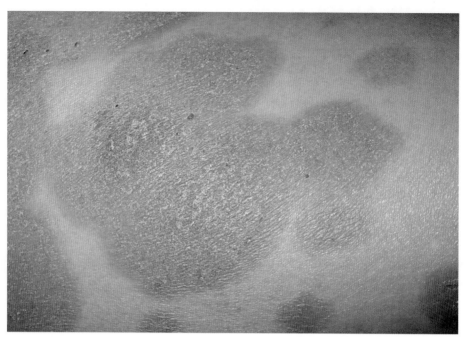

蕈样肉芽肿：红斑期，以红斑脱屑为主

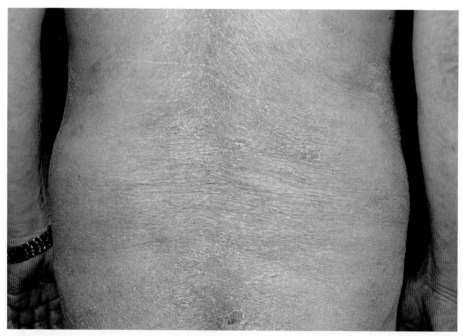

蕈样肉芽肿：红斑期，以红斑脱屑为主

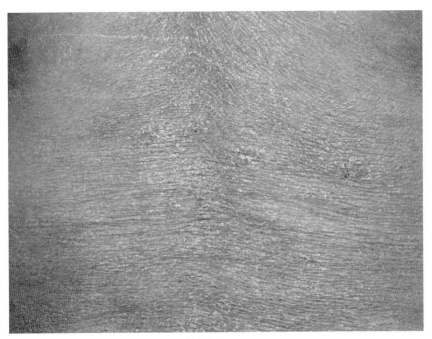

蕈样肉芽肿：红斑期，以红斑脱屑为主

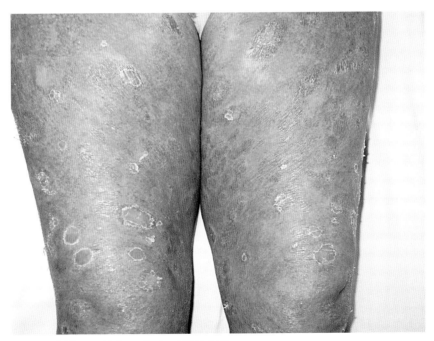

蕈样肉芽肿：斑块期，大小不等的斑块

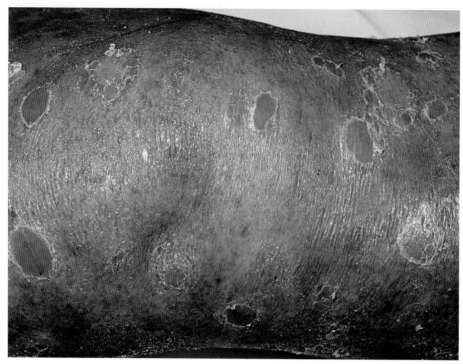

蕈样肉芽肿：斑块期，大小不等的斑块

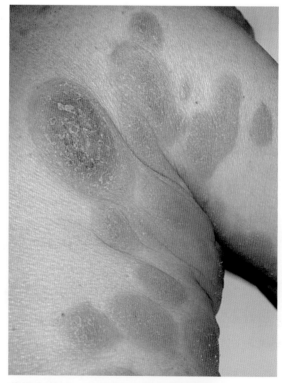

蕈样肉芽肿：肿瘤期，斑块出现糜烂

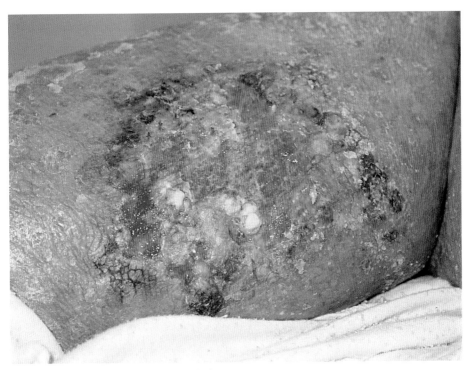

蕈样肉芽肿：肿瘤期，斑块出现溃疡

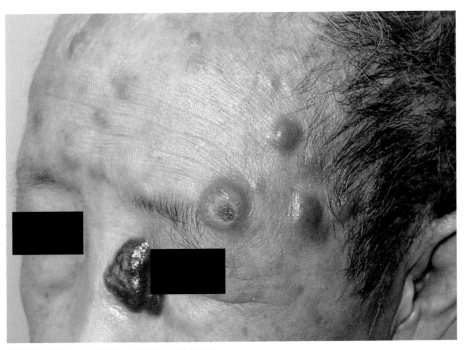

蕈样肉芽肿：肿瘤期，面部多发结节

（杨　坤）

136 | 皮肤转移癌 ——————————

Cutaneous metastasis

◎ 皮肤转移癌是恶性肿瘤通过血管或淋巴管转移、组织间隙扩散或手术种植而发生于皮肤的病变；任何内脏恶性肿瘤均可转移至皮肤。

◎ 女性常见的皮肤转移癌是乳癌皮肤转移，男性常见的是胃癌、肺癌皮肤转移。

◎ 皮肤表现：常见为皮肤上实性的结节或斑块，有时可呈水疱样损害，一般无自觉症状，一般不发生破溃或溃疡。也可表现为无痛性浸润性结节或斑块，其次为丘疹、瘢痕样组织。

◎ 病理表现：可见真皮及皮下组织内有散在或团块状的肿瘤细胞，特别在胶原纤维间可见呈单行排列的肿瘤细胞，瘤细胞核大小不等，染色质丰富，有核丝分裂象。病理表现与原发肿瘤相似，有时从瘤细胞的形态可判断出原发肿瘤的性质。

◎ 鉴别诊断：与临床表现相似的皮肤病鉴别，如带状疱疹、蜂窝组织炎等。

◎ 治疗：恶性肿瘤一旦发生皮肤转移，预后均较差。临床上应进一步完善检查明确有无其他脏器转移，采取综合治疗措施，改善患者预后。

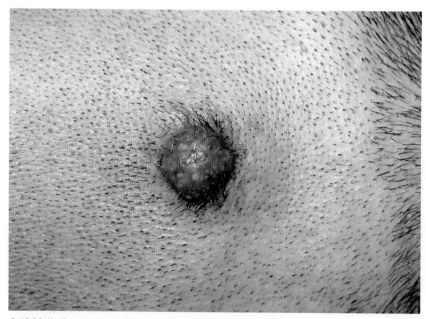

皮肤转移癌：肺癌头部转移，表现为单发红色结节

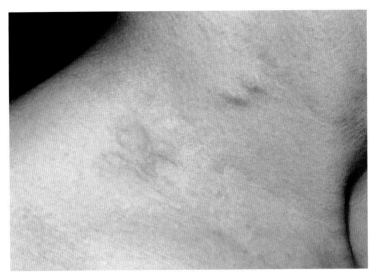

皮肤转移癌：乳腺癌皮肤转移，颈肩部多个结节、斑块

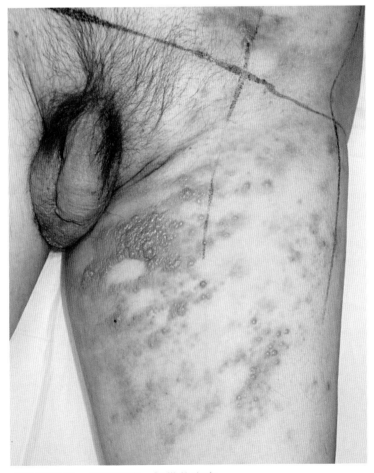

皮肤转移癌：皮肤转移，似带状疱疹

（崔若然）